Atlas ilustrado de Mesoterapia estética

Principios activos | Dosis | Aplicación

Métodos estéticos para el rejuvenecimiento de la piel

Volumen 1

Britta Knoll

Atlas ilustrado de
Mesoterapia estética

Principios activos | Dosis | Aplicación

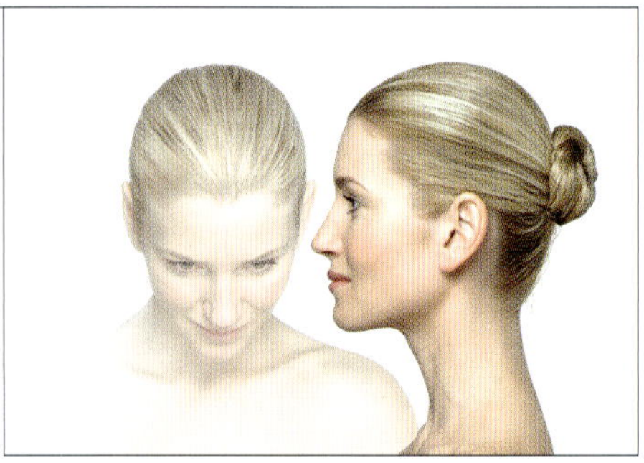

Volumen 2

Gerhard Sattler

Atlas ilustrado de
Toxina botulínica

Dosis | Localización | Aplicación

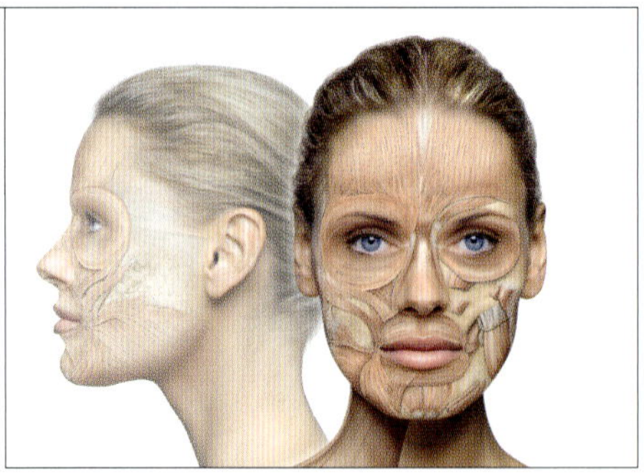

Volumen 3

Gerhard Sattler • Boris Sommer

Atlas ilustrado de
Rellenos estéticos

Dosis | Localización | Aplicación

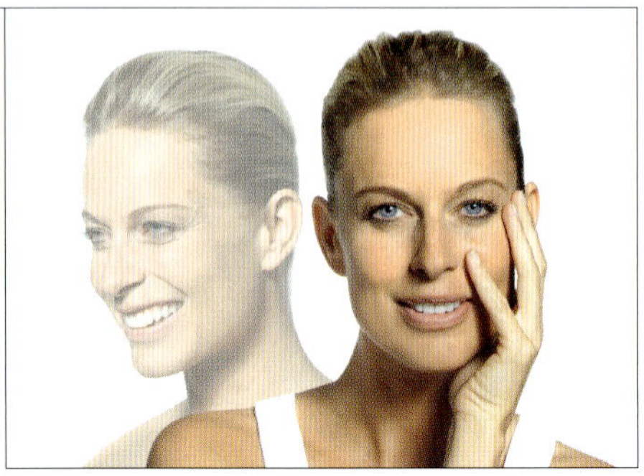

Atlas ilustrado de
Mesoterapia estética

Principios activos | Dosis | Aplicación

Britta Knoll
Editado por Gerhard Sattler

EDICIONES
journal

Sattler, Gerhard – Knoll, Britta
Atlas ilustrado de Mesoterapia estética / Sattler, Gerhard – Knoll, Britta.
Buenos Aires: Journal, 2014. 130 p.; 24 x 30 cm
ISBN 978-987-1259-88-5
1. Mesoterapia. 2. Medicina Estética. I. Título
CDD 617.7

Producción editorial: Ediciones Journal S.A.
Diagramación: Flavio Maddalena
Traducción: Trad. Mario D. Cohn
Revisión científica: Carlos Körte, Ex Jefe de Dermatología del Hospital Alemán, ex Profesor adjunto de la Universidad del Salvador, ex Docente autorizado de la UBA.

Viamonte 2146 1"A" (C1056ABH) CABA, Argentina
ediciones@journal.com.ar | www.journal.com

Importante: se ha puesto especial cuidado en confirmar la exactitud de la información brindada y en describir las prácticas aceptadas por la mayoría de la comunidad médica. No obstante, los autores, traductores, correctores y editores no son responsables por errores u omisiones ni por las consecuencias que puedan derivar de poner en práctica la información contenida en esta obra y, por lo tanto, no garantizan de ningún modo, ni expresa ni tácitamente, que esta sea vigente, íntegra o exacta. La puesta en práctica de dicha información en situaciones particulares queda bajo la responsabilidad profesional de cada médico.

Los autores, traductores, correctores y editores han hecho todo lo que está a su alcance para asegurarse de que los fármacos recomendados en esta obra, al igual que la pauta posológica de cada uno de ellos, coinciden con las recomendaciones y prácticas vigentes al momento de publicación. Sin embargo, puesto que la investigación sigue en constante avance, las normas gubernamentales cambian y hay un constante flujo de información respecto de tratamientos farmacológicos y reacciones adversas, se insta al lector a verificar el prospecto que acompaña a cada fármaco a fin de cotejar cambios en las indicaciones y la pauta posológica y nuevas advertencias y precauciones. Esta precaución es particularmente importante en los casos de fármacos que se utilizan con muy poca frecuencia o de aquellos de reciente lanzamiento al mercado.

Libro de edición argentina
Impreso en India - Printed in India
Replika Press Pvt Ltd, Haryana, 131028
Queda hecho el depósito que establece la Ley 11.723
Se imprimieron 1 000 ejemplares

Prólogo del editor

La mesoterapia es una técnica polifacética de fácil realización. En este atlas ilustrado, se muestran sus procedimientos en el ámbito de la estética. Si bien numerosos colegas ya han escuchado hablar de la mesoterapia, muchos no tienen bien en claro qué es exactamente. ¿Se trata de una lipólisis minimamente invasiva frecuentemente llamada inyección antigrasa en algunos medios de prensa? ¿O tiene algo que ver con homeopatía o acupuntura? Aquí se explican todas las posibles interpretaciones erróneas. Este atlas ilustrado es, a mi entender, la primera publicación alemana sobre mesoterapia.

Estoy muy feliz de haber contado con la colaboración de la Dra. Britta Knoll como autora. Ella se dedica desde hace más de 25 años a la mesoterapia, adquirió sus conocimientos en Francia (directamente de parte del fundador del método, Michel Pistor) y fue una de las responsables de la introducción de la mesoterapia en Alemania. Desde hace muchos años dicta conferencias y da cursos para fomentar el método en Alemania. Además es Presidenta de la Sociedad Alemana de Mesoterapia y Vicepresidenta de la Sociedad Internacional de Mesoterapia. Estas fueron buenas razones para ofrecerle la autoría de este libro.

Lamentablemente hasta ahora contamos con pocos estudios científicos sobre el efecto de la mesoterapia, pero las reacciones claramente positivas de los pacientes llevan a una inmensa aceptación y a una demanda en constante crecimiento por esta forma de terapia. Es por eso que, en mi opinión, puede ofrecerse a los pacientes como una alternativa más. La mesoterapia es poco invasiva y se puede aprender a costo muy razonable. Por eso espero que esta obra de aplicación práctica contribuya a difundir los fundamentos de esta técnica y a aplicarlos en caso necesario.

A todos los colegas les deseo buenos resultados con esta terapia y, en consecuencia, pacientes satisfechos.

Gerhard Sattler

Abreviaturas y símbolos

BTX	Toxina botulínica
IMC	Índice de masa corporal
CE	Conformidad Europea (de acuerdo a lineamientos de la UE)
DC	Deoxicholat
DHE	Dihidroergotamina
DHT	Dihidrotestosterona
IE	Unidad Internacional
LA	Anestésico local
PPC	Fosfatidilcolina
Rp.	Medicamento de venta por receta
ROS	*Reactive oxygene species*
™	Marca comercial
®	Marca registrada
↑	Incremento
↓	Disminución
....	Técnica de inyección epidérmica, salva lineal
***	Inyección de punción individual
°	Infiltración

Índice

Introducción

Cuando siendo una joven médica conocí en París a Michel Pistor, creador de la mesoterapia, no sospechaba que este novedoso método terapéutico me ocuparía la vida entera. No solo en la práctica cotidiana, sino también en la investigación, docencia y en el intercambio con colegas se viene confirmando desde hace 25 años el potencial de este método simple pero genial que en ese entonces preví en forma más bien intuitiva: la aplicación puntual de principios activos medicamentosos conocidos como microinyecciones en la piel del área afectada, según el lema: "poco–rara vez–en el lugar indicado".

Pistor, médico rural, ya reconoció hace 50 años múltiples indicaciones mesoterapéuticas, no solo en la medicina general y en la terapia del dolor (escribiendo los correspondientes protocolos de tratamiento), sino también indicaciones transversales a las especialidades de Dermatología, Odontoestomatología, Geriatría o el actual "anti-aging". En sus primeros libros ya hace referencia a las posibilidades de aplicación en medicina estética, menciona el método para rejuvenecimiento de la piel "Mesolift", describe el tratamiento de la caída del cabello y la celulitis. Entre tanto, la mesoterapia estética ha conquistado un lugar en el mercado de la belleza en muchos países, junto a la cirugía plástica y otros procedimientos dermatológicos establecidos. Desde hace más de diez años la Sociedad Alemana de mesoterapia ofrece una capacitación abierta a todos los colegas interesados.

Todo terapeuta que se somete al pequeño esfuerzo por aprender correctamente la teoría y la práctica de la mesoterapia, podrá registrar resultados exitosos rápidamente y sin costosas inversiones en un área que nos puede asegurar la supervivencia y la calidad de vida en las duras condiciones de la práctica cotidiana: la medicina sin cobertura. En nuestra sociedad del rendimiento existe la ingente necesidad por salud y atractivo permanentes. Así como continúa aumentando la expectativa de vida de la población, también aumenta la necesidad de ayuda para conservar las funciones corporales y un aspecto juvenil. Dentro de tan sólo 20 años uno de cada tres ciudadanos será mayor de 60 años y muchos aspirarán a satisfacer sus mayores exigencias mediante prestaciones médicas del ámbito privado. Si el deseo por métodos terapéuticos naturales y ecológicos ocupa el primer lugar, entonces le siguen de inmediato la efectividad, sustentabilidad e inocuidad. Todo esto lo puede ofrecer la mesoterapia, que goza de una animada demanda en el público en general no solo por ser multifacética y efectiva, sino también relativamente económica. Estos efectos estéticos son artífices de belleza, generalmente sin caducidad y se pueden adecuar perfectamente a las circunstancias personales.

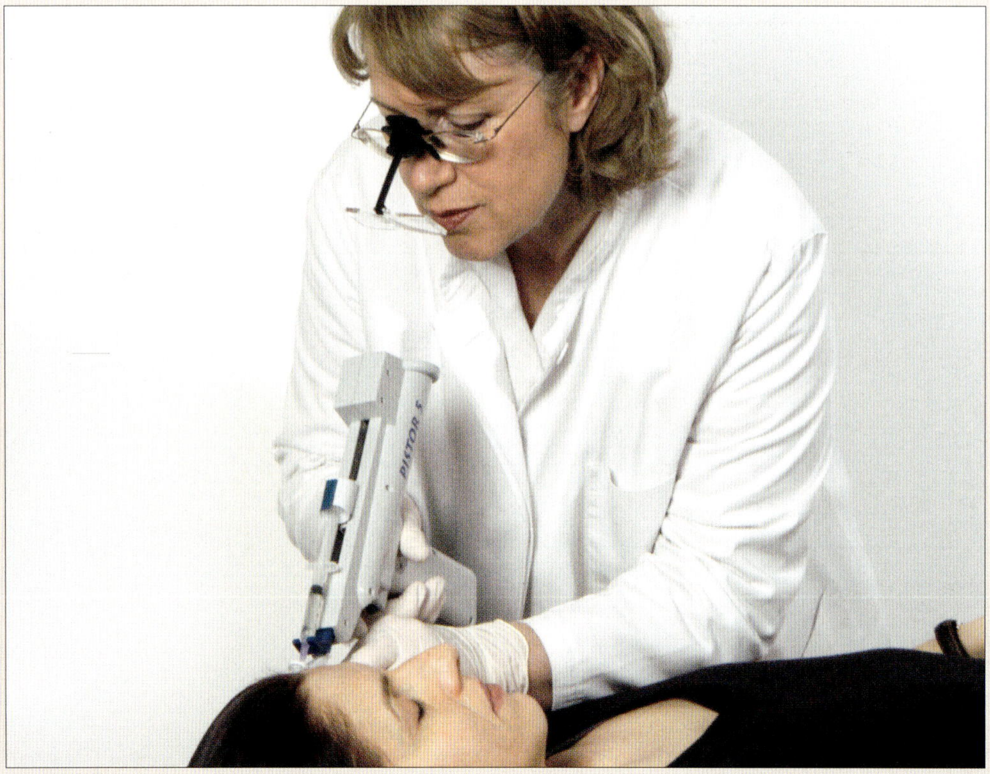

Un clima calmo y relajado resulta tan importante para la paciente como un entorno agradable. Quien realiza el tratamiento muchas veces necesita un anteojo con lupa.

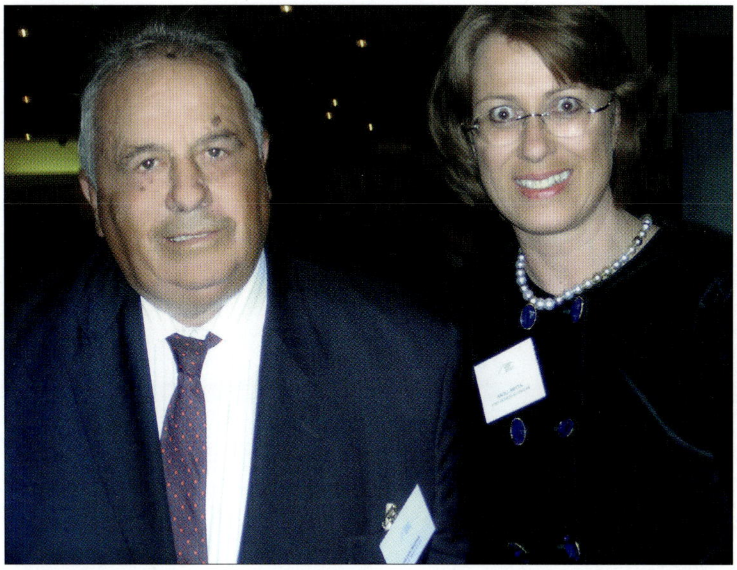

Michel Pistor y Britta Knoll en el Congreso Internacional de Mesoterapia 2003

Quiero agradecer a todos aquellos que han contribuido a que este libro resulte posible: a mi marido Wilfried, quien se encarga de tantos asuntos organizativos; a mi hija mayor Isabelle, que con su independencia me permite contar con el tiempo necesario; a mi asistente Yvonne, que me ayuda responsablemente en el consultorio desde hace 20 años; al Dr. Sattler, al Dr. Kolster y a otros numerosos colegas que apoyan la mesoterapia y han hecho una verdadera labor de pioneros.

El futuro de la medicina estética

Los lineamientos decisivos para los éxitos futuros y la supervivencia en el mercado mundial se remiten a los siguientes puntos:

- Relevancia de la oferta
- Calidad y efectividad de la prestación
- Credibilidad del oferente
- Prueba de sustentabilidad e inocuidad

Se requieren modelos de soluciones integrales que se ajusten estrechamente a las necesidades de los distintos grupos–meta. Cada vez más ocupan un primer plano aspectos tales como la relación costo–beneficio y beneficio–riesgo. En el ámbito de la medicina estética y del *anti-aging* se trata de conceptos confiables para una prevención y terapia integral y sustentable de las alteraciones del aspecto y del bienestar percibidas en forma individual. En tiempos de una marcada ola de bienestar y de una desbordante oferta cosmética, en el ámbito medicoterapéutico obviamente se plantean exigencias mucho más elevadas a la efectividad de las medidas que en el ámbito paramédico. Rige el principio norteamericano del "*pay for performance*".

Optimización de procesos

En este contexto significa hacer lo necesario y dejar de hacer lo innecesario; vale decir, desarrollar y mantener una estrategia de tratamiento individual a largo plazo para el paciente.

Optimización de costos

Significa lograr un resultado óptimo con el menor gasto posible. Es así como, p. ej., los cosméticos y artículos de tocador de lujo, así como muchos medicamentos de "*lifestyle*", se pueden sustituir por un tratamiento médico que beneficia mucho más al paciente.

En la mesoterapia estética

Como rama independiente de la terapia, se han producido en los últimos años numerosas modificaciones de la mesoterapia clásica "de libro" de acuerdo al médico francés Michel Pistor, que resultaban necesarias para este ámbito especial de indicación y en el ínterin se imponen cada vez más en el mundo entero con óptimos resultados.

La mesoterapia original de Pistor, según el principio "poco–rara vez–en el lugar indicado", se ha ampliado en relación a:

- Poco: significa que a veces se aplican cantidades considerables de principios activos. Las mezclas de medicamentos utilizadas van desde décimas de mililitros (Mesobotox) hasta 100 mL en el caso de lipólisis. Por otro lado, el "poco" se incrementa por la aplicación de diluciones de dosis extremadamente bajas, con lo cual el espectro de acción se extiende al ámbito farmacológico molecular.
- Rara vez: los intervalos entre tratamientos varían entre una y seis semanas en el tratamiento inicial y por lo general suelen desembocar en una fase de mantenimiento de refrescos mensuales, trimestrales o también anuales. De acuerdo a la situación inicial suelen requerirse sesiones reiteradas al comienzo para lograr el resultado deseado (efectos aditivos).
- En el lugar indicado: si se define la piel como órgano meta de la mesoterapia curativa clásica, en la estética también se incluye el tejido conectivo adiposo subcutáneo.

Ejemplo

Lipólisis o tratamiento de piel fláccida (*anti-sagging*).

Encuestas de opinión a gran escala han demostrado que el 80% de los alemanes prefieren una medicina suave, con orientación naturista y el 70% aprobarían un tratamiento estético no sangriento. Puesto que simultáneamente se registra un creciente envejecimiento de la población, se abre un enorme potencial para los métodos de las terapias estéticas conservadoras. El requisito es que quien las aplica cuente con un conocimiento teórico profundo de la mesoterapia y de su aplicación práctica, en lo posible incorporado con el método *hands-on-training*. El médico debe conocer y poder explicar el potencial de sus métodos y también las alternativas. Las imágenes de antes y después son comprobantes necesarios de gran ayuda, pero un consultorio médico no las debe emplear con fines publicitarios. Debe haber siempre una explicación y documentación estandarizada de todas las conversaciones y los tratamientos.

Lo más importante es una definición clara de los objetivos del tratamiento y, en última instancia, que el paciente se sienta feliz y satisfecho. Los nuevos conocimientos —ante todo de la física, ya sea con respecto a las propiedades energéticas de las sustancias en el agua, de los átomos, las moléculas y los principios activos, la capacidad de resonancia de la matriz extracelular o los sistemas de regulación cibernéticos del organismo humano— determinarán en forma decisiva el futuro de la medicina aplicada. El fundamento científico de la eficiencia de los procedimientos de inyección mínimamente invasivos como la mesoterapia, es la influencia directa sobre la regulación básica, la interacción funcional entre terminales circulatorias, matriz y células.

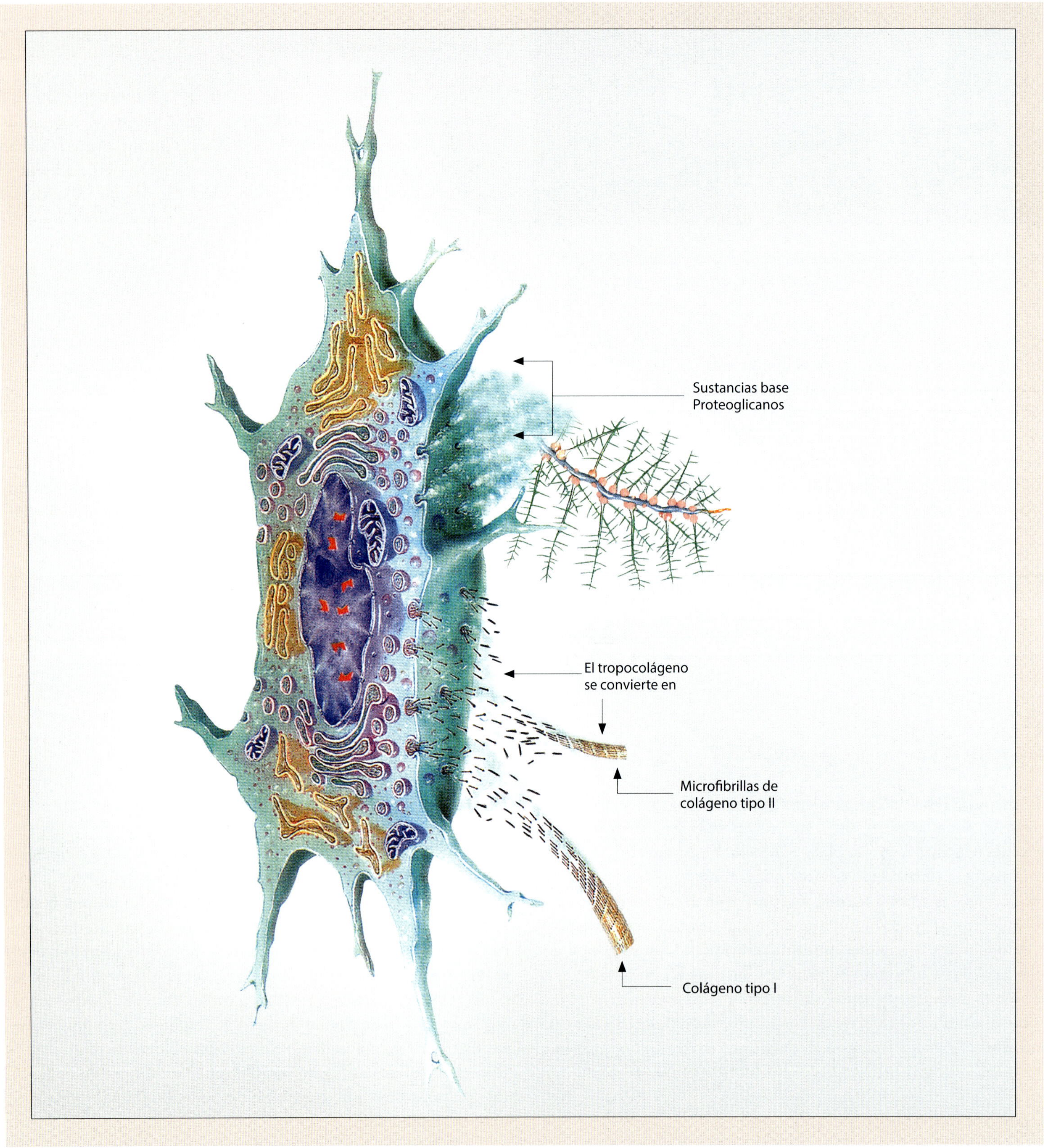

Los fibroblastos del tejido conectivo desempeñan un papel de importancia en la síntesis de la sustancia intercelular (matriz extracelular). Producen colágeno y proteoglicanos, que proveen mayor firmeza y estabilidad a la piel. Las microinyecciones de la mesoterapia estimulan la proliferación de fibroblastos y fortalecen la producción de citocinas.

1 Definición de mesoterapia

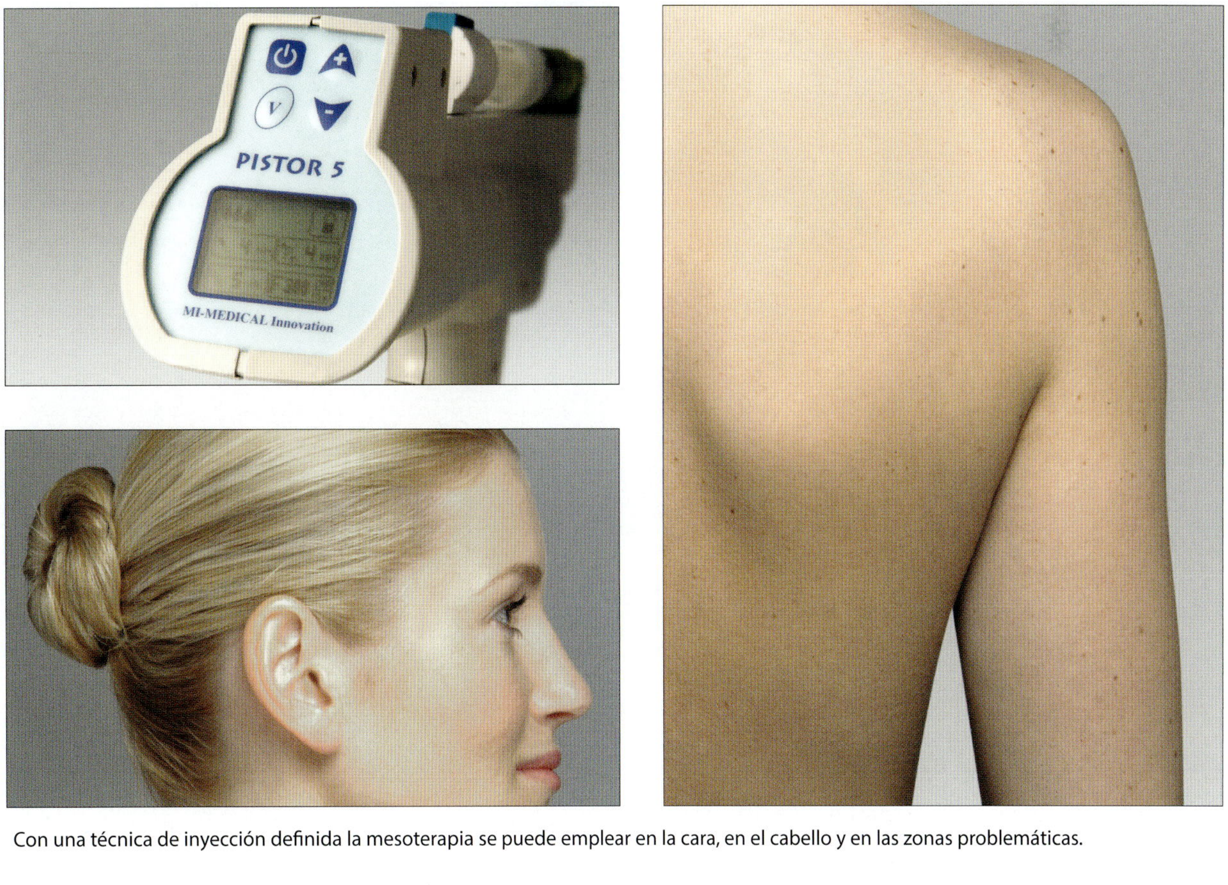

Con una técnica de inyección definida la mesoterapia se puede emplear en la cara, en el cabello y en las zonas problemáticas.

1 Definición de mesoterapia

meso = μεσοζ = medio, centro

La mesoterapia es una técnica de inyección mínimamente invasiva a través de la cual se colocan principios activos directamente y, por ello, en dosis bajas, sin efectos colaterales sistémicos de importancia, en aquellos lugares de la piel en los que deben actuar. Es un procedimiento de la medicina conservadora. La palabra griega *meso* significa "entre, medio" y se refiere al origen embrionario mesodérmico de la piel y el tejido conjuntivo. En relación con la mesoterapia, define la piel y el área subcutánea en que se aplican principios activos individualmente seleccionados y adaptados. La mesoterapia combina de este modo elementos de la medicina clásica (Farmacología, medicamentos) con procedimientos curativos naturales (estímulos físicos, salutogénesis, principios activos ortomoleculares, vegetales y homeopáticos). El órgano destinatario, la piel, permite un tratamiento local puntual con un efecto de depósito específico. Mediante las diferentes técnicas de inyección se pueden regular tanto la velocidad de propagación de los principios activos, como así también el tiempo de permanencia en el tejido. Los principios activos también llegan a regiones más profundas por difusión, pero por lo general no alcanzan el aparato circulatorio sistémico puesto que el tejido conjuntivo, y dentro de este la matriz, ya metaboliza los principios activos. Puesto que se obvian los problemas de reabsorción gastroenteral y no se produce una pérdida de principios activos debido al pasaje enterohepático, los principios activos empleados pueden y deben utilizarse en dosificaciones muy reducidas.

Aceptación médico-terapéutica

La mesoterapia fue desarrollada en 1952 por el médico francés Dr. Michel Pistor. Entre tanto ha tenido una difusión mundial. Desde 2003 se ha iniciado la formación en Francia como carrera de posgrado con un año de duración. Allí, la mesoterapia es reconocida por las obras sociales como terapia del dolor y se reintegran los costos del tratamiento.

Pero en muchos países la mesoterapia se ha implementado fundamentalmente en el área de la estética médica. En Alemania, solamente los médicos y los terapeutas con habilitación para el ejercicio de la medicina están autorizados a aplicarla. La Sociedad Alemana de Mesoterapia (DGM) fue fundada en 1983 en Alemania como asociación independiente sin fines de lucro. Se ocupa de la formación calificada, certificación y defensa de los intereses de sus socios, así como también de la información continua de la opinión pública sobre este método terapéutico innovador.

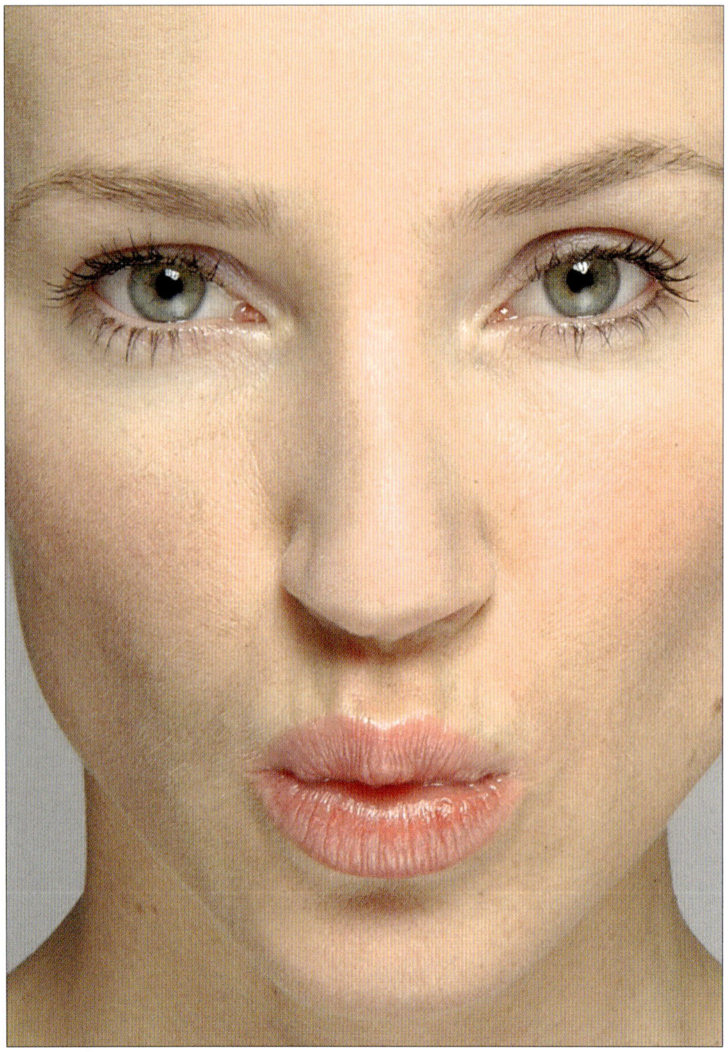

La mesoterapia se realiza mediante múltiples microinyecciones directamente en el área que se va a tratar.

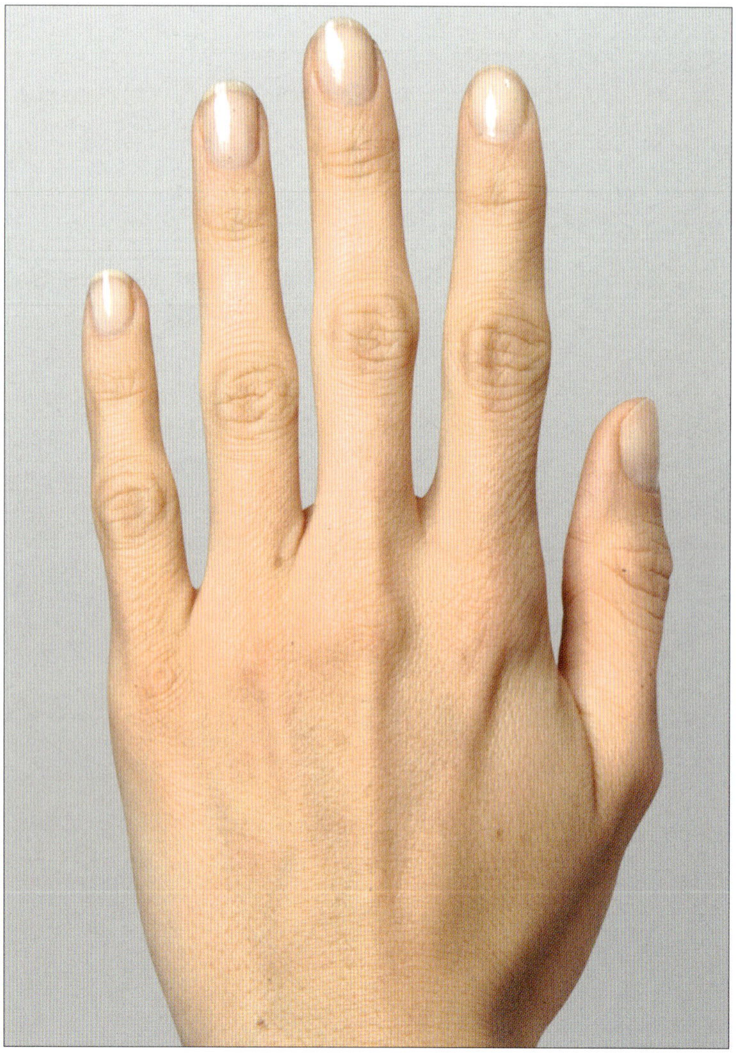

La suave técnica epidérmica permite el tratamiento indoloro de áreas sensibles como la mano o la zona de la boca.

2 Advertencias legales

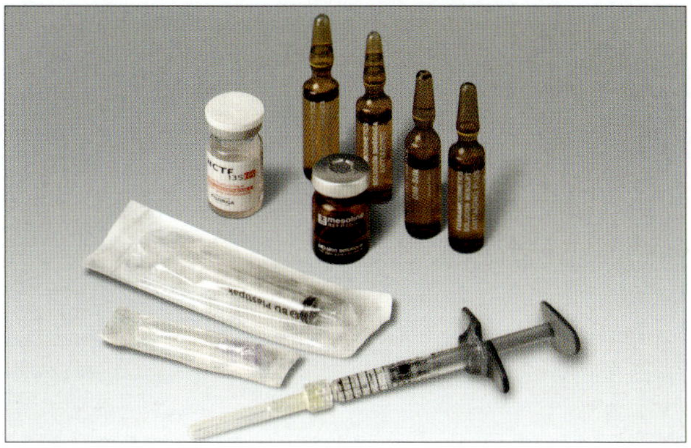

La correcta selección y combinación de los principios activos son decisivas para el buen resultado del tratamiento.

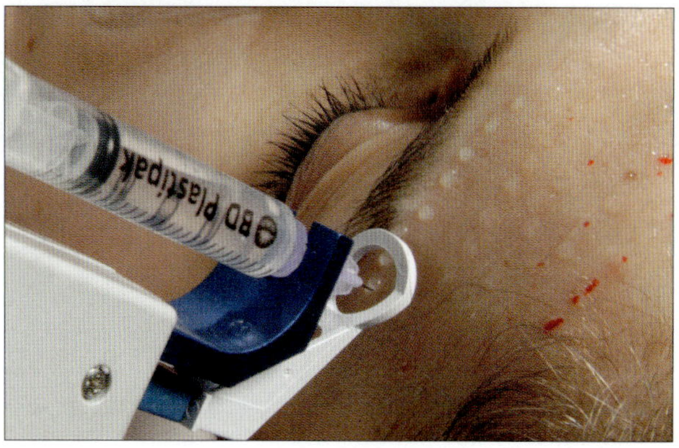

El modo correcto de aplicación es determinante para la seguridad del paciente y el éxito del tratamiento.

2 Advertencias legales

Derecho sobre productos

En la mesoterapia estética se emplean medicamentos, productos medicinales y principios activos cosméticos y ortomoleculares. En los tres grupos solamente se garantiza la responsabilidad del fabricante cuando se los emplea de acuerdo a sus fines y son aplicados dentro del período de vencimiento.

1. Medicamentos: su indicación solo es posible mediante receta y deben venderse en farmacias. Se identifican como *Rp.* en la receta; son de aprobación obligatoria y están descritos en las obras correspondientes (vademecum). Los medicamentos de prescripción obligatoria, como buflomedil, calcitocina, pentoxifilina (todos ellos genéricos), toxina botulínica o Lipostabil® solamente deben ser prescriptos y aplicados por médicos. Al respecto, cabe observar que los principios activos habilitados para una indicación curativa determinada pueden llegar a estar cubiertos por las obras sociales y, por lo tanto, se deben incorporar al presupuesto de medicamentos solicitados. Ejemplo: toxina botulínica para hiperhidrosis focal.

2. Productos medicinales: son instrumentos, aparatos, dispositivos o sustancias, destinados por el fabricante para uso en humanos, p. ej. en los siguientes casos:

- La prevención, el tratamiento o la mitigación de enfermedades.
- El tratamiento, la mitigación o compensación de heridas o discapacidades.
- La modificación de la estructura anatómica o un proceso fisiológico.

Se incluyen tanto los diversos dispositivos de inyección (electrónicos o neumáticos, productos medicinales de clase I) como los productos inyectables, p. ej., ácido hialurónico no reticulado. Los productos medicinales se diferencian de los medicamentos porque alcanzan su efecto previsto fundamentalmente por una vía física.

La identificación "CE", importante en este contexto, es una identificación de acuerdo a las normas de la Unión Europea (UE) para determinados productos, relacionadas con su seguridad. Mediante la aplicación de la identificación CE el fabricante hace constar que el producto cumple con los lineamientos europeos vigentes. Esto rige tanto para los materiales inyectables, como también para los dispositivos de inyección con control electrónico usados en mesoterapia. Varios de los productos ofrecidos en el mercado aún se encuentran en este proceso.

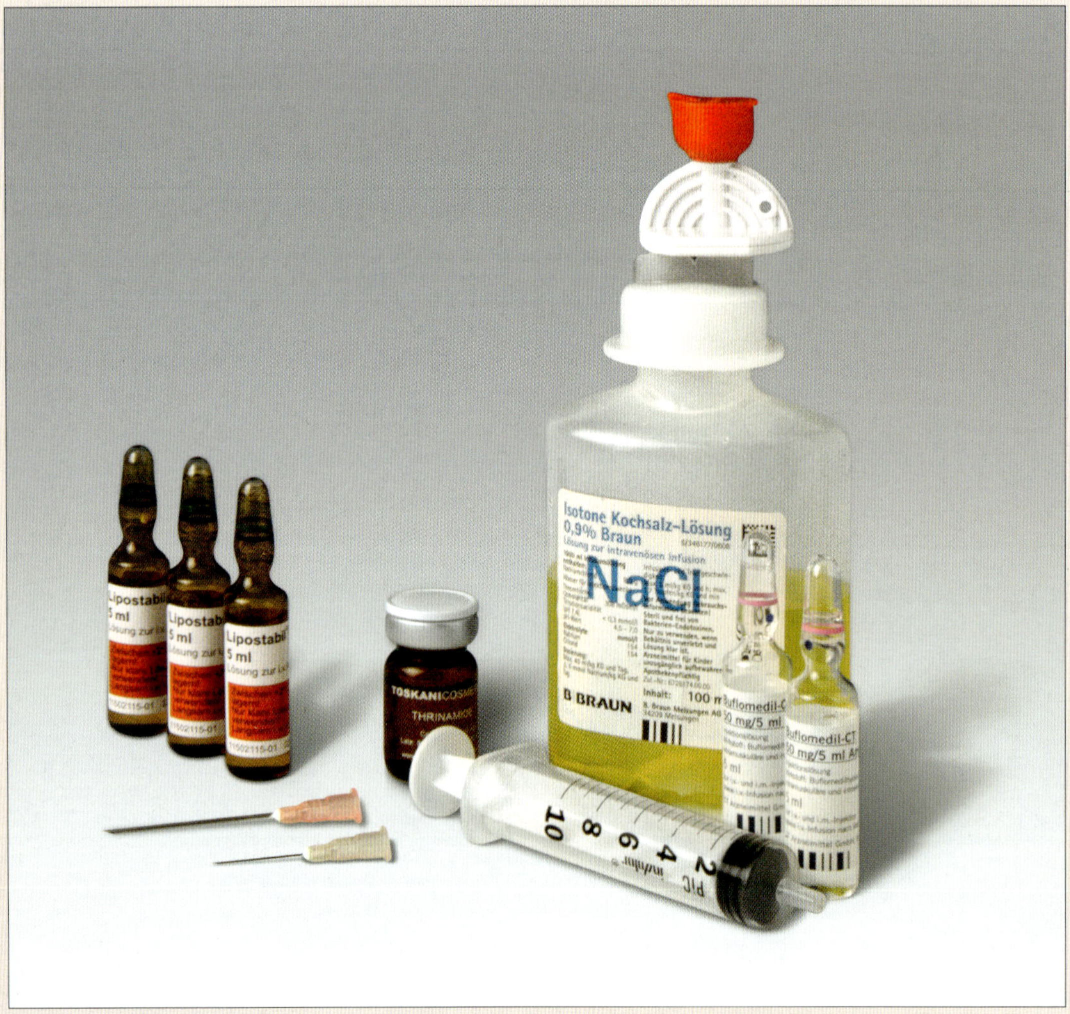

Para lipólisis también se emplean medicamentos de prescripción obligatoria. La aguja gruesa solo se utiliza para aspirar las sustancias.

3. Principios activos cosméticos y ortomoleculares: no son productos medicinales ni medicamentos. Por lo general, se los denomina "cosmecéuticos" y muchas veces se clasifican como productos alimenticios. Los productos cosméticos comprenden una amplia gama, sujeta a constantes cambios y permanentemente adaptada a las necesidades de los consumidores. Por sus propiedades preventivas desempeñan un papel particular y contribuyen al bienestar de las personas. Se aplican externamente en las diferentes partes del cuerpo humano (piel, cabello, uñas, labios, dientes, mucosas de la cavidad bucal, regiones íntimas) y tienen por objetivo protegerlas o conservarlas en buen estado. "La medicina ortomolecular es la conservación del buen estado de salud y el tratamiento de enfermedades por modificación de la concentración de sustancias normalmente existentes en el cuerpo y necesarias para preservar la salud". (Linus Pauling, 1968).

Los principios activos cosméticos y ortomoleculares revitalizan la piel, el tejido conectivo y las raíces del cabello. La medicina cosmética tiene por objeto embellecer el exterior del cuerpo, cuidarlo y conservarlo. Estos principios activos están sujetos a la legislación sobre sustancias alimenticias por un lado y a la legislación sobre cosméticos por el otro, que dispone que el fabricante responsable o el importador determine la aptitud sanitaria de sus productos.

El terapeuta siempre debe prestar atención a la calidad y la seguridad de los preparados mesoterapéuticos, es decir, a la confiabilidad y seguridad del fabricante (p. ej., de una receta magistral). La compra de productos a una proveedor desconocido a través de Internet es sumamente riesgosa y peligrosa desde el punto de vista de la responsabilidad civil. El fabricante está obligado a declarar los componentes, pero no a indicar las dosificaciones. En caso de que los productos se preparen y ofrezcan especialmente para mesoterapia (como monosustancias o como productos complejos), la mezcla garantiza la baja dosificación correspondiente y, por lo tanto, la tolerancia local. También resulta importante la estabilidad galénica de las mezclas preparadas, es decir, que los distintos componentes se deben demostrar por separado en una espectrometría de masa. No se produce interacción, ni siquiera en caso de almacenamiento. Cuando uno mismo prepara la mezcla se suprime el almacenamiento ya que el preparado individual se aplica directamente a un paciente determinado. Para proteger los componentes fotosensibles se utiliza vidrio color caramelo en las ampollas o viales. Las unidades empezadas se deben consumir cuanto antes ya que los principios activos pueden degradarse por oxidación. En general, no se permiten declaraciones públicas relativas a enfermedades o la confección de indicaciones para los productos alimenticios o sus sustitutos.

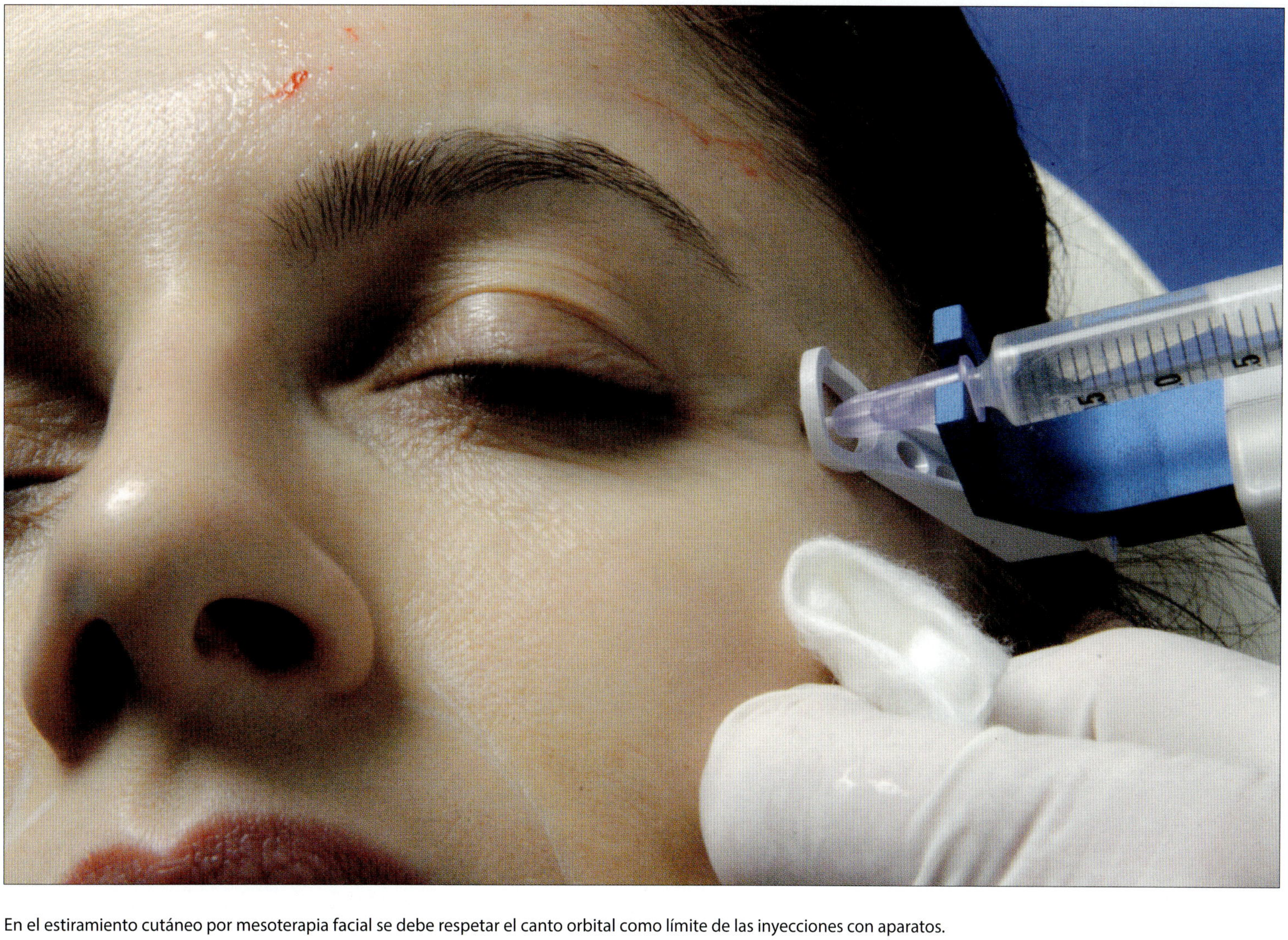

En el estiramiento cutáneo por mesoterapia facial se debe respetar el canto orbital como límite de las inyecciones con aparatos.

Libertad de terapias

El derecho alemán le otorga al médico responsable en la clínica y en el consultorio una posición clave en cuanto a todas las decisiones terapéuticas en la medida en que estas sean justificadas desde el aspecto médico-científico. Al confeccionar el plan terapéutico se puede basar en su propia experiencia médica, pero al mismo tiempo debe considerar los mejores métodos y alternativas y explicarle lo pertinente al paciente. Una ventaja de Alemania es la abundante oferta de principios activos para mesoterapia que también se pueden adquirir de países fuera de Europa. Por el contrario, en Francia, la madre patria de la mesoterapia, está prohibida toda importación.

En Alemania, los médicos están autorizados a producir mezclas de principios activos para la aplicación directa en sus pacientes. De acuerdo a la Ley de Medicamentos solamente existe una declaración obligatoria, pero no una autorización obligatoria. La libertad de terapias solo encuentra límites donde se tocan las leyes sobre las profesiones de la salud y las cámaras, por un lado, y el derecho de autodeterminación y necesidad de protección del paciente, por el otro. En la presentación, es decir en el mercadeo y la publicidad de las prestaciones ofrecidas en el consultorio, se deben observar además las disposiciones de la Ley de Publicidad sobre medios curativos.

Aplicación no indicada

En medicina prepaga, los medicamentos solo deben utilizarse en el marco de su autorización. Toda utilización que se aparte de ella se denomina "no indicada" y, por lo tanto, la medicina prepaga no suele cubrir los costos. El término no se refiere solamente a las indicaciones, sino también a la vía de aplicación. Los medicamentos inyectables que se administran muy diluidos o de manera local a través de la piel en lugar de sistémicamente en forma endovenosa o intramuscular, tal como es usual en mesoterapia, son de aplicación no indicada y, en consecuencia, esto debe informarse al paciente. Ante todo, en la estética médica, ha dado buenos resultados la aplicación de determinados medicamentos, aun con indicaciones ajenas al estrecho margen de la autorización. Esto es legal cuando el profesional tratante cuenta con la experiencia y los conocimientos necesarios y ha solicitado el acuerdo de su paciente. Un ejemplo conocido del tratamiento sin autorización, realizado durante años en innumerables ocasiones, es la aplicación de toxina botulínica para combatir las arrugas. El uso no indicado debería acompañarse siempre con una explicación amplia para el paciente, que incluya información sobre los riesgos más diversos, incluso aquellos sumamente improbables en el caso de una aplicación correcta. El médico tratante es el único responsable del riesgo del tratamiento; el fabricante, por lo general, no es responsable.

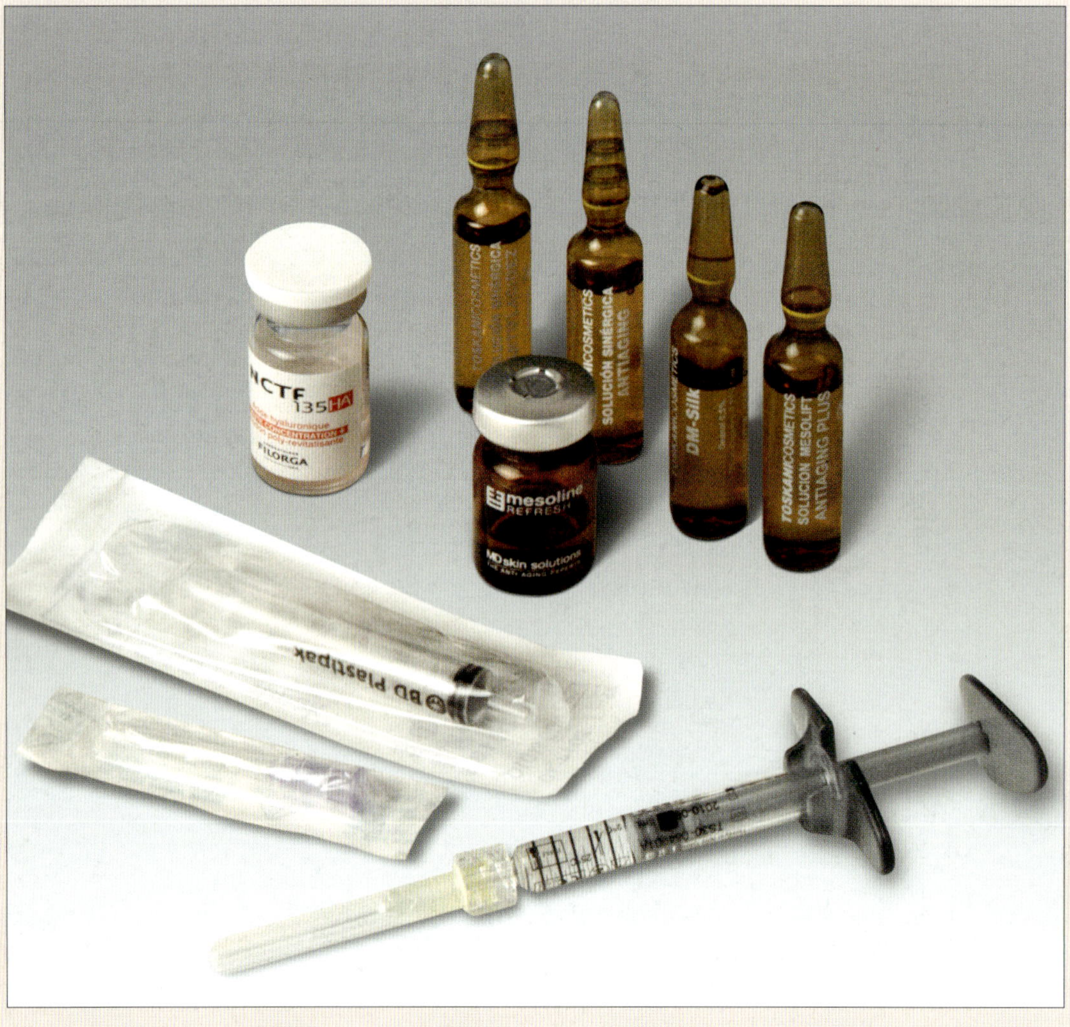

Se utilizan exclusivamente materiales descartables estériles y productos de máxima calidad y seguridad.

Individualización y mezcla

El fraccionamiento de cantidades grandes de principios activos solo tiene importancia jurídica en el caso de los medicamentos. Si bien el médico se encuentra sujeto a la legislación sobre medicamentos cuando prepara sus cócteles de mesoterapia, no necesita un permiso de fabricación para medicamentos que se aplican bajo su directa responsabilidad profesional y personalmente en un paciente determinado. Obviamente, se debe cuidar la correcta manipulación higiénica de los productos.

Reglas de higiene

Preparación aséptica de inyecciones

- Desinfección higiénica de las manos antes de abrir las ampollas y cargar la jeringa.
- Preparación inmediata antes de la aplicación, en caso contrario se debe conservar protegida de la contaminación y refrigerada, como máximo, hasta el final de la jornada laboral. En este aspecto resulta muy útil una pequeña heladera en el consultorio. Las unidades más grandes (p. ej. frascos con anestésicos locales, NaCl al 0,9%) se pueden cerrar con una punta estéril para múltiples extracciones. Todo material de inyección preparado se debe rotular con un marcador indeleble (contenido, fecha).
- Se debe prestar particular atención a la preparación de soluciones mixtas; p. ej., no deben tocar el émbolo de la jeringa.

Desinfección de manos y piel antes de las intervenciones mínimamente invasivas

- La desinfección higiénica de las manos tiene más prioridad que el lavado de manos. Se vierte un producto adecuado en cantidad suficiente sobre las manos secas y se distribuye uniformemente. El tiempo de acción mínimo es de 30 segundos.
- Desinfección de la piel: rociar – pasar un paño – rociar. Aquí el tiempo de acción es de 15 segundos como mínimo.
- Los productos adecuados son, p. ej., alcohol al 70% (se debe secar bien para que no arda); sin embargo, Octenisept® resulta más adecuado con una tolerancia particularmente buena en la piel y las mucosas. Para la desinfección solamente se deben emplear preparados certificados, listados y en su envase original; no está permitido transvasarlos.
- Los tapones de celulosa o las almohadillas higiénicas se deben proteger de la contaminación y del polvo. Después del tratamiento también se debe proveer una protección para la piel.

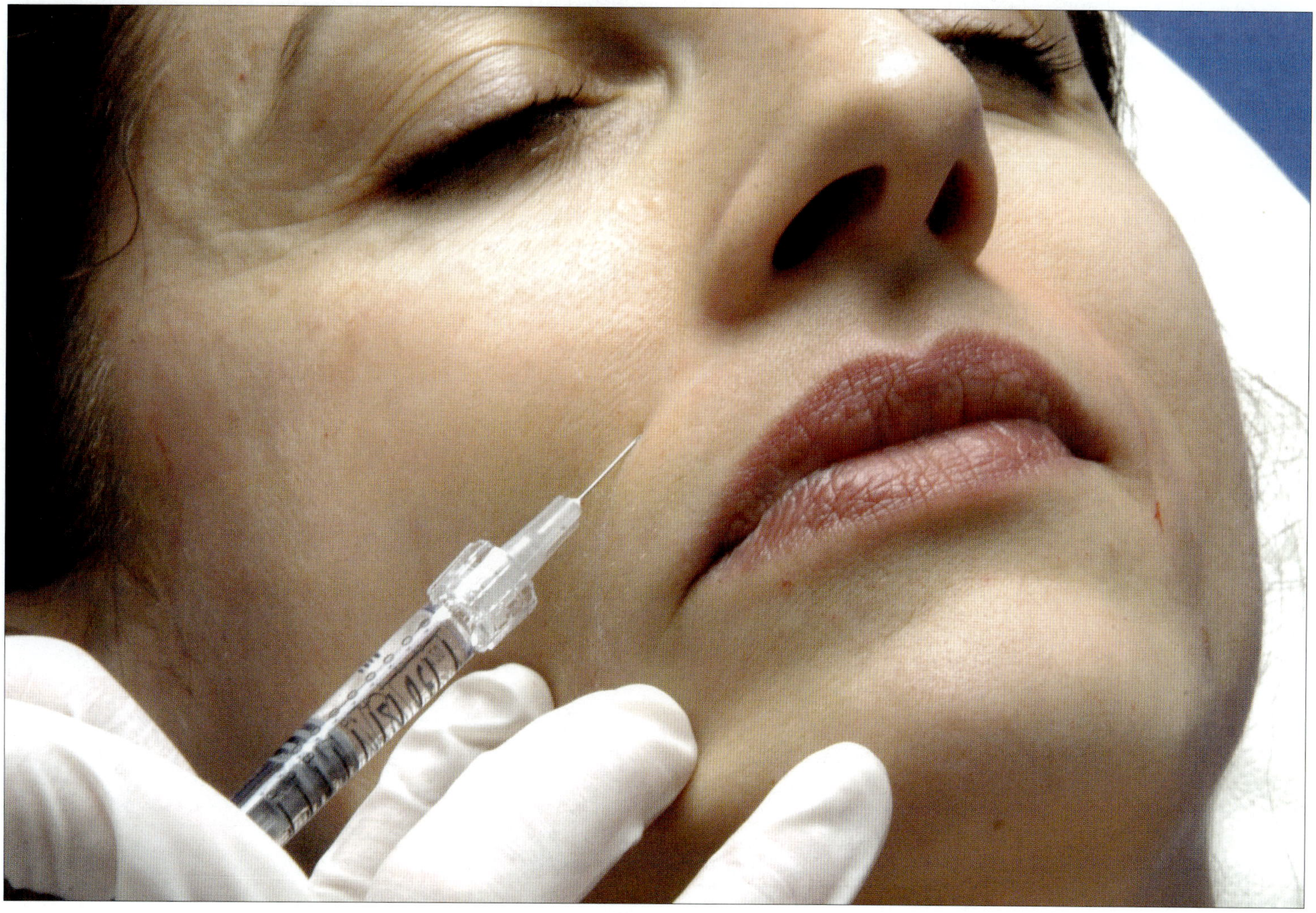

La desinfección cuidadosa de la piel y el uso de guantes quirúrgicos son obligatorios.

- Durante el tratamiento no se debería hablar. ☝ De ninguna manera se debe toser o estornudar.
- Son imprescindibles los guantes descartables. ☝ Antes de la inyección no se debe volver a palpar.

Requisitos ambientales y de equipamiento, gestión de la higiene en el consultorio

- Prever desinfectante para manos en un expendedor colocado en la pared con accionamiento mediante el codo o el pie.
- Separar especialmente, o al menos funcionalmente, las áreas limpias de las sucias.
- Desinfectar las superficies de trabajo limpias antes de los trabajos asépticos.
- Armar planes de higiene y realizar capacitación periódica del personal.
- No recapsular las agujas de la aplicación, prever recipiente para agujas.

Guía para inyecciones

- Jurídicamente, toda inyección es una herida intencional y peligrosa, que se torna terapéutica por la explicación que, según el buen criterio profesional (*Lex Artis*), se da al paciente para su aprobación. La jurisprudencia plantea requisitos particularmente elevados en el ámbito de la medicina estética.
- Las complicaciones más graves son las infecciones. Por ello se recomienda cumplir estrictamente con las normas de higiene. Básicamente, se debe tener en cuenta: limpieza y desinfección para todas las inyecciones. Los desinfectantes apropiados son:
    - En el cuerpo: como alternativa, alcohol al 70%; debe prestarse especial atención al tiempo de acción y secado.
    - Cara, mucosas o heridas: Octenisept® o Biseptine®.
- La piel nunca queda totalmente libre de gérmenes. Los cilindros troqueladores encierran un riesgo potencial de infección. Por ello, siempre se debe tensar la piel para mantener reducido el cilindro de troquelado y prevenir heridas.
- La intensidad del efecto de un anestésico local no depende de la cantidad de anestésico utilizado, sino de la precisión del posicionamiento.
- Cuando haya presunción de alergia, se puede optar por anestésicos locales en base a amidas, p. ej. lidocaína. Con ella casi no se observan efectos colaterales alérgicos puesto que no se produce una disociación hidrolítica por colinesterasa. Para mayor seguridad, se puede realizar una prueba mediante habones en la piel en la cara interior del brazo o una prueba conjuntival (1 gota en el saco conjuntivo) antes de comenzar el tratamiento.
- Al seleccionar los insumos se debe prestar atención a los eventuales recubrimientos con látex o silicona. También se han descrito reacciones alérgicas a ellos.

Seguro de responsabilidad civil

El seguro de responsabilidad civil para médicos es obligatorio. En Alemania, en un rango conservador debería ofrecer una cobertura de tres millones de euros como mínimo para daños a personas y bienes, así como 500 000 euros para daños patrimoniales. Los tratamientos de estética médica se deberían incluir específicamente, como p. ej. la mesoterapia, la lipólisis o la utilización de toxina botulínica. Cabe aclarar si también quedan cubiertos los principios activos importados y las aplicaciones no indicadas. Puesto que ha quedado demostrado que la mesoterapia correctamente aplicada es inocua y que en Alemania no se han conocido siniestros hasta el presente, su inclusión en el seguro no debería tener un costo adicional.

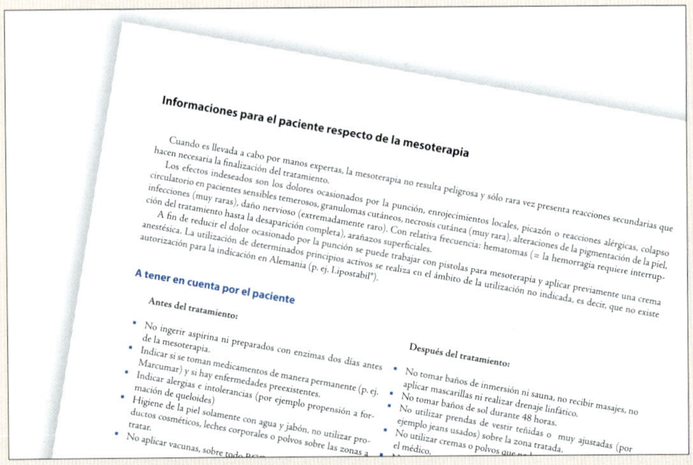

Informaciones para el paciente respecto de la mesoterapia

Cuando es llevada a cabo por manos expertas, la mesoterapia no resulta peligrosa y sólo rara vez presenta reacciones secundarias que hacen necesaria la finalización del tratamiento.

Los efectos indeseados son los dolores ocasionados por la punción, enrojecimientos locales, picazón o reacciones alérgicas, colapso circulatorio en pacientes sensibles temerosos, granulomas cutáneos, necrosis cutánea (muy rara), alteraciones de la pigmentación de la piel, infecciones (muy raras), daño nervioso (extremadamente raro). Con relativa frecuencia: hematomas (= la hemorragia requiere interrupción del tratamiento hasta la desaparición completa), arañazos superficiales.

A fin de reducir el dolor ocasionado por la punción se puede trabajar con pistolas para mesoterapia y aplicar previamente una crema anestésica. La utilización de determinados principios activos se realiza en el ámbito de la utilización no indicada, es decir, que no existe autorización para la indicación en Alemania (p. ej. Lipostabil®).

A tener en cuenta por el paciente

Antes del tratamiento:

- No ingerir aspirina ni preparados con enzimas dos días antes de la mesoterapia.
- Indicar si se toman medicamentos de manera permanente (p. ej. Marcumar) y si hay enfermedades preexistentes.
- Indicar alergias e intolerancias (por ejemplo propensión a formación de queloides)
- Higiene de la piel solamente con agua y jabón, no utilizar productos cosméticos, leches corporales o polvos sobre las zonas a tratar.
- No aplicar vacunas, sobre todo

Después del tratamiento:

- No tomar baños de inmersión ni sauna, no recibir masajes, no aplicar mascarillas ni realizar drenaje linfático.
- No tomar baños de sol durante 48 horas.
- No utilizar prendas de vestir teñidas o muy ajustadas (por ejemplo jeans usados) sobre la zona tratada.
- No utilizar cremas o polvos que … el médico.

La prestación deseada recién se puede realizar una vez firmado el consentimiento informado.

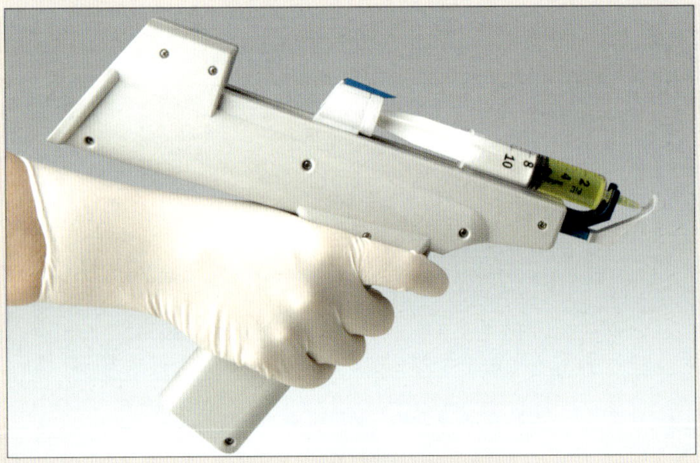

Aun cuando el "Mesogun" parezca peligroso, el tratamiento es poco doloroso y seguro.

3 Principios activos

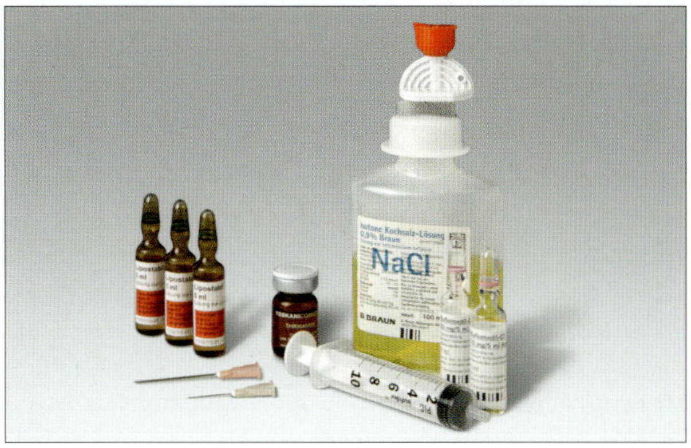

En mesoterapia y lipólisis se mezclan y diluyen los principios activos.

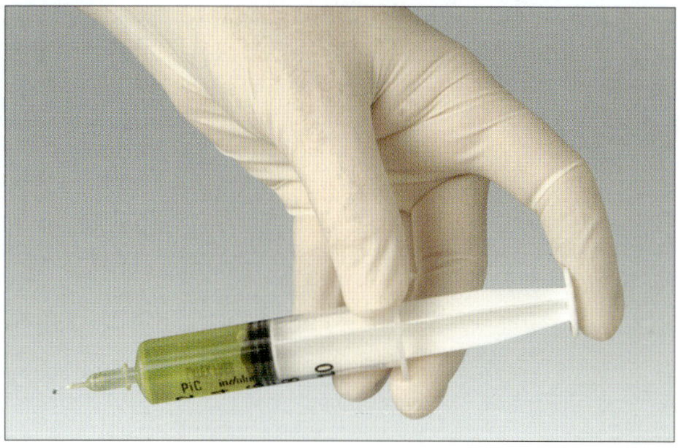
La mezcla se adapta a las necesidades individuales y se aplica puntualmente.

3 Principios activos

Mediante la combinación de diferentes principios activos individualmente seleccionados y con su inyección local, en la actualidad, se puede optimizar el aspecto general sin dar una apariencia artificial. El europeo interesado por la estética desea lucir relajado, natural y joven. Le gusta recibir cumplidos, pero no quiere caer bajo la sospecha de *haber hecho algo*. Por ello todo habla en favor de perseguir una estrategia gradual, pero sustentable y comenzar preferentemente con una mezcla suave y –en caso de necesidad– pasar a principios activos más fuertes o concentraciones mayores en el curso ulterior del tratamiento.

Para muchos procedimientos, como el estiramiento cutáneo por mesoterapia, la lipólisis o el crecimiento capilar por mesoterapia, se cuenta con experiencias positivas de muchos años y con algunos resultados de estudios. La selección de los materiales en este libro, ya sea dispositivos o inyectables, no pretende ser completa. El protocolo de los tratamientos se determina de manera individual y corresponde a un ideal, tanto de la patofisiología objetiva del caso, como también a los deseos de las pacientes o los pacientes.

Observación: todas las mezclas y dosificaciones de principios activos que se indican aquí se basan en mi experiencia mesoterapéutica de muchos años, han sido probadas en la práctica y han dado buenos resultados. Pero para el resultado del tratamiento es decisiva también la disposición individual del paciente, p. ej. la edad, el sexo, el modo de vida y los factores genéticos. Los protocolos indicados pueden servir como orientación, pero no sustituyen el conocimiento técnico práctico y el sentido estético que crece con la experiencia, p. ej. para la composición de una cara o el contorno de un cuerpo.

Principios activos individuales en mesoterapia estética

Principio activo del estiramiento cutáneo por mesoterapia

Para lograr el efecto deseado en el rejuvenecimiento de la piel se debe hacer la selección y combinación correcta de los principios activos correspondientes a cada patofisiología. Frente a la gran cantidad de productos individuales posibles, es un requisito conocer sus propiedades farmacológicas.

Descripción de principios activos seleccionados

Monometiltrislanol-salicilato
(p. ej. Conjonctyl® en F, Silicor Toskani)

En este producto el silicio orgánico se presenta en una estructura polimérica de sales del ácido silícico. El silicio es el semiconductor natural de mayor importancia y actúa en el tejido como nanoespaciador y catalizador de numerosas reacciones. Promueve la síntesis de colágeno, no en caso de alergia al salicilato. En relación con el estiramiento y la regeneración de la piel, podría funcionar como sustituto de la procaína; además, es un coadyuvante universal para el mejoramiento de las estructuras conjuntivas. También se encuentra disponible en combinación con DMAE para estiramiento y afirmado de la piel (DM-Silk); esta combinación mejora su compatibilidad local.

Na-piruvato
(p. ej. en mezcla de preparados antiedad Toskani)

Es un α-ceto derivado del ácido láctico que promueve la síntesis de aminoácidos y de colágeno dérmico, funciona como antioxidante (destrucción ROS) e incentiva el metabolismo celular.

Aplicación: en particular en daños de la piel por luz, piel de fumador.

Principios activos del estiramiento cutáneo por mesoterapia

Soluciones vectoras	Procaína 1%-2% o lidocaína 1%-2%, NaCl 0,9% Conjonctyl® (Monometiltrislanol-salicilato)
Bioestimulantes	Ácido hialurónico no reticulado, Na-ADN Colágeno, elastina, retinol, ácido glicólico
Activadores de células madre de origen vegetal	Proliferación de células madres epidérmicas ↑, factores de crecimiento (IGF-1, bFGF, VEFG, TGF-β1)
Fitoterapéuticos	*Ginkgo biloba*, centella asiática
Vitaminas (A, B, C, E, Dexpantenol)	Minerales (magnesio, selenio, cobre, cinc)
Módulos para síntesis proteica	Aminoácidos para producción de colágeno y elastina ↑, p. ej. taurina Ubichinon (coenzima Q 10), glutatión, piruvato
Regulación del tono muscular	Tono muscular ↓ (relajación): toxina botulínica (Rp.), Argireline® Tono muscular ↑ (estiramiento): DMAE (antiflaccidez)

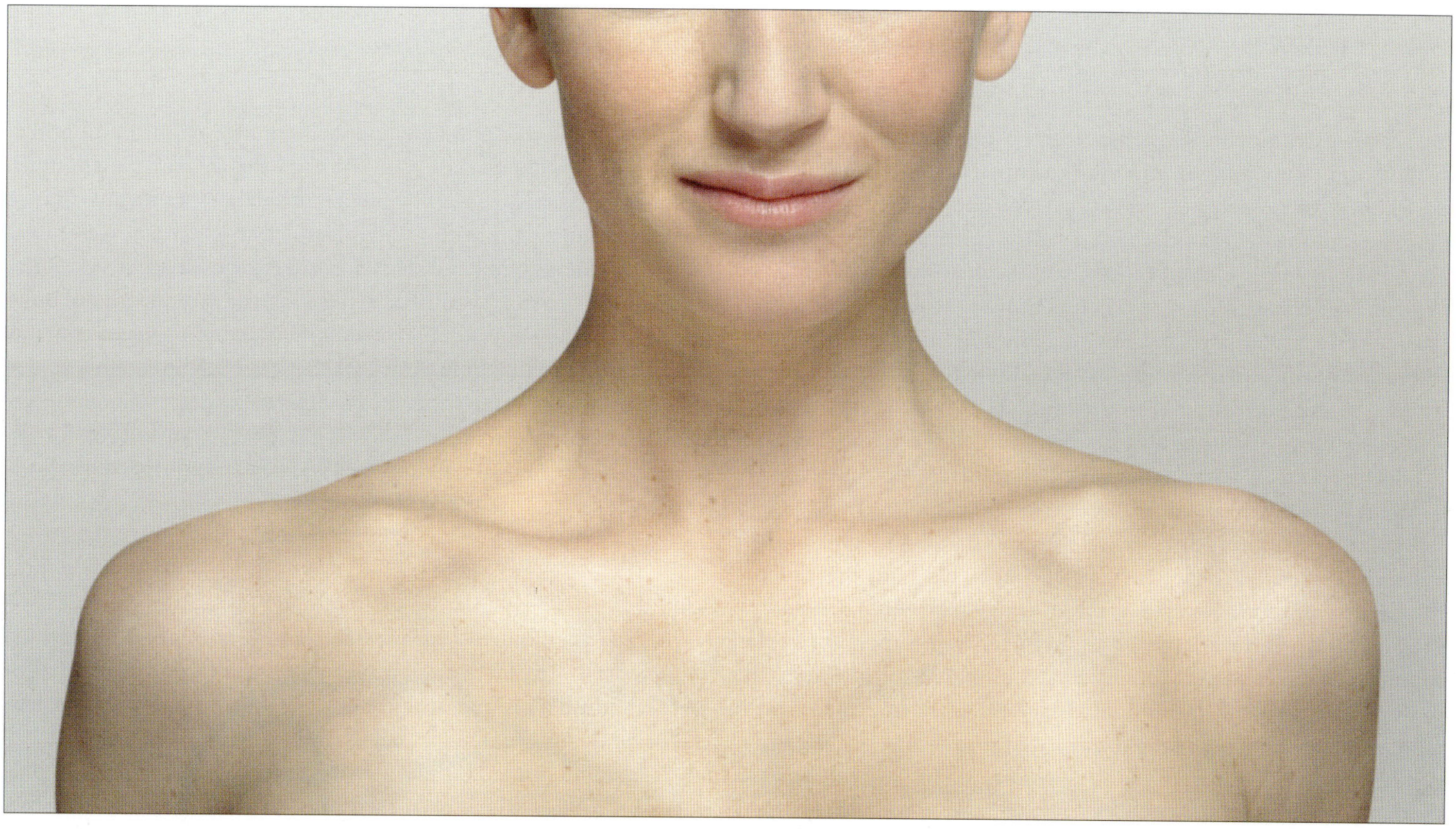

El estiramiento cutáneo por mesoterapia se utiliza con mayor frecuencia en la cara y en la zona del cuello y el escote.

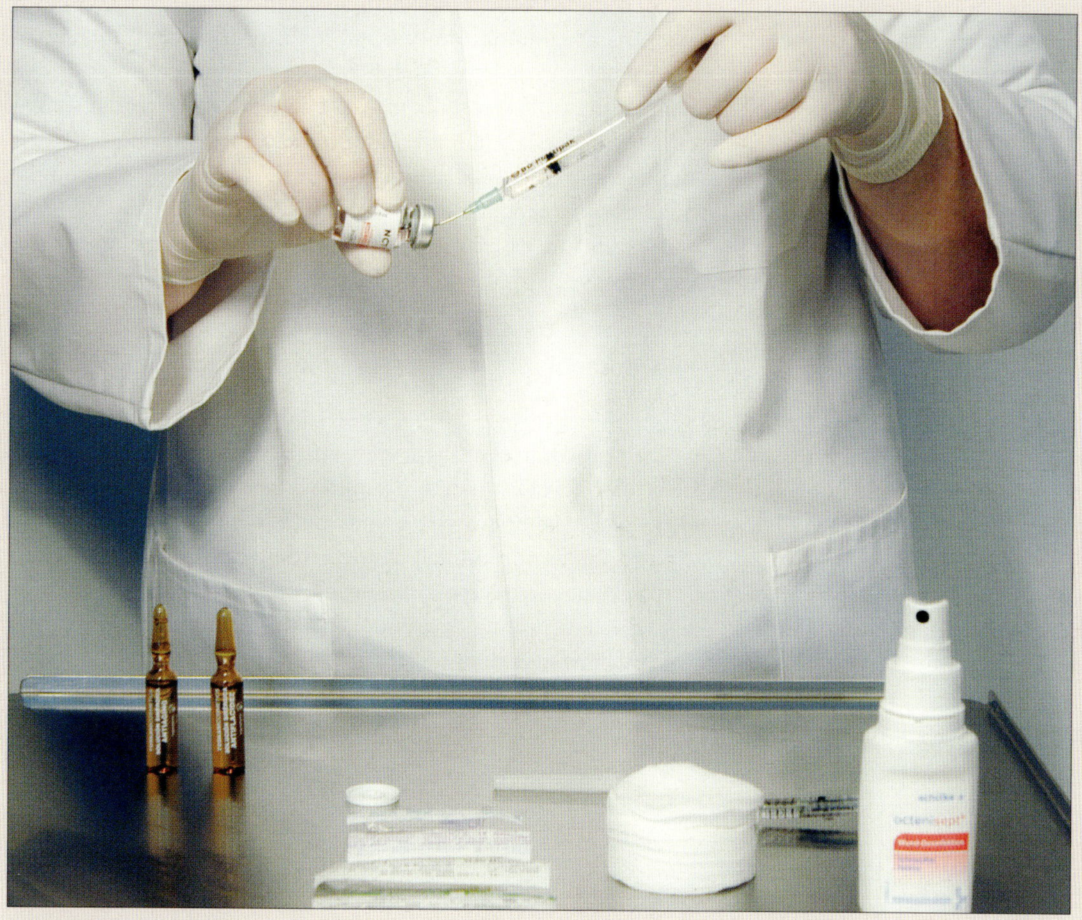

Después de seleccionar los componentes del tratamiento individual se realiza la mezcla profesional inmediatamente antes de la aplicación al paciente.

Ácido hialurónico
(AH) no reticulado (p. ej. Teosyal® Meso)

El glucosaminoglicano, polisacaruro o también llamado ácido hialurónico es un componente universal y esencial del tejido epitelial y conectivo, posee una elevada capacidad para ligar agua y mejora las propiedades viscoelásticas de la dermis y epidermis. Contrarresta el adelgazamiento de la piel (aproximadamente 6% cada 10 años) y la atrofia epitelial debida al envejecimiento. Se produce en los fibroblastos y tiene una participación fundamental en la proliferación, migración y diferenciación de los queratinocitos. En el ámbito estético se debe utilizar exclusivamente AH de producción biotecnológica y no de origen animal. En el mercado hay un sinnúmero de productos, pero estos se diferencian en su calidad y en la pureza y la concentración del AH.

Aplicación: universal. El gel, idéntico al natural, es un componente imprescindible de los mezclas de preparados para estiramiento cutáneo por mesoterapia. Es hidrosoluble y homogeneizable. Desarrolla su efecto a largo plazo en la forma no reticulada solo cuando se lo aplica de modo epidérmico o intradérmico superficial ya que si se lo inyecta a profundidad excesiva es transportado y metabolizado con demasiada rapidez. La vida media en el tejido irrigado es de tan solo 15 días.

Vitamina C
(ácido ascórbico)

Estimula la síntesis de colágeno, propicia la cicatrización y regeneración de la piel, la protección frente a la luz y la regulación de la melanogénesis.

Aplicación: prevención del envejecimiento debido a la luz, luminosidad cutánea por mesoterapia, melasma.

Vitamina B_5
(ácido pantoténico, dexpantenol)

Acetilación de proteínas y péptidos, propicia la síntesis del glutatión, esencial para las raíces pilosas y la piel (alimentación, fijación de humedad), protege del estrés oxidativo y las radiaciones UV, antiviral y antiinflamatorio. Proliferación de fibroblastos ↑. Activa genes para la cicatrización.

Aplicación: estrías, melasma.

L-glutatión
(p. ej. glutamax Toskani)

Tripéptido, antioxidante, desintoxicación de radicales libres y peróxidos, despigmentación por bloqueo de tirosinasa, reducción de la formación de melanina.

Aplicación: melasma, antiedad, evitar y tratar máculas seniles.

Ácido glicólico
(p. ej. Glycomax 1% Toskani)

El ácido alfa-oxiácido obtenido de la caña de azúcar es un principio activo conocido que se utiliza para las exfoliaciones, pero también se puede agregar a la mezcla de preparados para estiramiento cutáneo por mesoterapia. Permite un tratamiento efectivo del acné o cicatrices planas de acné, impurezas en la piel, poros grandes, machas pigmentadas debidas a la vejez y pequeñas arrugas, así como tez opaca, sin brillo y áspera. Produce enrojecimiento superficial tenue y luego una descamación por lo cual se desprenden y se separan las capas celulares que se encuentran en la superficie de la piel. Después del tratamiento, persiste una mayor sensibilidad de la piel a la luz. Cuando se lo aplica con profesionalismo no se observan efectos secundarios serios o riesgos.

Taurina
(p. ej. Tauricol Toskani)

El ácido sulfónico 2-aminoetano es un aminoácido sulfuroso semiesencial. Tiene efecto antioxidante, antiinflamatorio, vasoprotector. Estimula los queratinocitos, la síntesis de colágeno y la acumulación de humedad en la piel.

Aplicación: antiedad, piel de fumador, regeneración de la piel, energizante.

DMAE
(p. ej. en Mesoline tight, DM-Silk Toskani)

El dimetilaminoetanol es una sustancia específica con efecto de estiramiento para la cara y el cuerpo (antiflaccidez). Incrementa el tono muscular de la piel debido a una mayor secreción de acetilcolina, lo que contrarresta la ptosis. Potencial de efectos secundarios: dermatitis tóxica y daños en fibroblastos ante concentraciones excesivas. Como DM-Silk (complejo con silicio orgánico) la compatibilidad es considerablemente mejor.

Aplicación: estiramiento cutáneo por mesoterapia, estiramiento, estrías.

Polidocanol
*(**Rp.**) (Aethoxysklerol®)*

Se aprovecha el efecto esclerosante, también extravascular (no indicado), fortalecimiento del tejido conectivo, estiramiento potente de la piel, tratamiento de estrías nuevas, concentración y dosificación según la profundidad de inyección y estructura destinataria.

Potencial de efectos secundarios: inflamación o también necrosis ante concentraciones excesivas.

Aplicación: estiramiento y fortalecimiento de la piel, estrías, microesclerosado junto con DHE (dihidroergotamina, F), p. ej. tratamiento de telangiectasias, cuperosis, hemoangiomas pequeños.

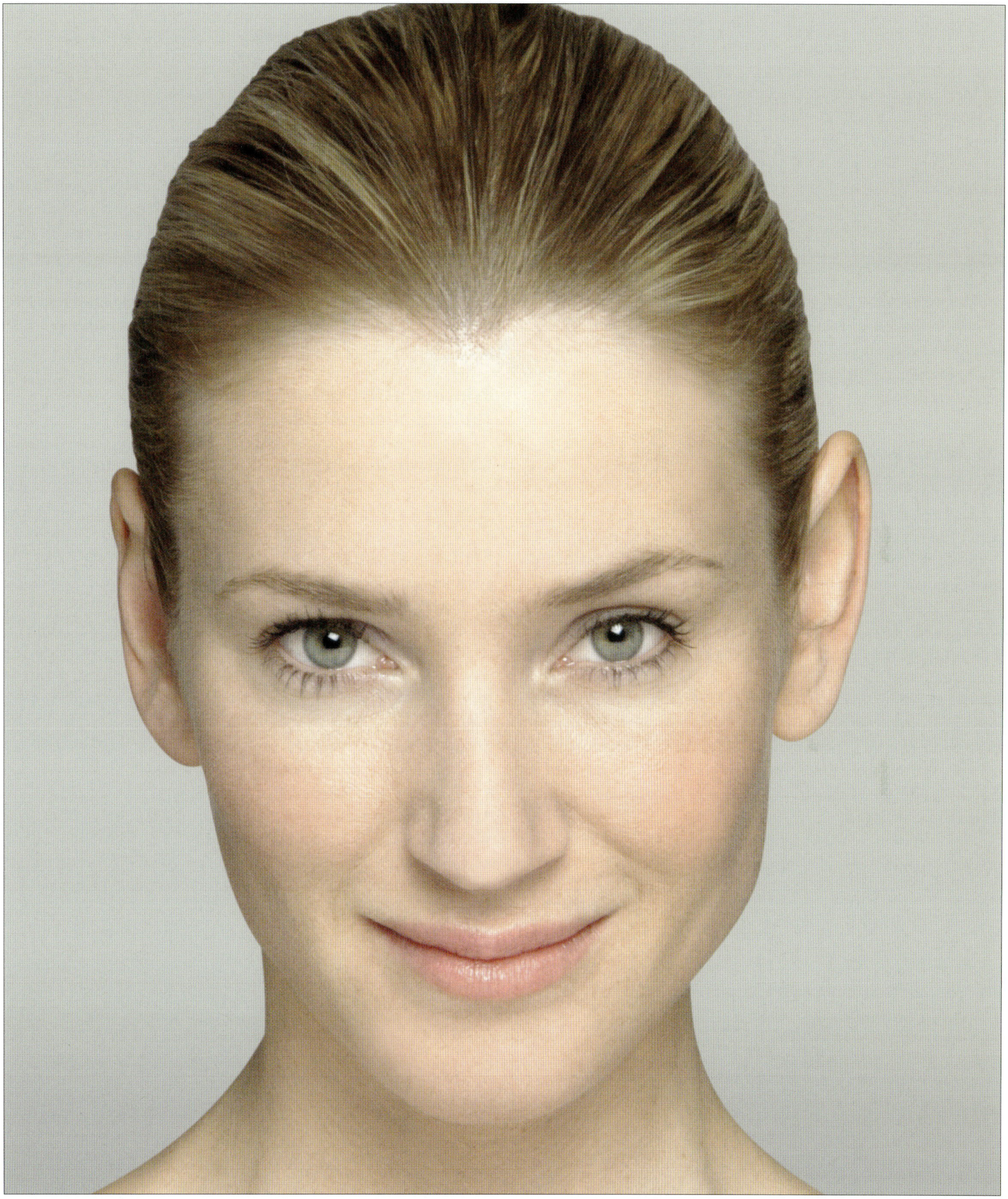

La inspección y la evaluación de la anatomía de la cara y de la estructura individual del tejido epitelial y conectivo permiten una selección correcta de las combinaciones necesarias de principios activos para la mesoterapia o la combinación de métodos para una composición facial compleja.

Argireline®
(p. ej. en mezcla de preparados antiedad Toskani)

Hexapéptido sintético de efecto similar a la toxina botulínica (más débil); produce relajación por reducción de la secreción muscular de acetilcolina con lo que se reduce la contracción de los músculos de la piel y así se previene la formación de arrugas mímicas.

Centella asiática
(p. ej. en mezcla de preparados antiestrías Toskani)

Triterpeno pentacíclico, antiinflamatorio, antioxidante, antiesclerótico. Propicia la elasticidad de la piel y la formación de glucosaminoglicanos (GAG).

Aplicación: regeneración de la piel, estrías, queloides tempranos, acné, cicatrices.

Vitaminas y minerales
(diversos)

En tanto las multivitaminas, como antioxidantes, impiden y reparan fundamentalmente los daños de la piel debidos a la luz, los minerales en microdosis sirven como cofactores de las enzimas celulares para el funcionamiento regular del metabolismo celular. Las enzimas reparadoras propias del cuerpo reciben el apoyo de antioxidantes de moléculas grandes, como p. ej. las superoxidismutasas, y de antioxidantes de molécula pequeña como el tocoferol lipófilo o la ubiquinona y el ascorbato hidrófilo o glutatión. Los antioxidantes interactúan como una red y retienen los radicales libres. Frente a un desequilibrio entre especies reactivas al oxígeno y enzimas reparadoras o antioxidantes se producen daños celulares. Los micronutrientes son efectivos, sobre todo, en aplicaciones locales para la regeneración de las funciones celulares y, por lo tanto, para el mejoramiento de la calidad de la piel.

Aplicación: universal, están presentes en la mayoría de las mezclas de preparados revitalizadores de mesoterapia.

Aminoácidos, ácidos nucleicos
(p. ej. NCTF 135, mezcla de preparados antiedad más estiramiento cutáneo por mesoterapia Toskani)

NCTF contiene entre otras cosas 24 aminoácidos hidrosolubles y estabilizados. Los módulos para las proteínas estructurales de la matriz fortalecen la síntesis específica de las células de la piel. La disminución de la cantidad de fibroblastos y queratinocitos, así como la reducción de las uniones intersticiales de las capas de la piel son las señales histológicas de su envejecimiento. En combinación con ácidos nucleicos (ADN y ARN) queda demostrado que una mezcla de preparados revitalizadores complejos incrementa significativamente y en forma sostenida la actividad de los fibroblastos in vitro.

Principio activo del crecimiento capilar por mesoterapia

Descripción de principios activos seleccionados

Procaína
(p. ej. de Loges, Steigerwald®, Lophancomp®)

Anestésico local de uso universal en mesoterapia. Disponible también especialmente para aplicación intradérmica al 0,5% p. ej. de Deltaselect. Con agregado de adrenalina solo cuando se desea una vasoconstricción, p. ej. en procedimientos especiales de anestesia local. Las contraindicaciones solamente son graves arritmias, miastenia grave o la poco frecuente alergia a la procaína. Los efectos locales son múltiples:

- Anestésico
- Analgésico
- Estabilizador de membranas
- Activador de la irrigación
- Estabilizador neurovegetativo
- Estabilizador del metabolismo celular
- Inhibidor de inflamaciones
- Antialérgico

Principios activos del crecimiento capilar por mesoterapia

Soluciones vectoras	Procaína 0,5%, 1%, 2% o lidocaína 0,5%, 1%, 2%, NaCl 0,9%
Sustancias vasoactivas	Buflomedil (Rp.), pentoxifilina (Rp.),cofeína
Bioestimulantes	Ácido hialurónico no reticulado, Na-ADN
Activadores de células madre de origen vegetal	Proliferación de células madres locales, factores de crecimiento (IGF-1, bFGF, VEFG, TGF-β1)
Vitaminas (A, B, C, E, biotina, dexpantemol)	Minerales (magnesio, Fe-gluconato, selenio, péptidos de cobre, cinc)
Fitoterapéuticos	*Ginkgo biloba*, centella asiática, complejo Silicea
Módulos para síntesis proteica	Aminoácidos para producción de cabello ↑, p. ej. taurina, cistina, ubichinon (coenzima Q 10)

Advertencia: cuando se utilizan envases grandes (frascos de 50 mL) siempre contiene un producto conservante, por lo general alcohol bencílico. En el caso de pacientes muy alérgicos se deberá optar por ampollas pequeñas (2 o 5 mL) o por lidocaína. Esta última también se encuentra disponible como lidocaína sin conservante (*Lidocain sine*). Los anestésicos locales se agregan con frecuencia a las mezclas de mesoterapia puesto que así se percibe notablemente menos dolor en las inyecciones.

Activadores de células madre, factores de crecimiento
(p. ej. en Mesoline Hair o de Toskani)

Los activadores de células madre de origen vegetal, los factores de crecimiento idénticos a los humanos y las citoquinas, entre tanto, se pueden producir en forma biotecnológica. Estos *"cosmeceuticals"* también están disponibles en forma liofilizada para mesoterapia. Pero actualmente aún no hay consenso sobre los productos, los protocolos o la efectividad.

IGF-1 (factor de crecimiento similar a la insulina): estimulación del folículo piloso, reparación celular, biosíntesis de AH.

bFGF (factor de crecimiento fibroblástico básico): mejoramiento de la microcirculación y revitalización, incremento de la actividad de división celular, biosíntesis de colágeno y elastina.

VEFG (factor de crecimiento vascular endotelial): neovascularización y mejoramiento de la micronutrición.

TGF-β1(factor de crecimiento transformante): control de la proliferación y diferenciación celular.

Aplicación: alopecia, estiramiento cutáneo por mesoterapia.

Biotina
(B-hidroxina Toskani, en mezcla de preparados Hair Toskani)

La vitamina H es una vitamina hidrosoluble del complejo B. Desempeña un papel importante como grupo prostético de enzimas en el metabolismo celular, pero también resulta de importancia en el núcleo celular para la regulación epigenética de las funciones de los genes. Efecto trófico.

Aplicación: caída del cabello, cabellos secos, dermatitis seborreica.

Vitamina B_5
(p. ej. Dexanyl Toskani, en mezcla de preparados Hair Toskani)

El ácido pantoténico o también dexpantenol aporta a la acetilación de proteínas y péptidos, promueve la síntesis de glutatión, esencial para las raíces pilosas y la piel (alimentación, fijación de humedad), protección del estrés oxidativo y de la radiación UV, antiviral y antiinflamatorio. Proliferación de fibroblastos ↑. Activa genes para la cicatrización.

Aplicación: alopecia.

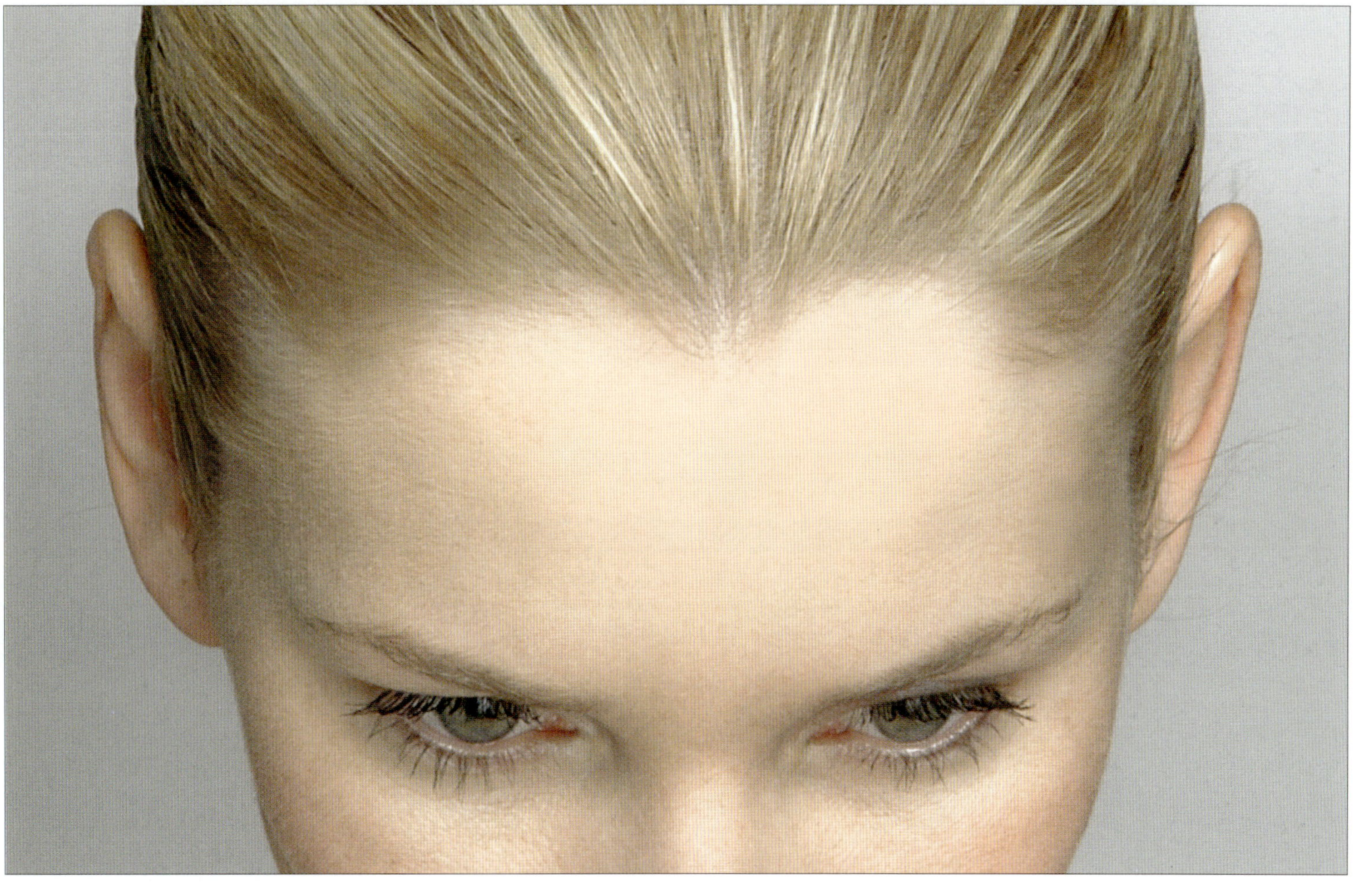

La caída del cabello en las mujeres suele afectar la zona parietal, pero también se observan "entradas".

Péptidos cupríferos
(p. ej. en Mesoline Hair)

Los péptidos cupríferos reducen la actividad de la 5α-reductasa en el folículo piloso y, por lo tanto, pueden contrarrestar la caída del cabello mediante un mayor nivel local de dihidrotestosterona (DHT). Se pueden emplear tanto en hombres con antecedentes genéticos como en mujeres. El efecto es comparable al de la finasterida, pero sin efectos colaterales.

Aplicación: alopecia andrógena.

Taurina
(p. ej. Tauricol Toskani)

El ácido sulfónico 2-aminoetano es un aminoácido sulfuroso semiesencial con efecto antioxidante, antiinflamatorio, protector de los vasos sanguíneos. Estimula los queratinocitos, la síntesis de colágeno y el almacenamiento de humedad en la piel.

Aplicación: antiedad, alopecia, lipólisis.

Ubichinon
(coenzima Q 10, p. ej. en Ubichinon comp. Heel, Mesoline Hair)

Proteína natural, generadora de energía, catalizador enzimático universal de las mitocondrias, el "cazador" de radicales propio del cuerpo más efectivo en la membrana celular. Por no ser hidrosoluble se debe presentar en forma dispersa.

Aplicación: antiedad, alopecia.

Argireline®
(p. ej. en mezcla de preparados antiedad)

Hexapéptido sintético de efecto similar a la toxina botulínica (más débil). Se reduce la contracción muscular en el cuero cabelludo y la relajación resultante propicia la microcirculación local y, por lo tanto, el crecimiento del cabello.

Principios activos utilizados para el tratamiento de la celulitis

Descripción de principios activos seleccionados

Buflomedil
(Rp.)

Vasodilatador neurotrópico; al ser bloqueador de receptores α produce la apertura de los esfínteres precapilares; además tiene efecto de tipo papaverínico (miotropo) y de mejoramiento de la microcirculación.

Aplicación: siempre que se desee un calentamiento del tejido tratado, p. ej. en celulitis, en todos los tejidos hipotróficos y en todas las alteraciones crónicas.

Dicynone®
(Etamsylato, F)

Principio vasoactivo, antiedematoso; utilizado principalmente en mesodrenaje, donde se pretende lograr descongestión y mejoramiento de la irrigación sanguínea, sobre todo en las piernas.

Aplicación: principalmente en casos de insuficiencia venolinfática, propensión a edemas y celulitis edematosa.

Pentoxifilina
(Rp)

Metilxantina. Vasodilatador periférico. Mejoramiento de la microcirculación. Efectos antioxidantes y antiinflamatorios. El efecto principal es el mejoramiento de la motilidad eritrocítica. Resultan interesantes las propiedades antifibróticas en la aplicación local y la inducción de la lipolisis por inhibición de la PDE3.

Además combate la retención de agua por parte del tejido conectivo, que ocurre con frecuencia en casos de preponderancia estrogénica localizada.

Aplicación: especialmente en las formas fibrosa y edematosa de la celulitis.

Principios activos para celulitis

Solución vectora	Procaína 1%-2% o lidocaína 1%-2%, NaCl 0,9% Conjonctyl® (monometiltrislanol-salicilato) (F)
Sustancias vasoactivas	Buflomedil (*Rp.*), Dicynone® (F) derivados de Xanthin (pentoxifilina (*Rp.*), teofilina (*Rp.*), aminofilina (*Rp.*), cofeína
Estimulación del quemado de grasas	Calcitonina (*Rp.*) en solución hipoosmolar = Mesodissolution® en Francia L-Carn® (L-carnitina) Lipostabil® (*Rp.*) fosfatidilcolina + deoxicolato
Vitaminas (A, B, C, E, dexapantenol)	
Fitoterapéuticos	*Ginkgo biloba* Cynomax (extracto de alcauciles) Asiacen (Centella asiática, *Fucus vesiculosus*, *Hedera helix*) Rutinel (rutino, extracto de melilotus)

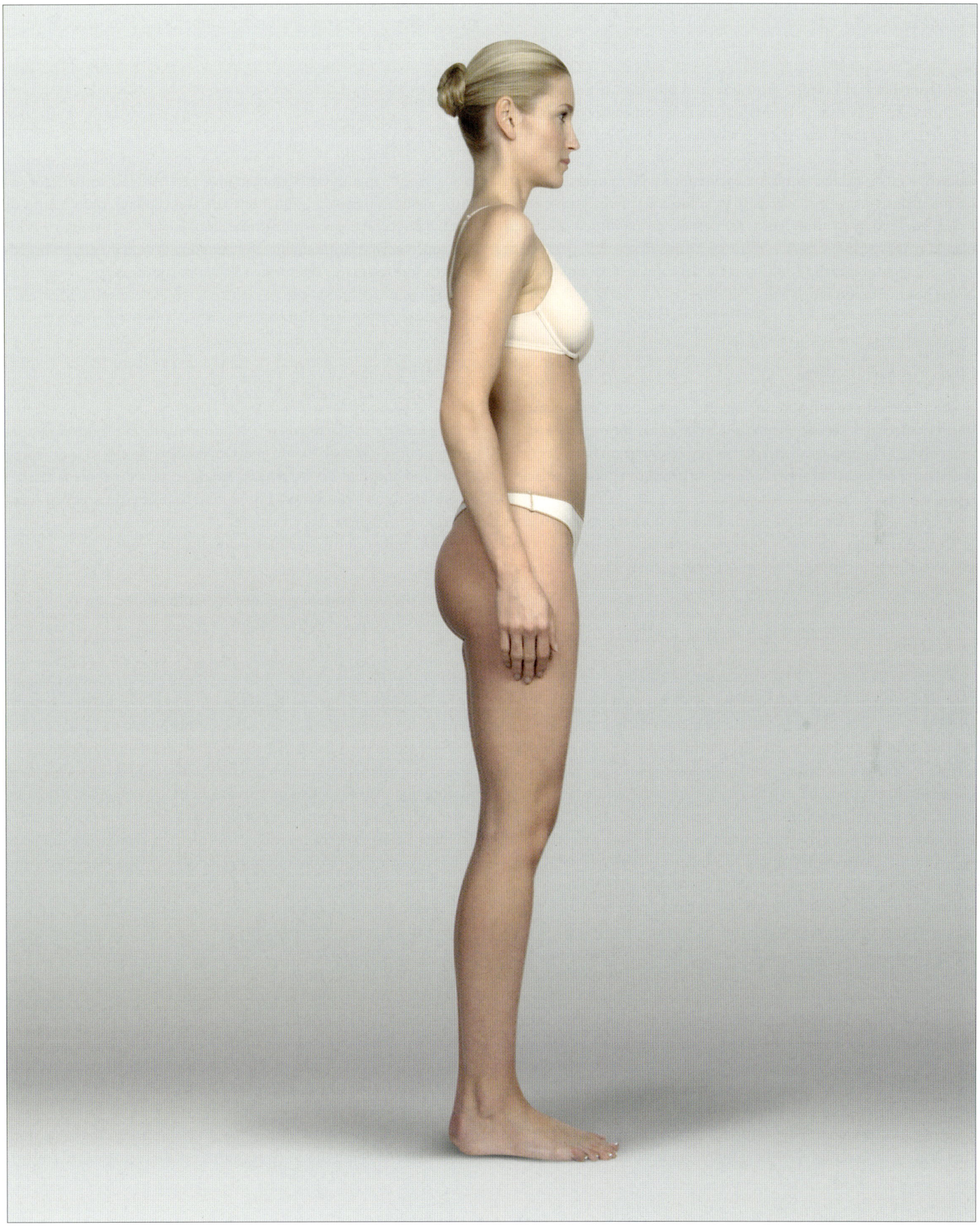

La inspección y evaluación de la anatomía corporal y de la estructura individual del tejido epitelial y conjuntivo permiten la selección correcta de la combinación necesaria de principios activos para la mesoterapia o la combinación de métodos para un modelado corporal (*body-shaping*) complejo.

Cafeína
(p. ej. Cofinet Toskani, en mezcla de preparados anticelulitis Toskani)

Metilxantino. El efecto principal es el bloqueo de adenosin-receptores. Además inhibe las fosfodiesterasas específicas, responsables de la degradación de AMPF cíclico en acíclico. Debido a la inhibición de la degradación se produce un aumento de la concentración de cAMP en las células. En la aplicación tópica incrementa la degradación de las grasas en el adiposito y estimula la microcirculación, el drenaje del tejido y la diuresis. La superficie de la piel se vuelve más blanda y lisa.

Aplicación: celulitis, lipólisis, caída del cabello, estiramiento cutáneo por mesoterapia.

L-Carn®
*(**Rp.**) (Carnitina)*

La L-carnitina es un componente celular natural que contribuye de modo decisivo a la obtención de energía en las mitocondrias de la musculatura. Transporta específicamente ácidos grasos a través de la membrana de las mitocondrias donde se produce la beta-oxidación y, por lo tanto, el quemado de las grasas.

Cuanto más L-carnitina se encuentre en el tejido, tanto más grasa se puede quemar. En combinación con actividades deportivas puede contribuir a una reducción del peso y a más energía corporal.

Aplicación: celulitis, depósitos localizados de grasa.

Lipostabil®
*(**Rp.**) (PPC/DC)*

Consitituida por fosfatidilcolina (PPC) y deoxicolato (DC). PPC es un fosfolípido esencial, un principio activo del tipo de la lecitina, que se obtiene a partir del poroto de soja. Se presenta ubicuamente en la membrana celular de los organismos superiores. Tiene un efecto lipotrófico y facilita la movilización de la grasa, lo que aumenta la permeabilidad de la membrana de los adipositos. Frecuentemente, se agrega taurina a la mezcla para estabilizar la solución. El deoxicolato como ácido biliar estabiliza la solución y contribuye de modo fundamental al efecto del preparado que disuelve las grasas y simultáneamente estira la piel. Se deben tener en cuenta los efectos colaterales muchas veces intensos que se manifiestan en forma de enrojecimiento, edema, dolores y también formación de nudos. A diferencia de la mesoterapia superficial, en la lipólisis se inyecta directamente en el tejido adiposo conectivo subcutáneo. Por lo general, se combinan ambos procedimientos. En el caso del PPC/DC se debe prever un tiempo de descanso (*down-time*) de por lo menos 3 días. Muchas veces los resultados recién se visualizan luego de 6-8 semanas. Este también debe ser el intervalo entre inyecciones.

Aplicación: pequeños depósitos localizados de grasa en el cuerpo y en la zona de la cara y el cuello, también junto a flaccidez de la piel, en pacientes de peso normal o leve sobrepeso. Pequeños lipomas. Celulitis con alto porcentaje de grasa.

Gingko
(p. ej. Gybilon Toskani)

Rico en terpenos, fitoesterol y flavonoides. Actividad reguladora de los vasos sanguíneos (vasodilatador arterial, vasoconstrictor venoso, mejoramiento de la microcirculación capilar). Incremento de la actividad celular por mejor utilización de glucosa, oxígeno y ATP. Neuroprotector y antioxidante. Se aumenta la vida media de los oxinitratos intracelulares (factor de relajación endotelial).

Aplicación: celulitis, edemas e insuficiencia venosolinfática, efectos secundarios inflamatorios, varicosis.

Extracto de alcaucil
(Cynomax Toskani, en mezcla de preparados anticelulitis Toskani)

Además de su efecto colerético (aumento de la producción y secreción biliar en hasta 30%), el alcaucil tiene un efecto local como agente movilizador de las grasas. Además, posee propiedades hepatoprotectoras y diuréticas. Por lo demás, la cinarina reduce el colesterol y los triglicéridos en sangre.

Aplicación: celulitis edematosa localizada

Mezcla de preparados vegetales antiadiposa
(Asiacen Toskani, Fuculacca Magnet Aktiv)

Asiacen es una combinación de tres extractos vegetales purificados: *Hedera helix* (hiedra), *Fucus vesiculosus* (sargazo vesiculoso) y Centella asiática (ombligo de Venus). En el tratamiento de la celulitis la centella tiene efectos curativos: es venotónica, antifibrótica y mejora la flexibilidad del tejido conjuntivo. *Fucus* contiene abundantes cantidades de yoduro que estimula la función de la glándula tiroides. En forma local, produce una mayor lipólisis por oxidación de ácidos grasos. El extracto de hiedra es rico en rutino y, por lo tanto, actúa como vasodilatador arterial y vasoconstrictor venoso con un efecto claramente drenante y desintoxicante. Esta combinación, en consecuencia, tiene un efecto vasoactivo, metabólico y regulador de los tejidos.

Fuculacca es un remedio homeopático complejo de:

- 0,11 mL Rhamnus purshianus D3
- 0,11 mL sulfuro D12
- 0,11 mL Kalium carbonicum D8
- 0,11 mL Adonis vernalis D6
- 0,11 mL Graphites D15
- 0,11 mL Phytolacca americana D5
- 0,11 mL Calcium carbonicum Hahnemanni D15
- 0,11 mL Capsicum annuum D8
- 0,11 mL Fucus vesiculosus D6

Se inyecta en forma local o también intramuscular (siempre mezclado con algunas gotas de procaína para incrementar el efecto);

en el uso clínico demuestra una marcada reducción del apetito y, por lo tanto, facilita la pérdida de peso, sin traer efectos colaterales o riesgos aparejados. De acuerdo con la doctrina homeopática los pacientes deberían estar más bien adinámicos y agotados, o bien presentar síntomas de hipotiroidismo. Localmente sirve para reestructurar el tejido adiposo conectivo.

Aplicación: celulitis, almohadillas adiposas, debilidad del tejido conectivo, drenaje venoso por mesoterapia, pérdida de peso

Rutinel Toskani
(extracto de melilotus)

Rutino y cumarina pertenecen al grupo de los flavonoides. Ambas tienen propiedades antioxidantes, antiinflamatorias, antitrombóticas, citoprotectoras y vasoprotectoras. Impiden la oxidación de la vitamina C y bloquean la peroxidación de lípidos. Cumarina además tienen ciertas propiedades anticoagulantes. El efecto comprende tanto los vasos arteriales, como también los venosos y linfáticos.

Aplicación: celulitis vascular, debilidad venosa, edema venoso, piernas pesadas, edema linfático, edema postraumático y posoperatorio. Drenaje venoso por mesoterapia.

Principios activos especiales

Polidocanol
*(**Rp.**) (Etoxiesclerol® 0,25% , 0,5% , 1%, 2% , 4%)*

Se utiliza para un estiramiento intenso y mayor firmeza de la piel por fibrosis. La aplicación extravascular provoca irritación y enrojecimiento de la piel. Las dosificaciones excesivas pueden provocar necrosis de la piel. Presenta buenos resultados en el tratamiento intravascular de dilataciones vasculares venosas. En forma diluida produce buenos resultados para el microesclerosado de diversas estructuras epiteliales.

Aplicación: estrías nuevas, cuperosis, telangiectasias, pequeños hemangiomas de la piel, obliteración de las glándulas sudoríparas.

Toxina botulínica
*(Rp.) (**v.** también Sattler: Atlas ilustrado de toxina botulínica)*

Toxina bacteriana sumamente potente que se convierte en medicamento mediante su elevadísima dilución.

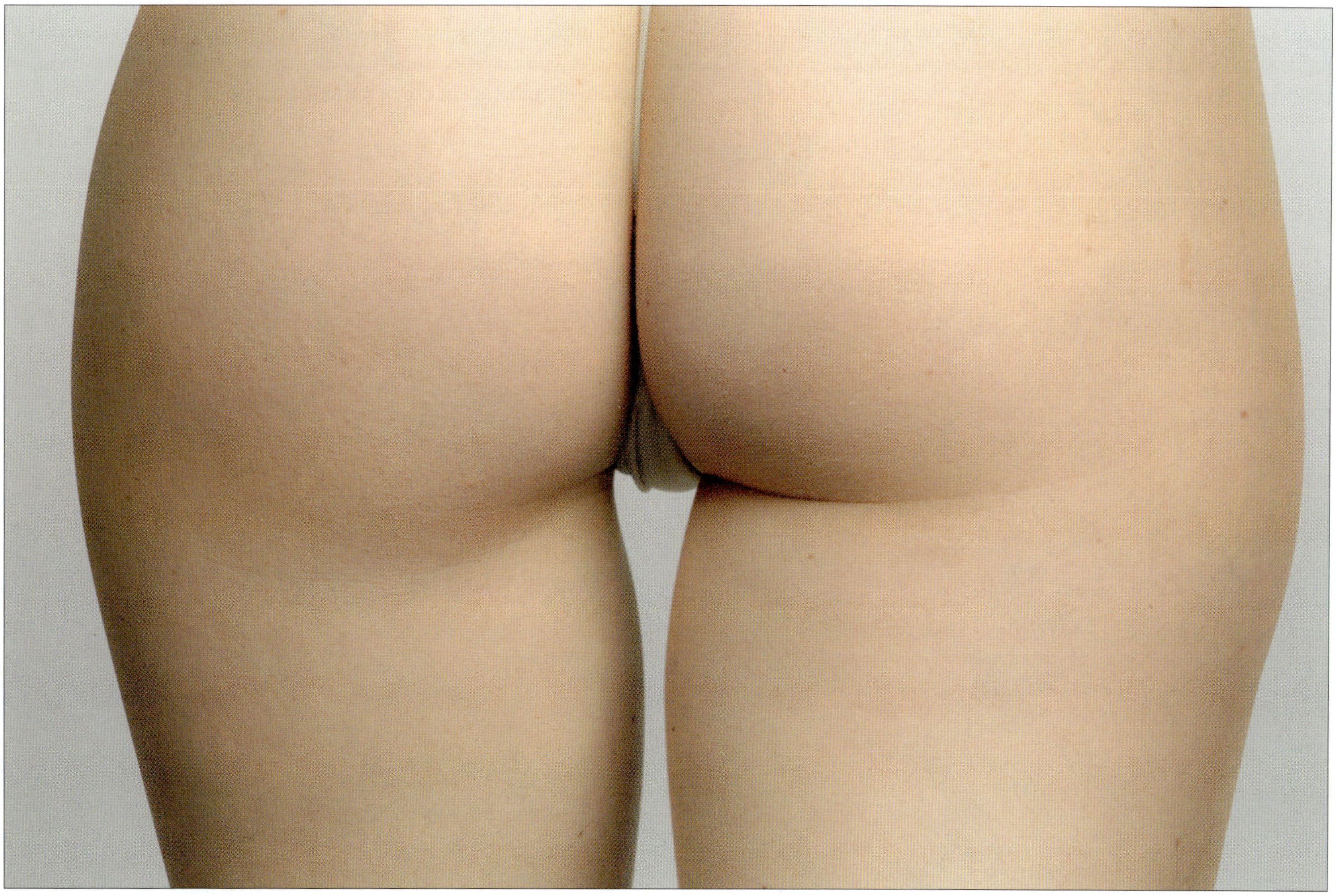

Áreas típicas de almohadillas de grasa en la mujer y de formaciones de celulitis: caderas, región glútea, cara interior, exterior y dorso de los muslos.

Es sumamente sensible en el manejo, pero se puede mezclar con soluciones isotónicas ortomoleculares sin perder efectividad. Complementa el estiramiento cutáneo por mesoterapia regenerador cuando se desea una relajación superficial de la cara (especialmente apertura de áreas de ojos y boca), cuello o escote. Las observaciones más recientes indican que la neurotoxina tiene un efecto que promueve el crecimiento del cabello.

Aplicación: mesobotox, epidérmico e intradérmico, rejuvenecimiento y relajación de la cara, afinamiento de poros gruesos de la piel. *Hyperhydrosis axilae, capitis, palmaris y plantaris.*

Lachs-calcitonina
(Rp.), calcitonina de salmón (Rp.) 50 o 100 IE (conservar en heladera)

Oligopéptido. Autorizado como remedio de segunda selección contra la osteoporosis, este principio activo de tipo hormonal se emplea desde hace muchos años en la mesoterapia tradicional. La calcitonina tiene efecto local para dolores crónicos de todo tipo y además está muy difundida en Francia para el tratamiento estético de celulitis, almohadillas de grasa y para luminosidad cutánea por mesoterapia. Su efectividad se explica por la regulación del metabolismo del calcio, propiedades de inhibición de inflamaciones, vasodilatadoras y analgésicas. Se lo considera un producto de reparación y regeneración de uso universal y local. En la medicina antiedad presenta buenos resultados, entre otras, para alteraciones de la visión en la vejez, sordera, retracción de gingivales y dientes flojos. Solo aparecen efectos colaterales en "respondedores" y dosificaciones mayores.

Colagenasa
(Estados Unidos, Mesomedica)

Disolución de estructuras fibroescleróticas en el tejido conjuntivo.

Aplicación: nódulos de acné, cicatrices viejas, celulitis nudosa, cervigón, lipomas encapsulados.

Dihidroergotamina
(F)

Vasoconstricción suave por estimulación de α-receptores. Aumento del tono venoso. Microesclerosado, Mesodrain.

Aplicación: insuficiencia venolinfática, celulitis, migraña.

Dutasterida
(Estados Unidos)

Inhibidor de 5α-reductasa que influye en el metabolismo de la testosterona como la finasterida. Cuando existen antecedentes hereditarios, los folículos pilosos reaccionan al DHT reduciendo la fase anágena (fase de crecimiento). Finasterida y dutasterida también inhiben localmente la transformación de testosterona en DHT. Los folículos pilosos reaccionan con una prolongación de la fase anágena y un mejor crecimiento capilar. Combinación con una mezcla de preparados regeneradora para mejorar la situación trófica y la microcirculación.

Aplicación: alopecia androgénica en el hombre y la mujer (no durante el embarazo y exclusivamente en forma local).

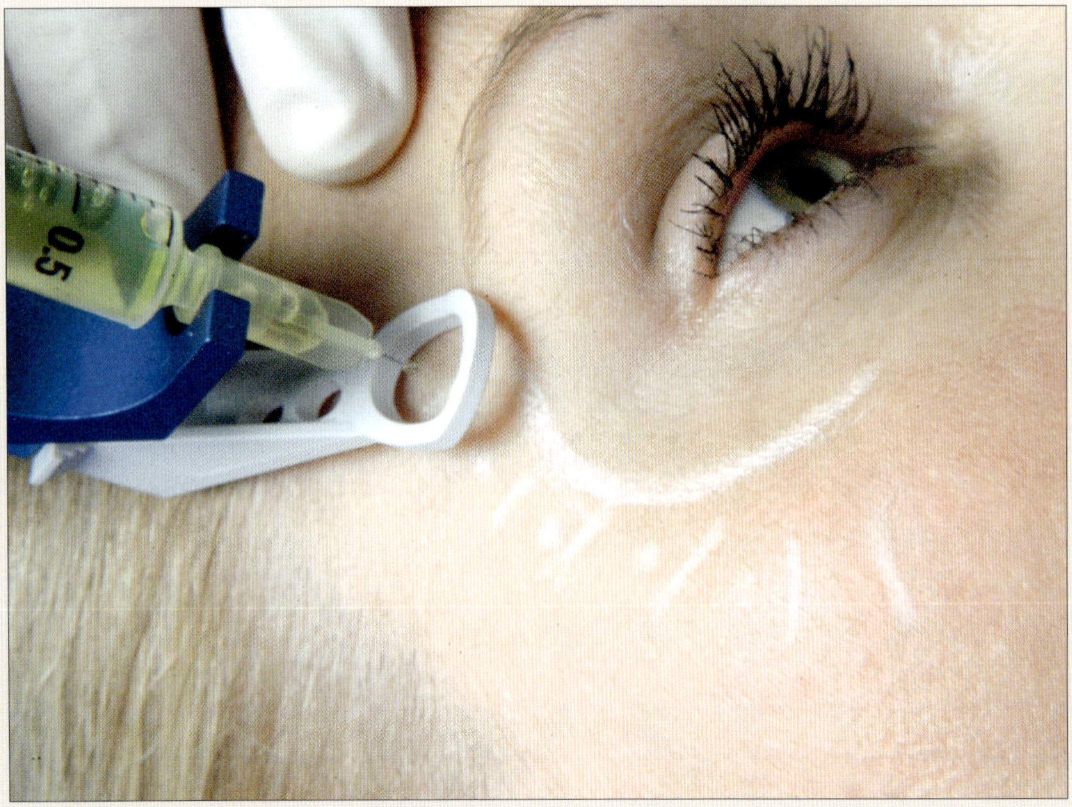

Mesobotox permite la relajación muscular, regeneración e hidratación de la piel, con aplicaciones simultáneas y bien dosificadas en las arrugas radiales en torno a ojos y boca.

Homeocomplejo Wiedemann® BH
(tejido conjuntivo - piel)

Remedio homeopático complejo de:

- 0,5 mL ácido fluorhídrico D8
- 0,5 mL Hamamelis virginiana D4
- 0,5 mL Graphites D12
- 0,5 mL Kreosotum D10

Se agrega a las mezclas toda vez que hay endurecimientos tisulares, mala tolerancia de la piel, alteraciones de la cicatrización o fuerte tendencia a formar hematomas.

Aplicación: celulitis fibrosa, cicatrices, estrías, piel dañada.

Mezclas de preparados en mesoterapia estética

Son muy habituales para el rejuvenecimiento de la piel algunas de las siguientes mezclas de preparados para estiramiento cutáneo por mesoterapia de origen europeo y uso comercial:

- NCTF 135® (CE) con más o menos AH (ampollas de 3 mL)
- Reparestim®AH (CE)
- Revitacare®(CE)
- Mesoline® refresh y tight, c/u en ampollas de 5 mL.

Todos los cocktails se pueden utilizar puros; en caso de sensibilidad local (p. ej. Meso-Hair) agregar LA: p. ej. 0,5 mL Proc. 1% + 1,5 mL cocktail para cabello. El activador de células madre se mezcla 1:1 (solo para piel y cabello).

Reglas de mezclado en mesoterapia

Como soluciones vectoras se utilizan anestésicos locales (por lo general, procaína o lidocaína), solución fisiológica de cloruro de sodio o monometiltrislanol-salicilato (Conjonctyl®, Silicor). Incluye alopáticos con autorización para vía intramuscular o intravenosa. La aplicación se debe diluir mucho (por lo general en un factor de 10). Primero se aspiran los vectores y coadyuvantes en la jeringa, luego se agregan los productos alopáticos o viscosos (p. ej. ácido hialurónico sin reticular). A continuación se homogeniza la mezcla agitando brevemente y se quita el aire. Se debe prestar atención a que no queden alopáticos sin diluir en el cono de la jeringa. Recién entonces se coloca la aguja adecuada a cada caso. A diferencia de un tratamiento sistémico, para una aplicación local solo se necesitan fracciones de la dosificación habitual. No se produce el efecto de primer paso (*first-pass*) de las aplicaciones sistémicas, de modo que los principios activos llegan íntegramente a la estructura de destino. Esto le exige a la persona tratante una adecuación al rango de las microdosis y abandonar la mentalidad "mucho-ayuda-mucho". Los coadyuvantes (especialmente los productos de mesoterapia, productos ortomoleculares o homeopáticos) se pueden mezclar sin diluir o utilizar puros. Se deben mezclar como máximo tres medicamentos alopáticos en una misma mezcla de preparados. Se debe prestar atención a que se empleen exclusivamente sustancias hidrosolubles, a que se asegure la equivalencia del pH y a que solo se apliquen soluciones inyectables claras e isotónicas. Solo bajo estas condiciones se asegura la compatibilidad con la piel. En los casos óptimos, las mezclas actúan sinérgicamente y potencian recíprocamente su efecto.

Mezclas de preprarados Toskani

Piel y cabellos	
Mezcla de preparados antiedad	Composición: DMAE-bitartrato 3% + carnitina 3% + piruvato 2% + AH 0,5% + Na-hidróxido 0,88% + Argireline® 0,05%
Mezcla de preparados antiedad + estiramiento cutáneo por mesoterapia	Composición: Na-DNA 3% + AH 2% + polivitamina BCAE + silicea orgánico 0,5% + DMAE-bitartrato 0,5%
Mezcla de preparados estiramiento de piel	Composición: elastina 5% + DMAE-bitartrato 3% + Na-ascorbato 2%
Mezcla de preparados antiestrías	Composición: silicea orgánico 2,5% + dexpantenol 2,5% + centella asiática 2,5% + elastina 2,5% + colágeno 2,5% + mimosa tenuiflora 1%
Mezcla de preparados cabello	Composición: dexpantenol 10% + piridoxina 2% + tiamina 1% + biotina 0,05% + Fe-gluconato 0,05%
Mezcla de preparados para celulitis y almohadillas de grasa	
Mezcla de preparados anticelulitis	Composición: cofeína 5% + Cynara scolymus 3%+ Equisetum arvense 1% + PPC/DC 1%
Mezcla de preparados anticelulitis spot	Composición: Hamamelis 2% + Ruscus 2% + PPC/DC 2%
Activador natural de células madre	**(No animal) para la piel: entre otros con Q 10 y ácido ferúlico**

Todas las mezclas de preparados se pueden utilizar puras, en caso de sensibilidad local (p. ej. crecimiento capilar por mesoterapia) agregar LA: p. ej. 0,5 mL Proc. 1% + 1,5 mL de mezcla de preparados para cabello. El activador de células madre se mezcla 1:1 (solo para piel y cabello).

En mesoterapia no se utiliza cortisona salvo para unas pocas excepciones (tratamiento de queloides, alopecia areata, complicaciones inflamatorias). La cortisona puede provocar necrosis en la piel. Para las indicaciones excepcionales ha dado buenos resultados el palmitato de dexametasona como emulsión de microesferas (Lipotalon®), pero se debe prestar atención a la compatibilidad. p. ej., no se lo puede mezclar con lidocaína.

Preparación individual o mezclas de preparados

Si hasta ahora era habitual en mesoterapia que cada uno preparara individualmente sus mezclas para cada paciente, ahora se encuentran cada vez más en el mercado los productos elaborados para aplicaciones estéticas en fórmulas ya hechas. Están confeccionados para cada indicación y son amigables para el usuario. Si la mesoterapia clásica aún presupone algunos conocimientos farmacológicos especiales y cierto empeño en la elaboración individual de mezclas de preparados, los productos ya elaborados presentes en el mercado resultan más cómodos, pero por lo general también algo más onerosos. El modo de proceder por el cual se opte dependerá de la frecuencia de los tratamientos mesoterapéuticos en el consultorio y de los conocimientos o bien de la experiencia de su titular. En todos los productos se debe poder confiar en la esterilidad y en condiciones de producción inobjetables, vale decir, que solo se adquieren en fuentes confiables. Tanto el terapeuta como el fabricante son civilmente responsables.

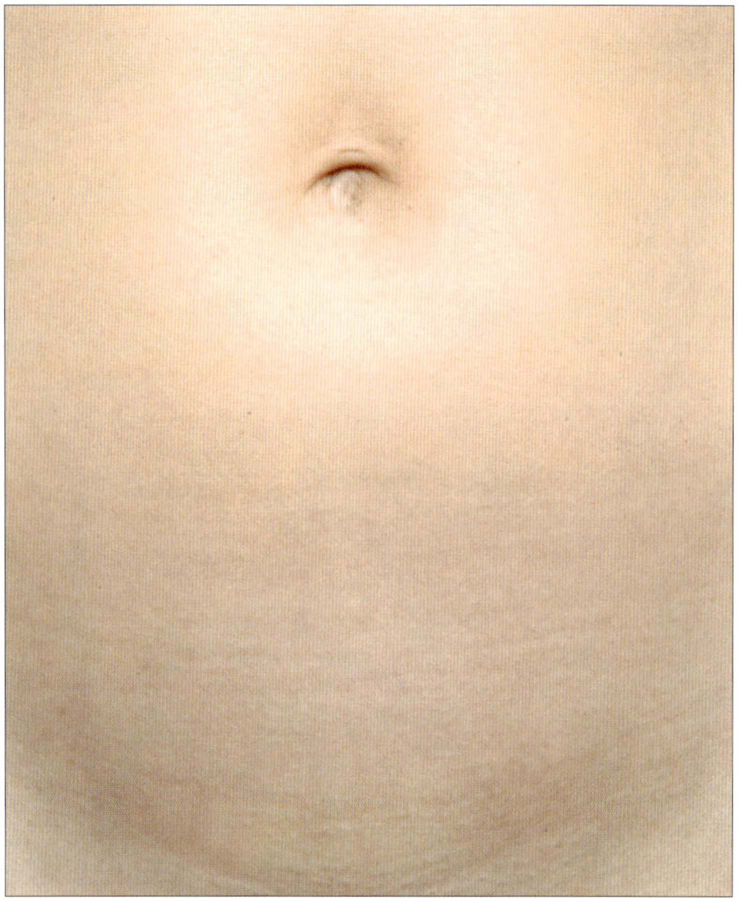

Durante el embarazo, las intervenciones estéticas son tabú, ante todo en la zona del abdomen.

Contraindicaciones

Contraindicaciones absolutas

Por consideraciones básicas de seguridad no se aplican tratamientos estéticos a mujeres embarazadas, y mucho menos en el abdomen. Otras contraindicaciones son: incompatibilidad conocida o alergia a un principio activo utilizado, tendencia a cicatrices hipertróficas o alteraciones de la pigmentación, procesos autoinmunes en fuerte actividad, alteraciones cardiovasculares o del metabolismo graves, infecciones virales o bacterianas agudas, dermatosis inflamatorias agudas, epilepsia.

Contraindicaciones relativas

Edad inferior a 16 años, madres en período de lactancia, miedo a las inyecciones, estrés por virus herpes simple (HSV1) (se recomienda tratamiento preventivo con un virostático [aciclovir o valaciclovir]), anomalías de la coagulación o anticoagulación (solo para técnicas de inyección profunda), destrucción existente o sospechada de estructuras anatómicas, p. ej. de las raíces pilosas.

Síndrome de dismorfofobia (alteraciones propioceptivas)

Se da aproximadamente en el 15% de las consultas en el ámbito de la estética.

Se caracteriza por ideas o percepciones desproporcionadas o no realistas del paciente sobre su persona. Se trata de un cuadro psiquiátrico que los afectados rechazan regularmente. Requiere mucha experiencia y sentido común por parte del terapeuta. Es difícil o casi imposible satisfacer a estos pacientes, quienes muchas veces exigen innumerables sesiones y procedimientos, pero los intentos de tratamiento suelen ser frustrantes.

4 Documentación y organización

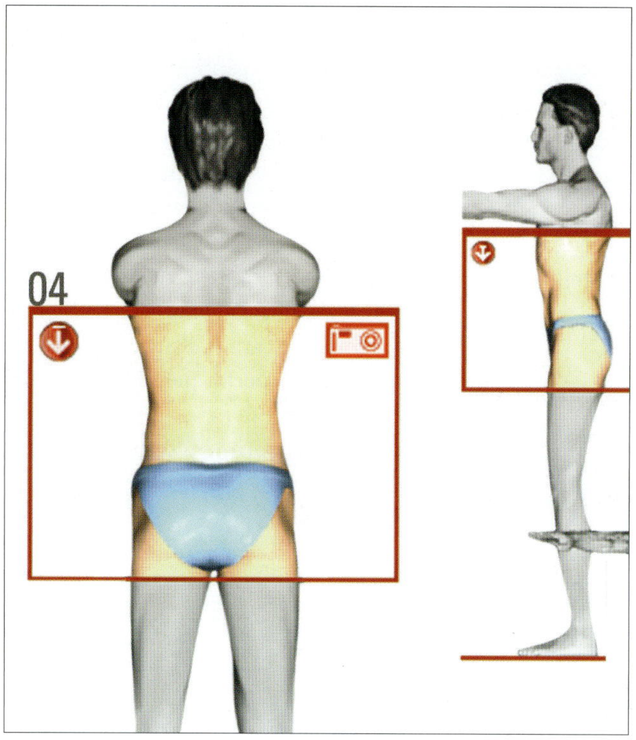

Los modelos de posicionamiento muestran los encuadres correctos, el posicionamiento correspondiente y el ángulo adecuado para cada tipo de tratamiento.

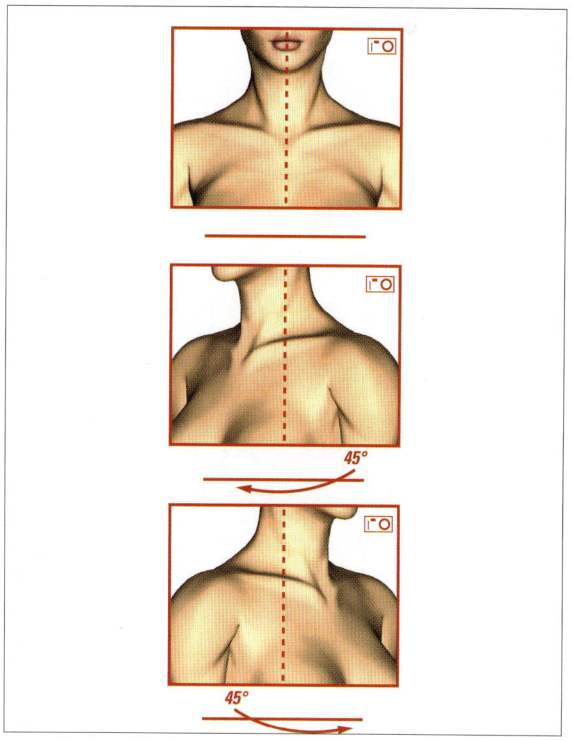

Modelos de posicionamiento para fotografías de cuello y escote.

4 Documentación y organización

La documentación comprende el registro de todos los datos relevantes del paciente, como la edad, anamnesis de enfermedades secundarias de relevancia, anamnesis medicamentosa y tratamientos estéticos previos. Además se registran todas las acciones tomadas en la historia del paciente. La documentación fotográfica resulta adecuada como documentación inicial, del transcurso y final. Con anterioridad a un tratamiento se debe mantener una conversación explicativa de la cual se deja constancia mediante una declaración de conformidad escrita, firmada por el paciente (*v.* Anexo, p. 116).

El resultado de los crecientes tratamientos no invasivos solo se puede reflejar de modo convincente mediante imágenes expresivas. Es por eso que las fotografías profesionales y estandarizadas sobre la evolución desempeñan un papel fundamental en la estética médica. La documentación fotográfica de un tratamiento no solo constituye un importante medio de comunicación para el asesoramiento, sino que también incrementa la lealtad de paciente en el caso de tratamientos más prolongados. Las fotografías profesionales sobre la evolución forman parte de la gestión de calidad de un consultorio y también sirven como reaseguro en caso de litigio.

Documentación fotográfica

La fotografía desempeña un papel importante en la dermatología y estética como método objetivo y sencillo. Este capítulo brinda una reseña sobre el modo de introducir la documentación en la práctica y de optimizar la calidad de la documentación fotográfica.

Requisitos generales para la fotografía médica

La fotografía digital ya ha desplazado tiempo atrás a la fotografía analógica. Las imágenes antes-después utilizadas en muchas publicaciones no resultan adecuadas para una documentación comprobable; muchas veces no son expresivas, ni comparables. Un sistema profesional de imágenes debería cumplir con los siguientes requisitos:

- Estandarización de la primera toma y de las sucesivas.
- Manejo sencillo/posibilidad de delegar el proceso de fotografiado.
- Archivo por paciente.
- Evaluación para los pacientes en general.
- Análisis de las imágenes.
- Redacción de informes.
- Utilidad para publicaciones.
- Rentabilidad.

Requisitos para imágenes estandarizadas sobre la evolución del paciente

Para obtener imágenes estandarizadas sobre la evolución se deben observar los siguientes puntos.

Ambiente adecuado

Resulta recomendable planificar un ambiente por separado o al menos una zona separada para la fotografía, sin incidencia directa de la luz solar. Se deberá utilizar un fondo estándar, monocromático, p. ej. azul.

Fondo

En principio el fondo debe estar libre de objetos molestos o que desvíen la atención del motivo, como libros, plantas o personas. Además, para la documentación prevista la paciente no se debería ubicar sencillamente en el centro del ambiente ya que de este modo el fondo de la imagen deja de ser controlable y ya no se podrá reproducir en fotos ulteriores. Lo óptimo es instalar un lugar fijo para la documentación dentro del consultorio, con un fondo homogéneo, neutral, p. ej. una puerta, una pared o un tabique. Sobre el fondo neutral de una camilla se pueden reproducir muy bien la cabeza, las manos, brazos, piernas y pies, sin que se vean objetos molestos en el fondo.

El fondo ideal es monocromático, en colores homogéneos y opacos. Se deben evitar las tonalidades excesivamente brillantes u oscuras.

Consejos prácticos

Como fondo para los motivos resultan adecuadas las superficies homogéneas con tonalidades monocromáticas, como gris, crema o mejor aún azul.

Ajustes estandarizados de la cámara

Resulta casi imposible lograr fotografías comparables con ajustes manuales de la cámara. Por ello es una muy buena alternativa controlar los ajustes de la cámara mediante un software adecuado, tanto en la primera toma, como en las sucesivas. Un software fácil de operar y eficiente en la práctica es la solución *mediscope* de la compañía FotoFinder®. Con este fin la cámara y la computadora están comunicadas mediante un cable a través de "CamControl". El usuario selecciona el tipo de toma deseado de un listado de perfiles de fotografía, p. ej. fotografía de cara. Entonces aparecen los parámetros de cámara óptimos para este perfil que se hallan archivados en el software. En las fotografías sucesivas se utilizarán automáticamente los mismos ajustes que para la primera toma. Pero también es posible completar los perfiles en forma individual.

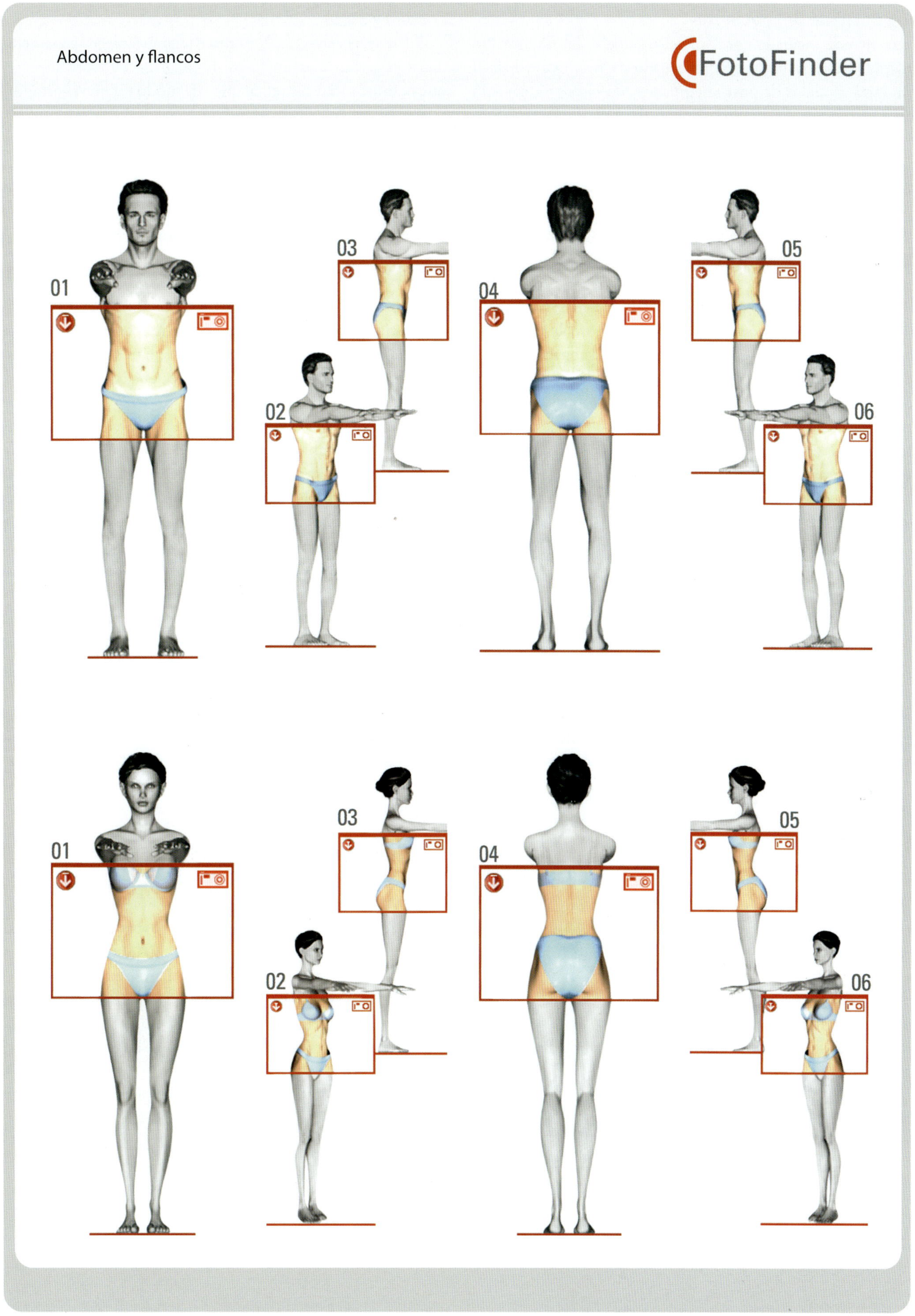

Los modelos de posicionamiento –aquí en el ejemplo de "Abdomen y caderas"– con FotoFinder® Guided Photography muestran los encuadres adecuados a cada tipo de tratamiento, el posicionamiento correspondiente y el ángulo correcto.

Posición adecuada del paciente

¿De qué sirve la mejor fotografía si el resultado del tratamiento resulta invisible debido a enfoques inadecuados? Un software de fácil manejo muestra modelos de posicionamiento adecuados a cada tipo de tratamiento, como p. ej. los enfoques correctos, el posicionamiento correspondiente y el ángulo de toma correcto. El software va guiando al usuario a lo largo de todo el proceso de fotografiado. En cuanto se ha guardado una toma, el programa muestra la próxima posición. Por lo tanto, el programa sencillo de usar resulta adecuado para que el terapeuta no solo reciba un apoyo, sino para quitarle tareas puesto que el programa de fotografiado se puede delegar con facilidad.

Posición del paciente y encuadre en tomas sucesivas

Para que una documentación fotográfica sea comparable para el tratamiento y el paciente, resulta decisivo que se garantice una misma posición en las tomas sucesivas. Un software adecuado facilita este requisito ya que muestra los contornos de la última toma en forma transparente detrás de la imagen en vivo. De este modo se puede posicionar al paciente con una precisión de milímetros y siempre se logran enfoques uniformes. Para lograr ángulos y distancias reproducibles se cuenta con trípodes especiales con auxiliares de posicionamiento. Los resultados precisos de la fotografía respaldan la seguridad en el concepto del tratamiento y consolidan la confianza del paciente en el trabajo del terapeuta.

Fotografía de la cara

Un trípode para retratos con apoyo para el mentón permite lograr una documentación reproducible de las intervenciones en la estética facial con posicionamiento exacto y coincidencia absoluta. El trípode se puede bascular en 180º de modo que los pacientes se pueden fotografiar desde 9 ángulos, ya sea frontal, en medio perfil o perfil total. Para lograr una iluminación óptima sin brillo ni sombras el flash se canaliza hacia dos reflectores. Para las tomas del mentón y el cuello se puede retirar el apoyo para el mentón (*v.* FotoFinder®).

Fotografía de cuerpo entero

Con el trípode de altura variable para fotografías de cuerpo entero se pueden documentar los tratamientos del cuerpo entero (*body-contouring*, etc.) desde la cabeza hasta los pies variando la altura de la cámara a intervalos de 5 cm. Un sistema de posicionamiento láser estandariza las poses del paciente mediante una línea roja del láser en tanto se conserva la distancia hacia la cámara.

Tomas especiales de determinados estados de la piel

Ciertos estados de la piel se documentan mejor utilizando objetivos o filtros especiales.

Eritema y venas

El acné, las alergias, cuperosis, telangiectasias, venas, etc., se pueden fotografiar con un filtro de polarización con filtros cruzados, que elimina todas las reflexiones de modo tal que el estado de la piel se reproduce en colores fieles.

Arrugas

Para la documentación de las arrugas resulta apta la polarización paralela. Con una iluminación lateral extrema se visualizan perfectamente aún las arrugas más pequeñas.

Iluminación

Toda fuente de luz tiene diferentes temperaturas de color y actúa distinto sobre la reproducción de los colores. Las fuentes de luz artificiales presentan problemas particulares porque las mezclas de distintas fuentes de luz no permiten buenas documentaciones de un proceso debido a las divergencias de colores.

En la práctica se suelen presentar situaciones de luz mixta (luz natural, varios tubos fluorescentes u otras fuentes de luz artificial). Esto dificulta la reproducibilidad del resultado en lo relativo a los colores o se vincula a mucho trabajo de edición con una pérdida simultánea de la calidad. Las situaciones de luz mixta se evitan utilizando una fuente de luz artificial intensa para las tomas.

De este modo se pueden lograr resultados reproducibles independientemente de la luz natural y en la mayoría de los casos también con independencia de la luz existente en el entorno.

La iluminación con un flash ofrece algunas ventajas si se observan las correspondientes reglas fundamentales. Se diferencian dos variantes: el destello directo y el indirecto. En el caso del destello directo, se orienta el reflector basculante hacia el objeto que será fotografiado y, en el indirecto, el reflector se dirige hacia una superficie grande y blanca, p. ej. el cielorraso o la pared; en este último caso, la reflexión del destello aclara indirectamente el motivo.

Archivo, evaluación y publicación

Archivo

Lo ideal es incorporar las imágenes directamente en la historia clínica digital del paciente, guardarlas y dotarlas de las informaciones pertinentes (tratamiento, etc.). Al archivar se deberá diferenciar entre las primeras tomas, las tomas siguientes y las imágenes editadas y se deberán clasificar las fotos de acuerdo al tratamiento (p. ej. todas las imágenes de botox), cita (todas las imágenes de una fecha) o cronológicamente.

La distancia correcta hacia la zona que se va a fotografiar

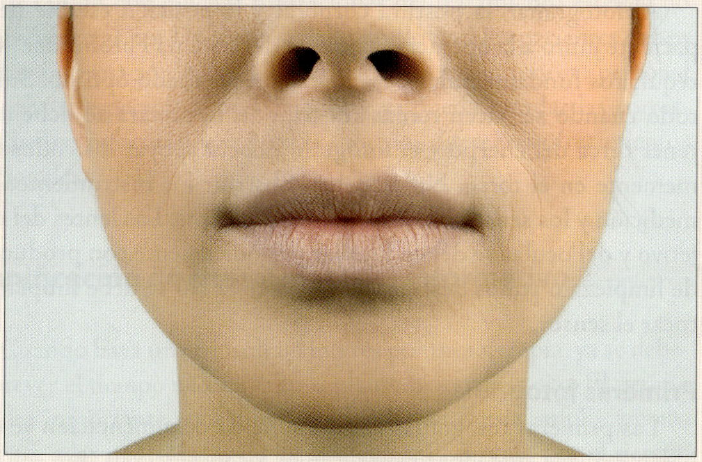

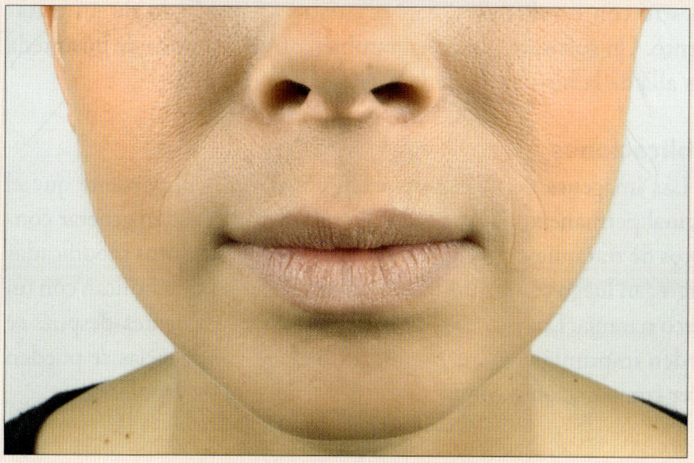

El área fotografiada se desdibujó por excesiva proximidad.

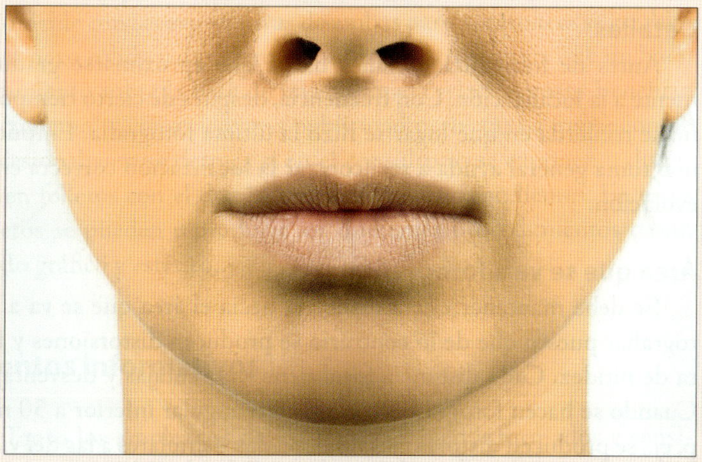

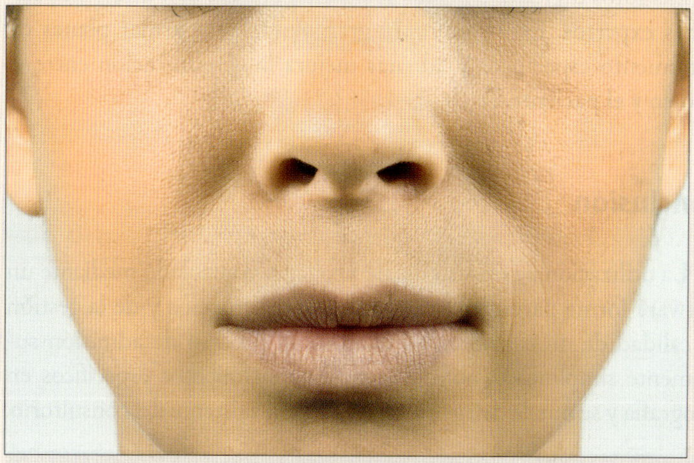

Mejor: toma a distancia con acercamiento por zoom (100 mm de foco).

Plano de toma correcto

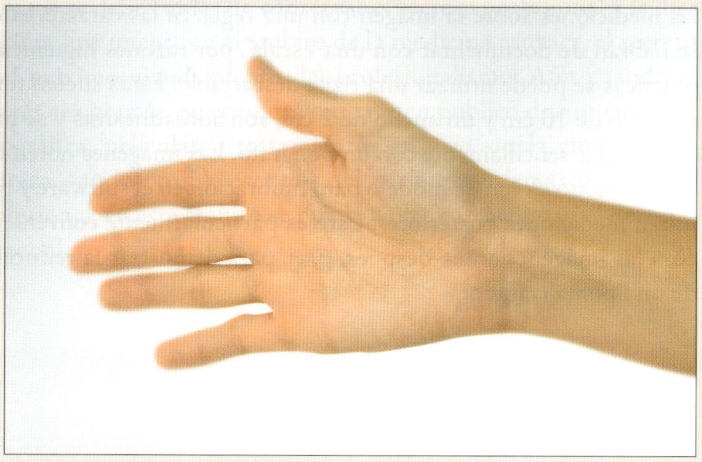

La cámara "volcada" provoca áreas poco nítidas.

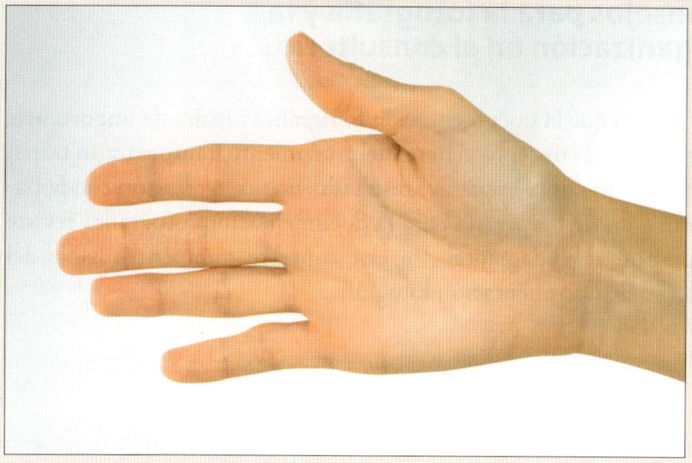

La cámara paralela al plano de toma brinda imágenes nítidas.

Fotografías en detalle

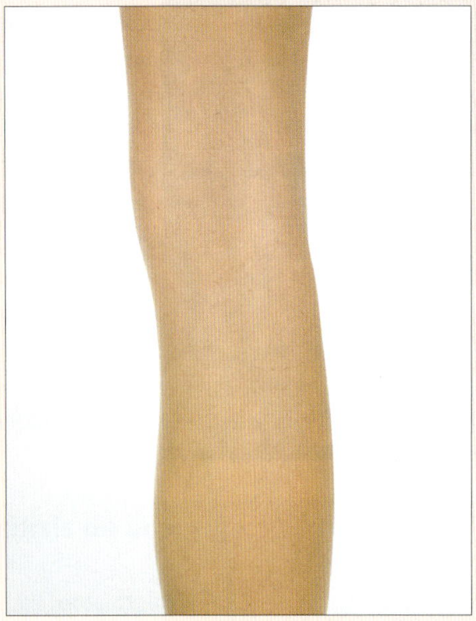

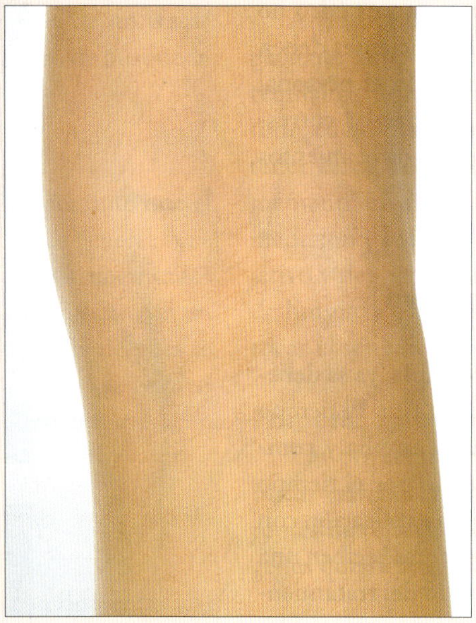

Hacer primero una toma general y aproximarse luego con el zoom en varios pasos.

Documentación de la evolución: orientación basada en la foto de referencia

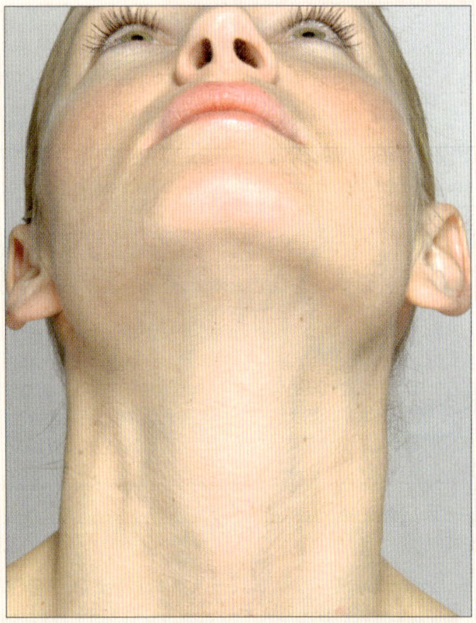

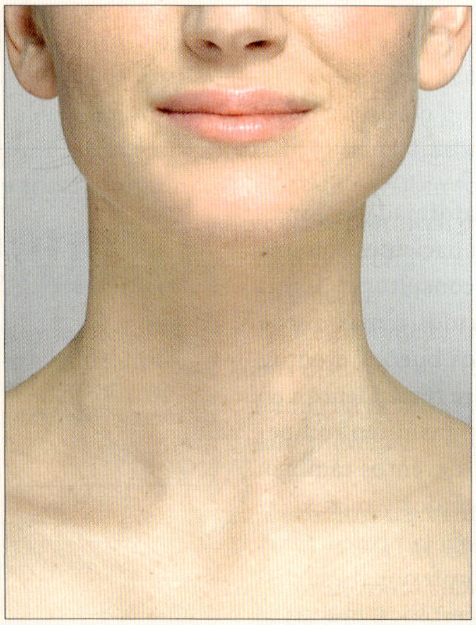

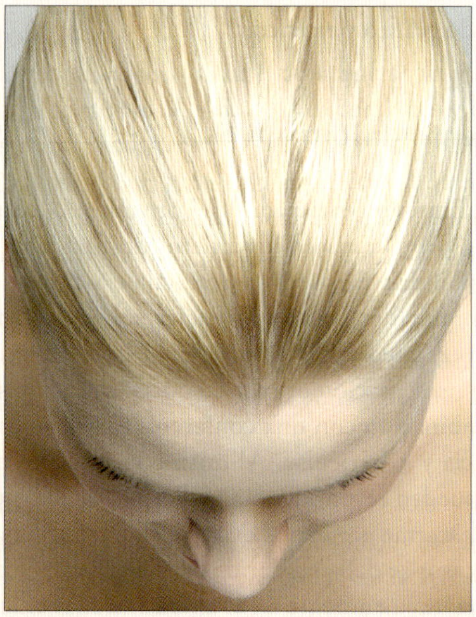

Antes de fotografiar, es recomendable confeccionar una lista de fotos donde se determinen con la mayor exactitud posible los encuadres y detalles que se van a fotografiar. Aquí se pueden indicar posteriormente las áreas en las que se realizará el tratamiento.

Consejo

Se deben documentar todos los pasos, desde la conversación explicativa, pasando por la declaración de consentimiento, hasta el resultado y el tratamiento. Con este fin son recomendables los formularios especiales de documentación que se pueden conservar en la historia del paciente. La sola entrega de un pliego explicativo no sustituye la aclaración verbal por parte del médico. Quien quiera utilizar las fotos de los pacientes en conferencias o publicaciones, necesitará su autorización escrita.

5 Efectos secundarios

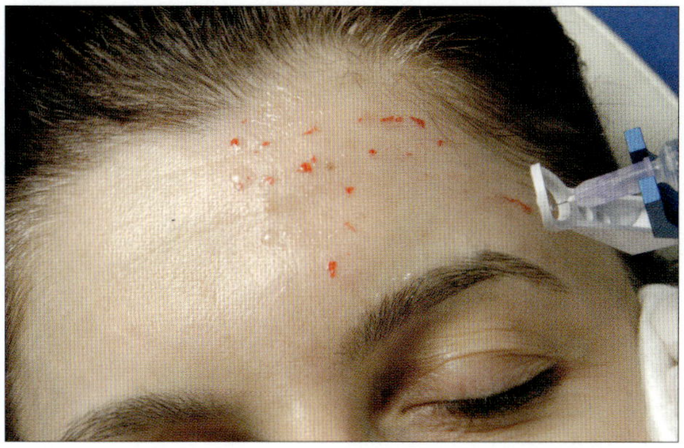

En el estiramiento cutáneo por mesoterapia con técnica epidérmica puede aparecer como máximo una pequeñísima gota de sangre.

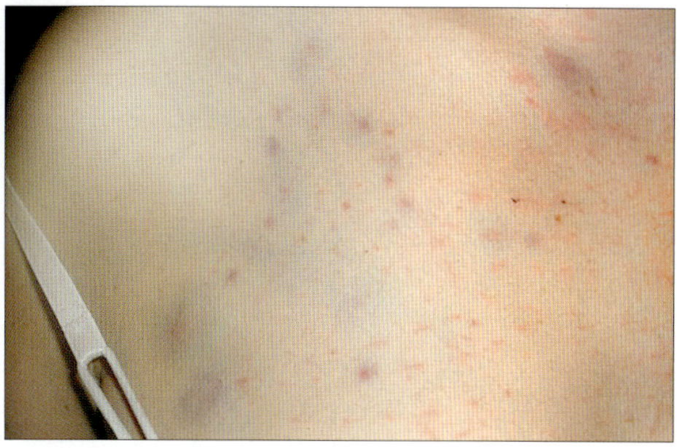

Una técnica inadecuada de aplicación de la inyección provoca rasguños, hematomas y un paciente insatisfecho.

5 Efectos secundarios

Los efectos secundarios pueden ser provocados por los principios activos utilizados o por la técnica de inyección. En el caso de los remedios alopáticos se debe observar el prospecto adjunto y en los productos elaborados la indicación de la compañía. En general, en las aplicaciones locales de baja dosis no cabe esperar efectos sistémicos, sobre todo en la aplicación epidérmica. Cuanto mayor sea la cantidad de principio activo, cuanto mayor su potencia y cuanto más profunda la inyección, tanto mayor será la probabilidad de que aparezcan efectos secundarios locales y sistémicos. Independientemente de esto, en toda práctica pueden presentarse alergias y se deben tomar los recaudos correspondientes. Pero un eritema típicamente reactivo (dermografismo) o un eritema inducido farmacológicamente, p. ej. por buflomedil o PPC, deberían reconocerse y no confundirse con una reacción alérgica. Lo mismo rige para tejidos sensibles, como la zona de los labios o de los ojos, que reaccionan con hinchazón considerable, tan solo por el estímulo físico.

La inocuidad de la mesoterapia ya fue demostrada hace muchos años en los estudios franceses ENA-TOME I y II. Las reacciones sistémicas vegetativas son posibles, pero raras. Hasta ahora en la bibliografía también se mencionan muy pocos efectos secundarios, la mayoría de los cuales se debieron a procedimientos erróneos o no higiénicos.

Efectos secundarios locales

Los efectos secundarios localizados de la mesoterapia aparecen en forma reversible, de corta duración y, ante todo, en el primer tratamiento: leve dolor, hemorragias, pequeños hematomas, eritemas leves, hinchamientos, descamado de la piel, rasguños discretos, dermografismo. Estas "primeras reacciones" son fenómenos conocidos de la medicina natural y se deberían explicar al paciente del siguiente modo: se trata de un proceso profundo de limpieza y reparación de la piel y del tejido conjuntivo.

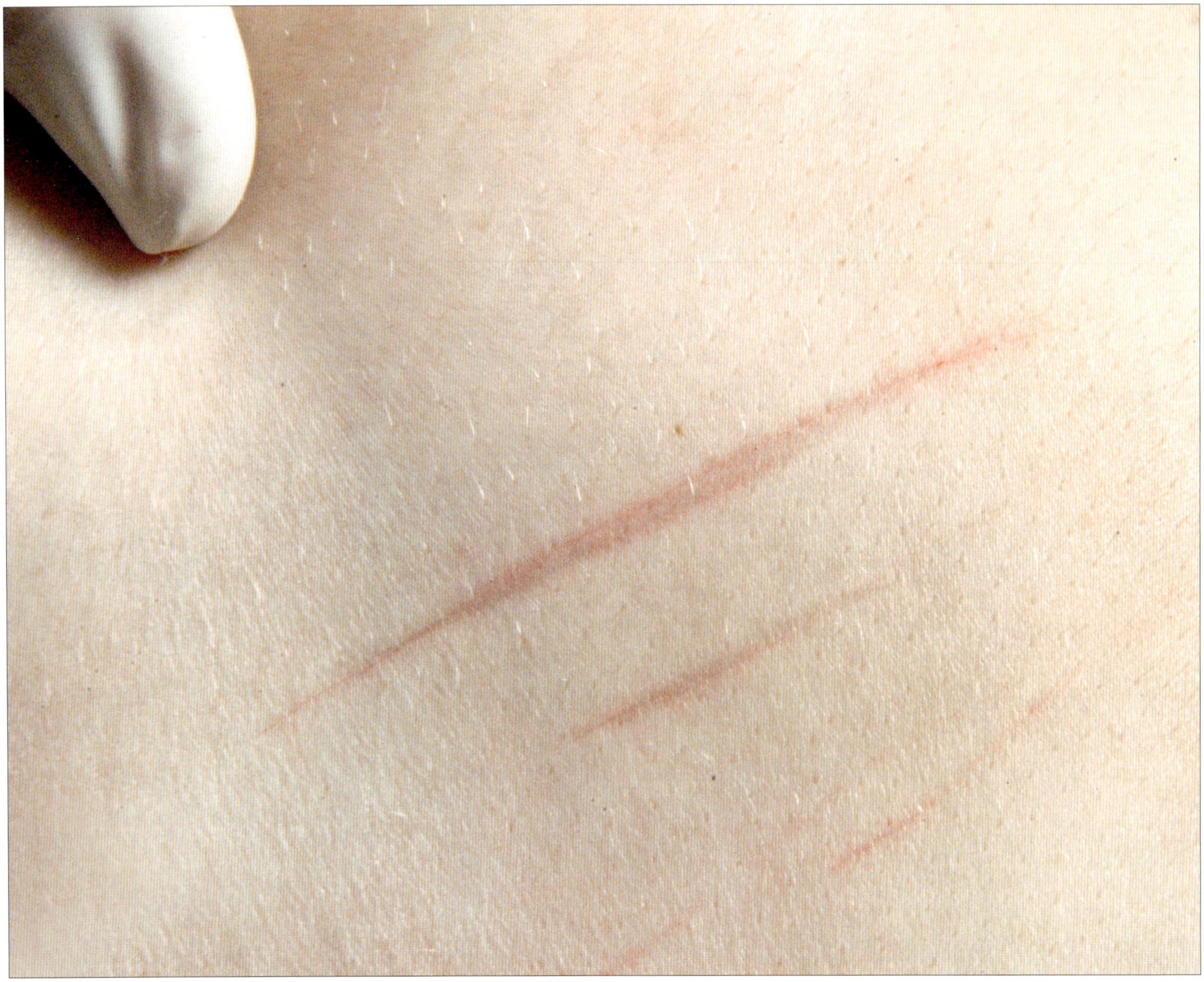

Dermografismo rojo de corta duración después de líneas epidérmicas sucesivas con agregado de Buflomedil. La vasodilatación capilar empalidece a los pocos minutos.

Solo sobre esta base se puede desarrollar el rejuvenecimiento y embellecimiento deseados a largo plazo. Las eventuales reacciones de la piel se pueden ocultar poco después del tratamiento con un corrector de color adecuado, polvo o maquillaje. En caso de necesidad también se puede remediar con un camuflaje.

Efectos secundarios poco frecuentes

Aún observando cuidadosamente todos los recaudos, en algunos casos raros se pueden dar reacciones alérgicas. Cuando se conozca la predisposición se podrá administrar previamente un antihistamínico a modo de protección. Algunos mesoterapeutas también agregan algunas gotas de Tavegil® a la mezcla. La activación de infecciones latentes a herpes se puede evitar con la medicación adecuada. Las alteraciones de la pigmentación suelen aparecer después de una exposición no permitida a la radiación solar. En casos extremadamente raros se dan necrosis (asépticas), granulomas, queloides e infecciones.

Efectos secundarios específicos de la lipólisis

Debido al principio activo PPC+DC empleado, en la lipólisis se dan regularmente las irritaciones locales: inmediatamente después de las inyecciones se produce un eritema, edema de los tejidos y prurito. Esta reacción inmediata dura aproximadamente 3 días. Los dolores debidos a la reacción inflamatoria local y eventuales hematomas se pueden sentir durante un máximo de 2 semanas. Esto se contrarresta con enfriamiento, procedimientos especiales de vendaje funcional (*taping*) o tomando una tableta de ibuprofeno la noche del tratamiento. En casos raros, se produce sensibilidad al tacto de mayor duración, formación de nudos o huellas, diarreas o hemorragias intermedias en las mujeres. Después de dosificaciones altas se deben prever reacciones circulatorias, que pueden llegar hasta el colapso. En forma preventiva se debe indicar entonces a los pacientes que ingieran líquidos en abundancia.

Por lo general, los efectos secundarios son inocuos y totalmente reversibles.

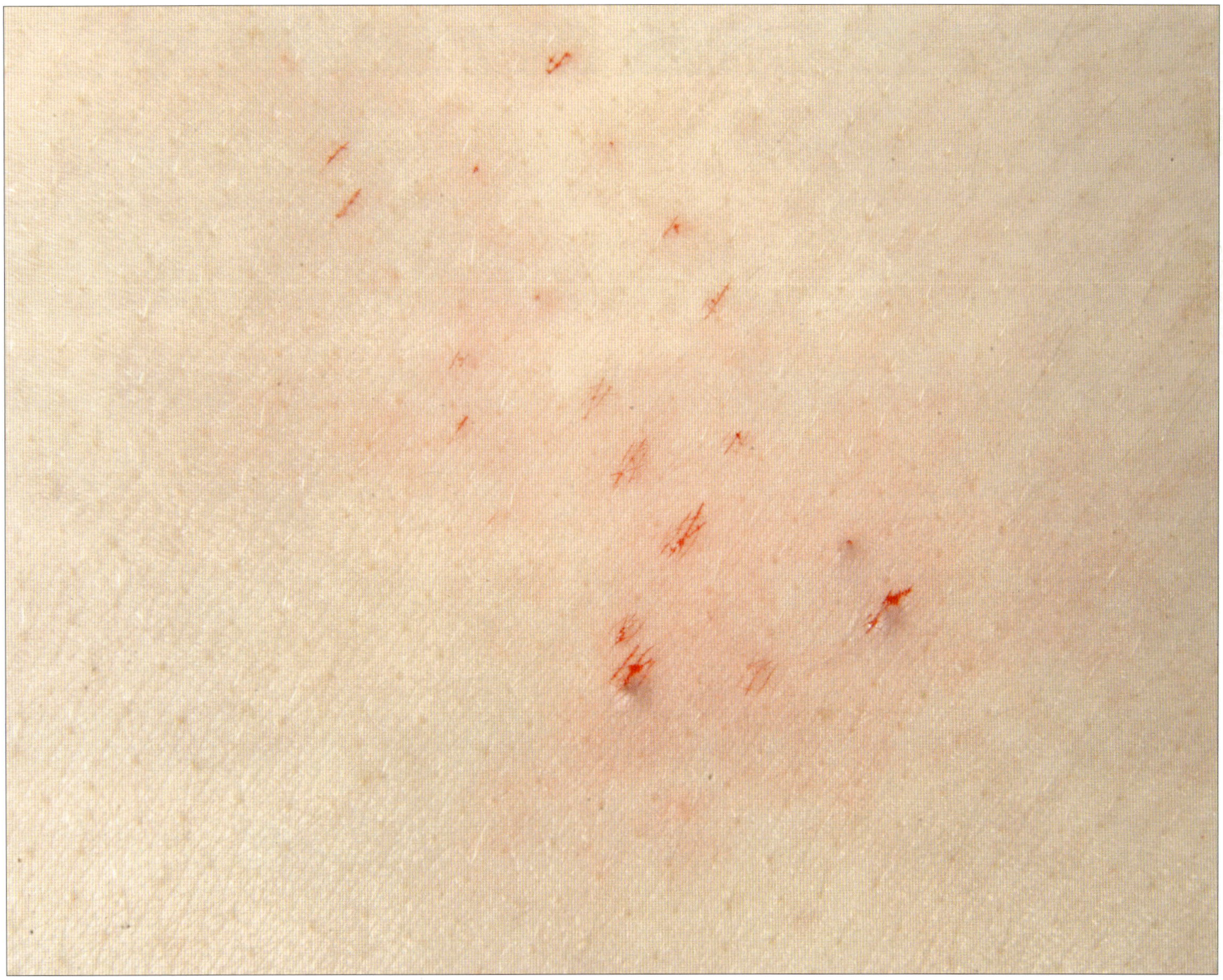

En las inyecciones intradérmicas o subcutáneas suele aparecer algo de sangre de las microheridas frescas. Cuanto más profunda la inyección, tanto mayor el peligro de formación de hematomas. Una hemorragia se contrarresta con compresión inmediata.

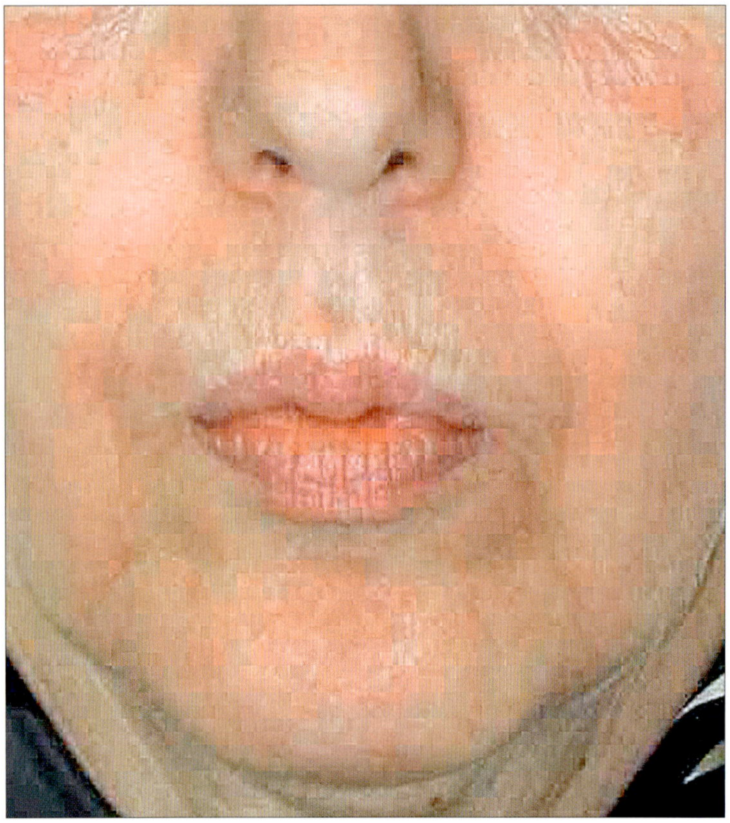

Alergia después de estiramiento cutáneo por mesoterapia.

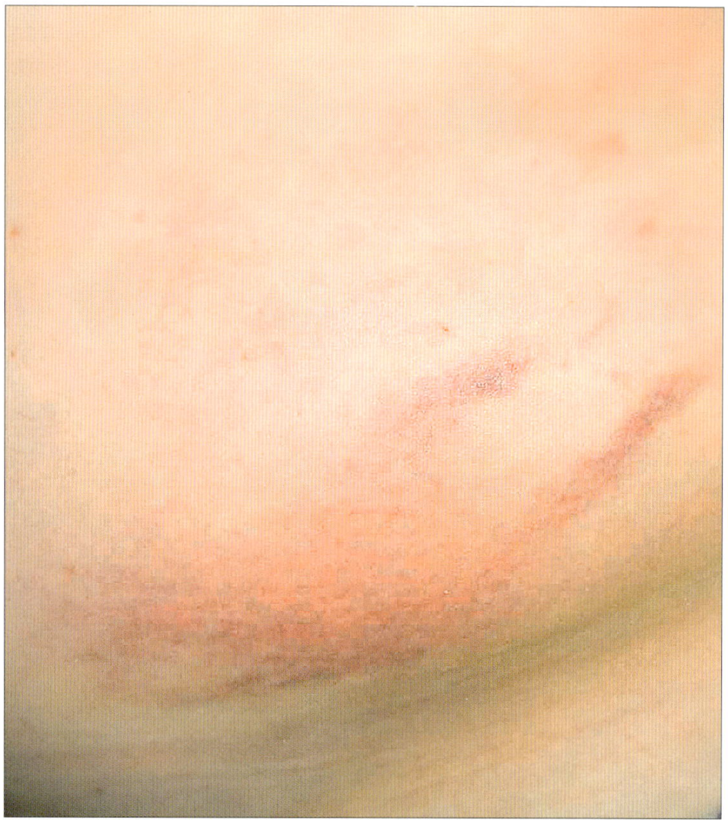

Formación de hematoma en el abdomen.

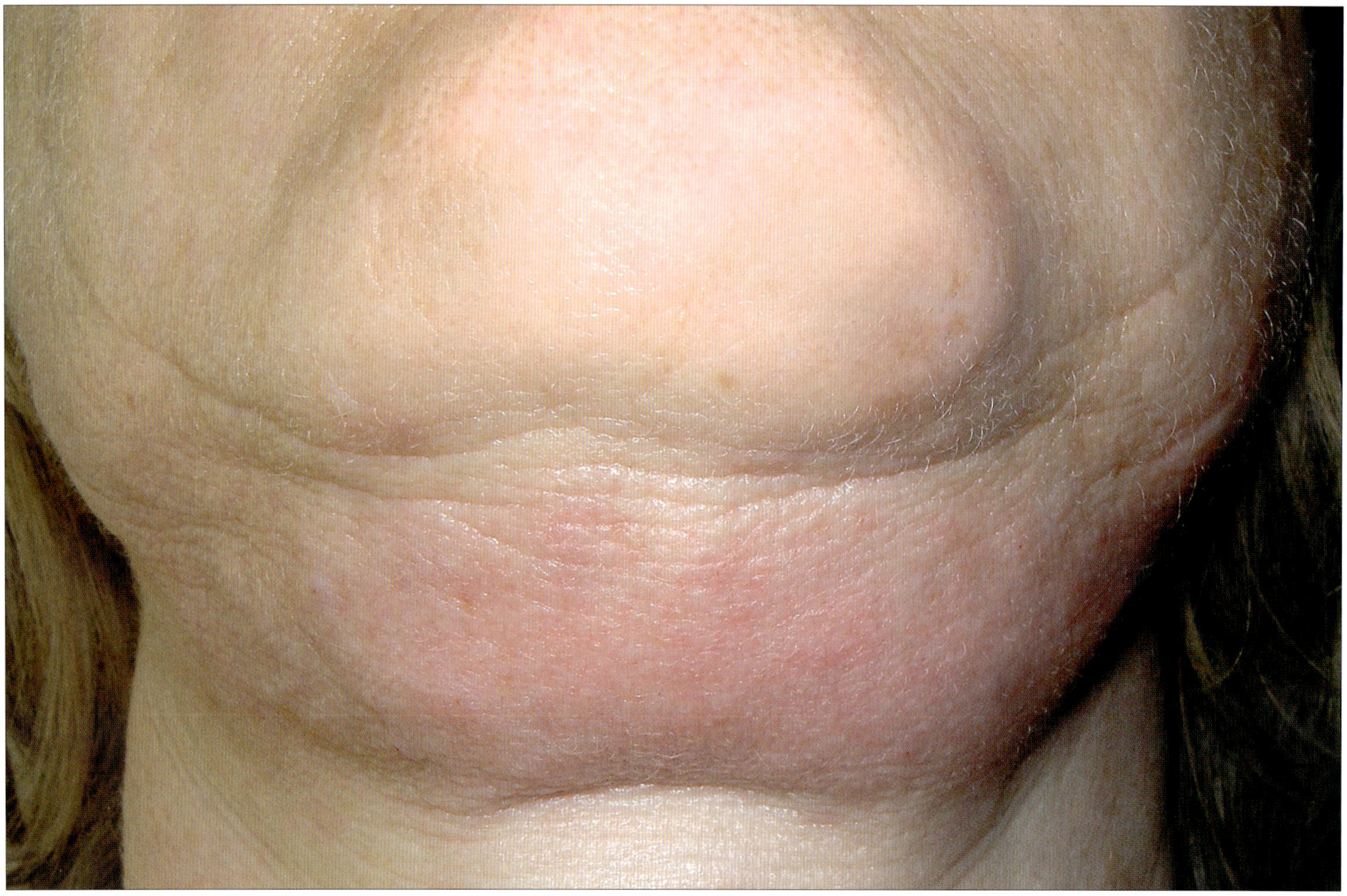

Eritema típico e hinchazón después de lipólisis submandibular.

6 Material y técnica

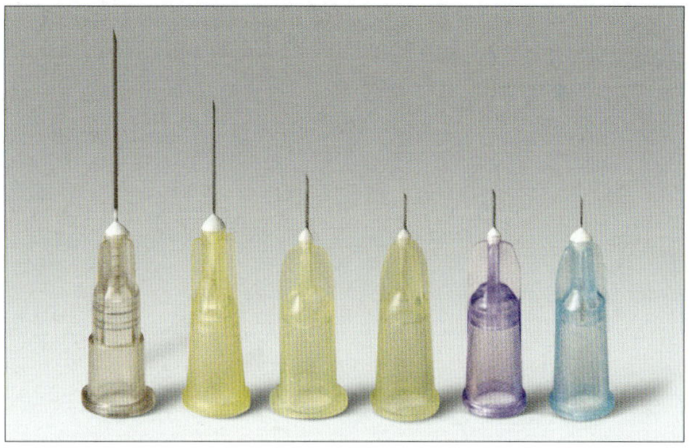

Para mesoterapia y lipólisis se utilizan diferentes formatos de agujas.

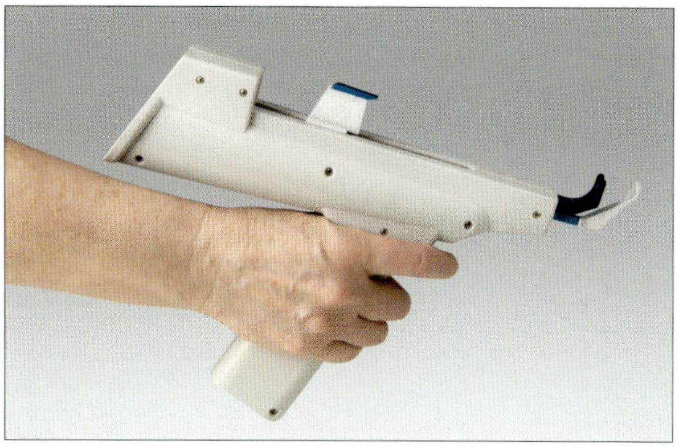

El dispositivo de inyección se pone en funcionamiento con el dedo índice sobre el gatillo. La dirección de la inyección siempre es hacia abajo.

6 Material y técnica

Jeringas y agujas

En tanto que la mesoterapia solo se trata de microinyecciones, estas se deben aplicar del modo más indoloro y atraumático posible. Además de los principios activos, resulta decisiva la técnica de inyección, así como la calidad de las jeringas y agujas. Todo el material debe estar libre de siliconas y látex. Los formatos de jeringas ofrecidos son de 1 mL, 2,5 mL, 5 mL y 10 mL, debiéndose preferir un formato en tres partes (vale decir, con sello de goma para una inyección más fácil y uniforme). Si se trabaja con un dispositivo de inyección (*mesogun*) electrónico, son importantes los formatos correctos de las jeringas para garantizar el vaciado completo del contenido.

Especialmente, para mesoterapia se pueden adquirir agujas de 4 mm y 6 mm de largo (Mesoram, Mesorelle, Mesojet). Las agujas de Mesojet se destacan por un pulido especial de cinco cantos que reduce considerablemente la tendencia a hemorragias. Pero solo se las debería utilizar con un dispositivo electrónico de inyección ya que el pulido de cinco cantos dificulta algo la penetración en la piel en comparación con el pulido de tres cantos. Las agujas indicadas son de muy buena calidad y rendidoras, pero de todas maneras se deben cambiar varias veces cuando se hacen punciones múltiples. Sobre todo en la técnica de salvas, se pueden pandear o gastar las puntas de las agujas. Con anterioridad a cada tratamiento también se debe verificar que la sección se encuentre libre. Cada aguja se descarta inmediatamente después de su uso en un recipiente previsto para ese fin, con tapa segura (*quick-box*), que se elimina con los residuos normales. Debido al peligro de heridas, las agujas no se deben recapsular.

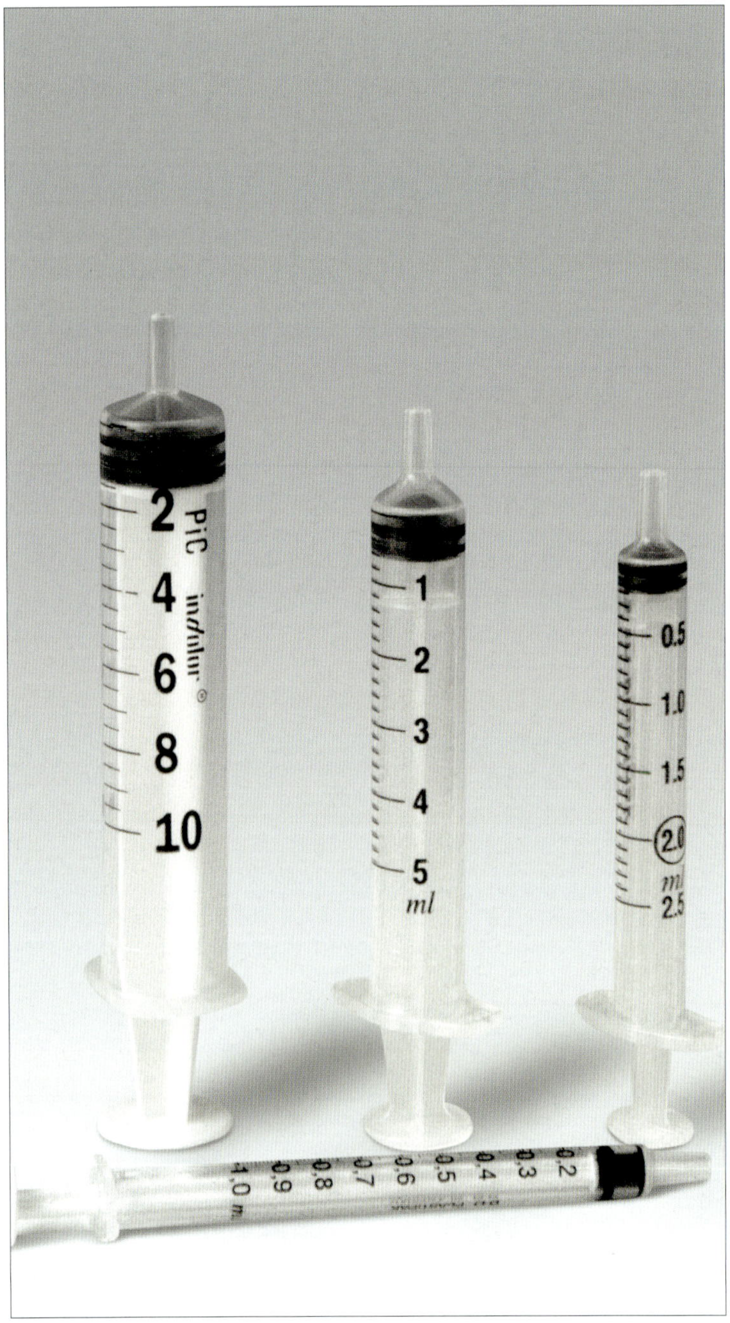

Las jeringas utilizadas deben ser de buena calidad y provistas de un aro de goma para facilitar el deslizamiento en el proceso de inyección.

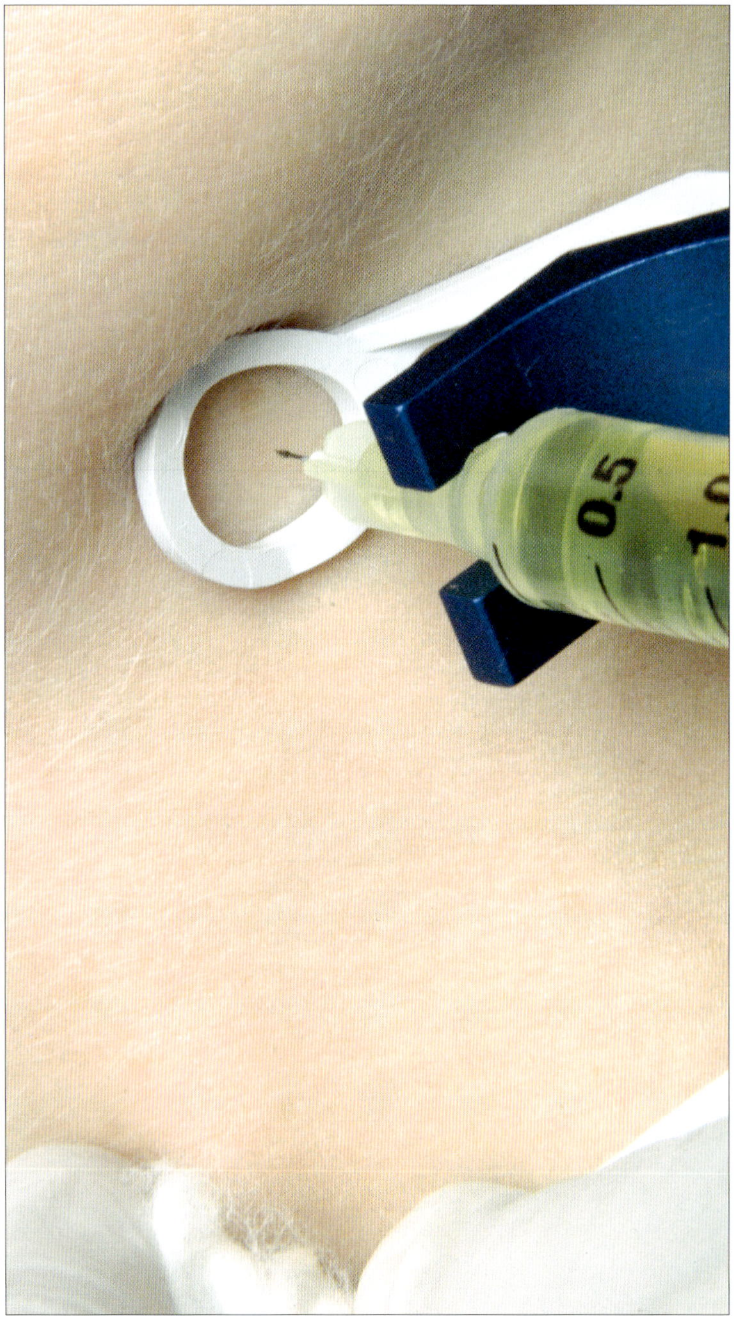

El dispositivo de inyección permite trabajar con precisión, aun en áreas anatómicamente difíciles.

Agujas de mesoterapia y su aplicación

1 **Microlance BD 0,3 x 13 mm:** celulitis, lipólisis, caída del cabello, técnica de puntos aislados, técnica lineal de túnel, técnica epidérmica manual, técnica de punciones aisladas, infiltraciones.
2 **Mesoram 0,3 x 4 mm:** estiramiento cutáneo por mesoterapia, caída del cabello, celulitis, mesobotox, salvas y técnica epidérmica, técnica de punzadas aisladas, aplicación universal manual o con Pistor 4/5.
3 **Mesojet 0,29 x 4 (o 6) mm, pulido de 5 cantos + bruñido:** aguja especial para celulitis con debilidad venosa o de tejido conjuntivo, para formación intensa de hematomas o fuerte tendencia a hemorragias.
4 **Mesorelle 0,26 x 4 mm:** aguja más delgada con caudal reducido, técnica puntual y epidérmica en pacientes sensibles o áreas sensibles como, p. ej., manos, pies, perioral, periorbital, en las cuales resulta mucho menos doloroso.
5 **Sterican o Terumo Nº 20 0,3 x 20 mm o BD Hypoint 0,4 x 13 mm:** lipólisis en almohadillas adiposas y volúmenes de inyección más grandes, para infiltraciones subcutáneas.

Dispositivos de inyección

Los dispositivos para mesoterapia, también llamados *Mesogun* o *Meso-Pistole*, son imprescindibles en un consultorio con orientación estética. Por una parte, permiten trabajar en forma estandarizada y reproducible y, por otro lado, evitan efectos no deseados por una técnica de inyección manual que eventualmente no sea perfecta. Pero la ventaja decisiva para el paciente radica en que las punzadas son menos dolorosas.

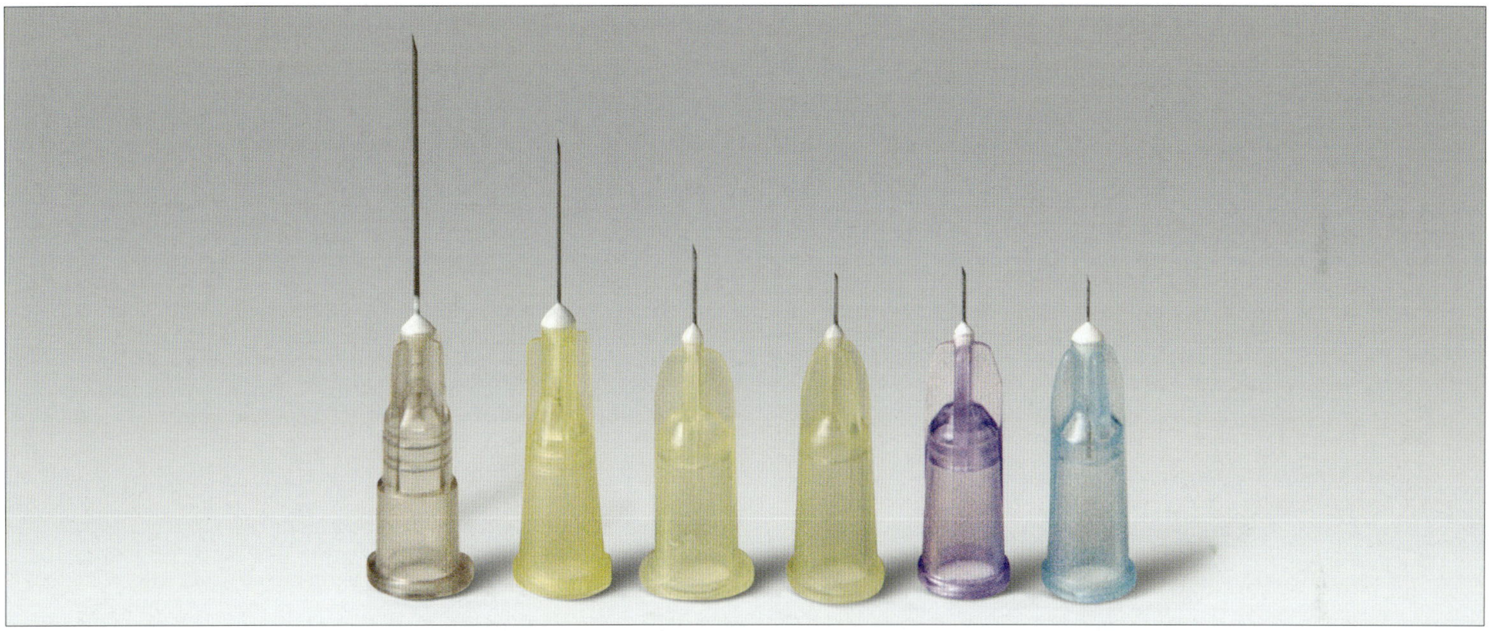

Las agujas se diferencian por su longitud, diámetro y filo. De acuerdo al objetivo del tratamiento y a la constitución de la piel se puede elegir el formato adecuado.

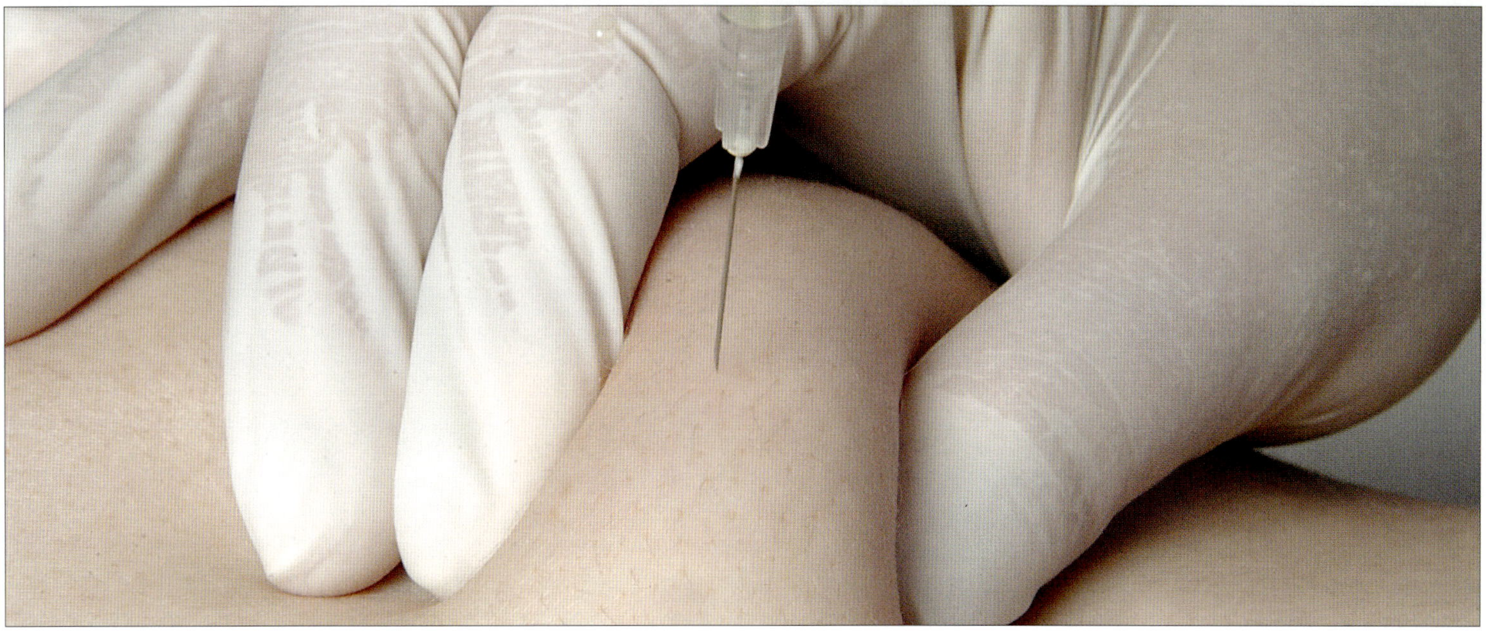

Levantar un pliegue de piel (*pinching*) impide herir estructuras más profundas, p. ej. de vasos o músculos, y aplicar inyecciones en zonas no deseadas.

Esto se debe a la velocidad de la punzada realizada con control electrónico y en la tensión de la piel gracias al separador. Y esto resulta particularmente importante en sitios delicados como, p. ej., en el tratamiento de la celulitis, en la cara (estiramiento cutáneo por mesoterapia) o en pacientes hiperalgéticos. Además, es imprescindible evitar los rasguños, más aún en las áreas de la cara. Pero dentro del borde orbital, en las manos, los pies o intraoral (tratamiento de paradontosis) es preferible trabajar manualmente debido a la mayor sensibilidad. Por lo demás, rige: ✋en la medicina destinada al paciente privado siempre se debería ofrecer el lujo de una pistola de inyección. Las mezclas de preparados utilizados en estética muchas veces son caros y se debe reducir en lo posible la pérdida de material. En este sentido, los dispositivos también superan a la aplicación manual.

Los dispositivos de fabricación francesa Pistor 4 y el modelo que lo reemplazó, Pistor 5, vienen dando buenos resultados desde hace muchos años, son confiables y multifacéticos en el uso. De su desarrollo participó de modo decisivo el Dr. Pistor y las modificaciones más recientes del Pistor 5 aportan mayor confort en la operación. El único insumo necesario es un separador descartable para cada tratamiento. Ante la necesidad de un mantenimiento o de resolver un problema, el fabricante francés responde prestamente. Para el uso a gran escala se cuenta con varios dispositivos accionados por un compresor (p. ej. Dermatic 1, U 225 o Mesalyse), que también pueden inyectar AH sin diluir, no reticulado, o grandes cantidades a mucha presión, especialmente para lipólisis.

La certificación CE en la segunda clase de equipos médicos resulta imprescindible para todos los dispositivos.

Las diferencias entre Pistor 4 y Pistor 5

La evolución del Pistor 4 incorporó un *display* electrónico que permite programar los diferentes parámetros de inyección.

Breve información sobre Pistor 4

1. Básicamente, la dirección de la punción siempre se orienta hacia abajo para que no pueda ingresar líquido en el dispositivo. El soporte pa ra el separador se debe retirar y limpiar periódicamente.
2. El dispositivo no se debe dejar caer bajo ninguna circunstancia.
3. Al insertar la jeringa, la palanca debe trabar con facilidad (las alas miran hacia afuera); eventualmente se la debe mover suavemente, pero de ninguna manera se debe cerrar con fuerza.
4. Trabajar solamente con soluciones acuosas o levemente viscosas; en el modo de salvas, debe "saltar" exactamente una gota por disparo.
5. En el estiramiento cutáneo por mesoterapia con técnica epidérmica (modo de salvas), el potenciómetro regula la frecuencia de la punción. En el modo continuo (C) regula la cantidad eyectada. Con C se incrementa la presión en la jeringa al comenzar el tratamiento y al mismo tiempo se verifica la permeabilidad de la punta de la aguja. Debido a la fabricación puede estar obstruida en casos excepcionales.
6. Para evitar rasguños en la técnica epidérmica y asegurar la incorporación superficial correcta, se mantiene la pistola en posición inclinada y se utiliza el separador (✋sin plaquetita) para ajustar. De este modo se toca la piel más de lo que se penetra en ella. ✋Las gotitas de líquido que surgen no se deben quitar en modo alguno. La piel se comporta como una esponja que incorpora activamente los principios activos. Para esto se utiliza la aguja Mesoram (0,3 mm x 4mm). Al aplicar la pistola perpendicularmente (✋con la plaquetita) la mano la debe acompañar al ritmo del dispositivo (movimientos ascendentes y descendentes rápidos).
7. Para lipólisis de pequeñas almohadillas de grasa o celulitis con la aguja Mesojet de 4 o 6 mm, o la aguja Microlance (0,3 mm x 13 mm) se debe punzar perpendicularmente, sin separador, en técnica de puntos individuales, en modo C (= continuo), abriendo al máximo el potenciómetro.
8. No deje la batería un tiempo prolongado en el dispositivo, p. ej. durante la noche o el fin de semana, puesto que se descargaría. Para la carga lenta (= completa), retire la batería y enchúfela a la red. ✋Introduzca y retire el cable solamente por la ficha.
9. Para la carga rápida durante el trabajo, enchufe el dispositivo a la red con la batería conectada (se encienden las lámparas verdes en la pistola y en la batería).
10. Modo *release*: si se llegara a trabar una jeringa, oprimiendo al mismo tiempo el botón de conexión y el botón de activación, la traba se puede desplazar eléctricamente hacia atrás.

La distancia correcta al área de toma

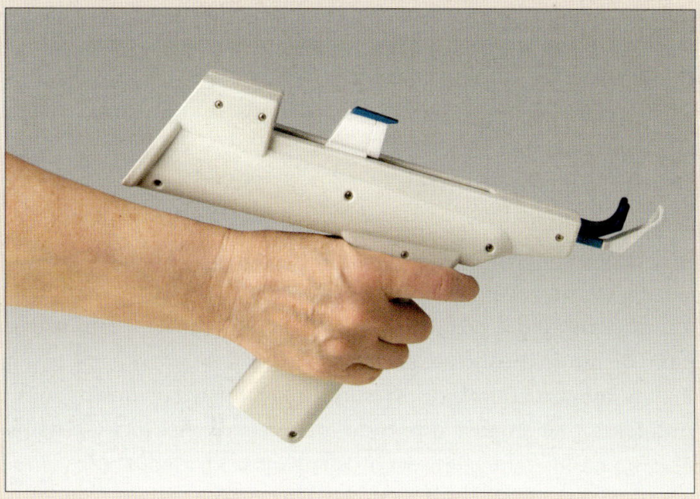

Los dispositivos Pistor son livianos y permiten trabajar de manera relajada.

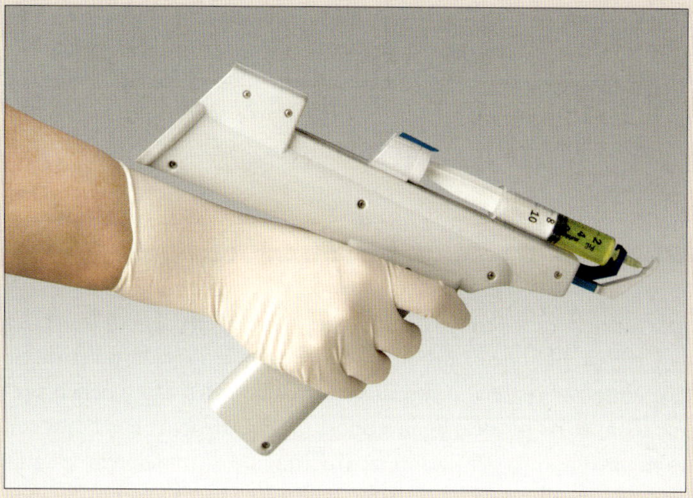

Para incrementar la presión en la jeringa siempre se comienza por el modo continuo (C), hasta que brotan las primeras gotas.

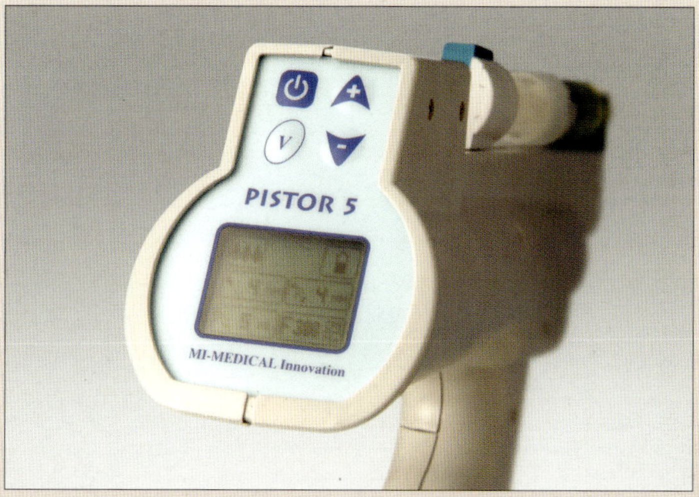

Display electrónico del Pistor 5 en modo de salvas.

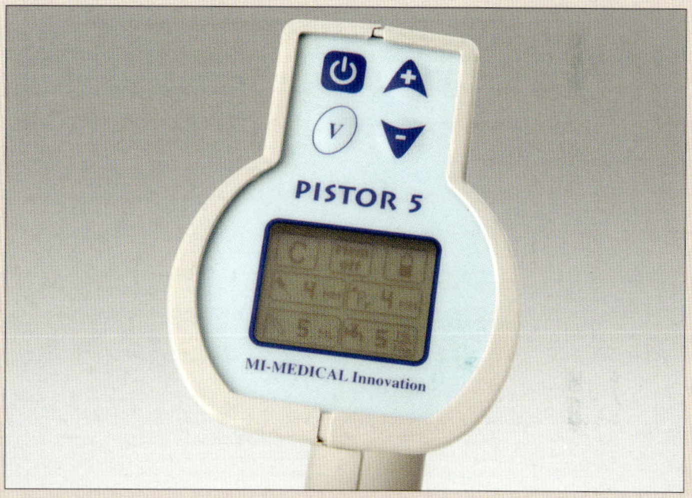

Display electrónico del Pistor 5 en modo continuo.

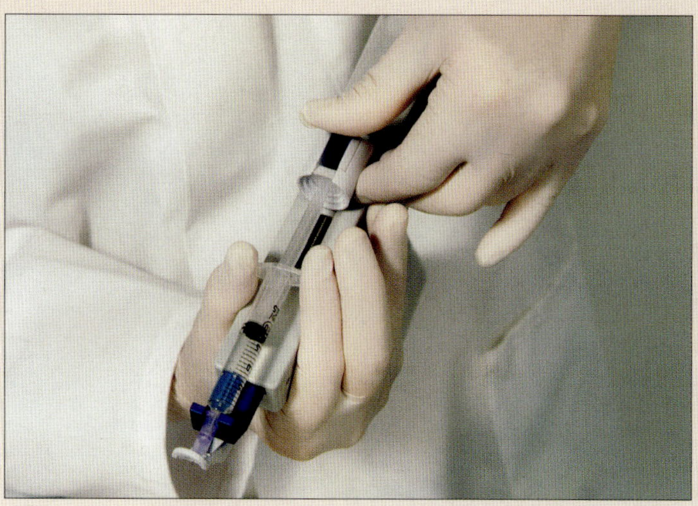

Posición de la mano al insertar la jeringa.

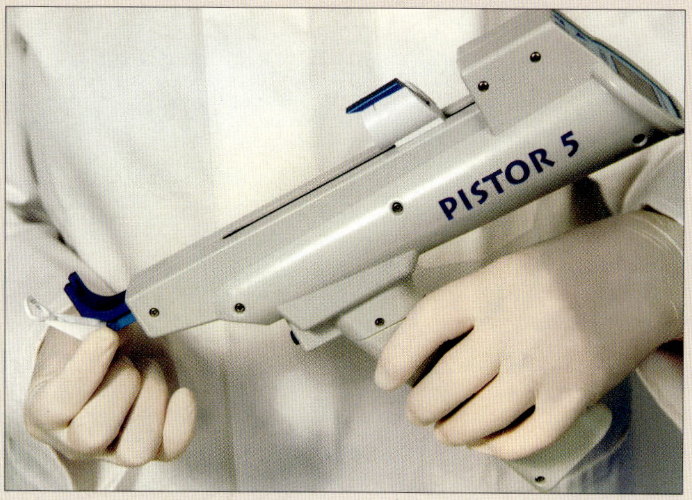

Inserción del separador.

En el ajuste estándar se han programado jeringas de 2/5 mL y agujas de 4 mm de longitud. En el modo continuo (C) se incrementa la presión y para estiramiento cutáneo por mesoterapia luego se pasa al modo de salvas. La frecuencia máxima es de 300 punciones por minuto. Para infiltraciones, se conserva el modo C con lo que es posible determinar la profundidad de la punción o la cantidad vertida. El Pistor 5 es mucho más liviano y silencioso en la operación; cuenta con una tecnología superior para la batería.

Técnicas de inyección de la mesoterapia

Las técnicas de inyección en mesoterapia se diferencian de otras técnicas y es por ello que se deben aprender en la aplicación práctica. Se trabaja en forma manual o con dispositivos de inyección y deben preferirse siempre las pistolas de inyección, particularmente en la cara con estiramiento cutáneo por mesoterapia. El ángulo de punción de la aguja determina la profundidad de la penetración. En el estiramiento cutáneo por mesoterapia solo se toca la piel, el separador se utiliza únicamente como orientación óptica. Al aplicar el separador en sentido vertical no se puede hacer uso de la técnica de salvas, aquí solo se pueden hacer inyecciones o infiltraciones con técnica de punciones individuales.

En mesoterapia nunca se utilizan Multiinyectores lineales o circulares o dispositivos Dermojet® (con los cuales el líquido se dispara sobre la piel con aire comprimido). Se trabaja exclusivamente con material descartable estéril.

Inyección intracutánea

(Profundidad de punción ≤ 1 mm): cantidades ≥ 0,1 mL forman un habón (ver ilustración). Los habones son dolorosos por la excesiva tensión de las capas epidérmicas. Demoran horas o días hasta desaparecer por completo.

Inyección epidérmica

(Profundidad de punción ≤ 1 mm)

En la técnica epidérmica de tracción y puntos individuales se aplican cantidades de 0,01 mL (gotitas individuales) por cada punción, de modo que no se observa un habón.

La aguja ultrafina de Mesorell permite hacer inyecciones casi indoloras y se emplea ante todo en zonas de piel fina y sensible, p. ej. área de los labios, entorno de los ojos, los dedos y los pies. En personas sensibles, también es la aguja preferida para estiramiento cutáneo por mesoterapia en la cara y el cuello/escote.

En la técnica epidérmica de tracción se recorre simplemente la piel sin raspar, con un movimiento lineal parkinsoniano; lo mejor es hacerlo con una aguja BD-Microlance de 13 mm de longitud. De este modo se aprovecha la oscilación elástica de la aguja. Con esta técnica de filigrana se pueden cubrir rápidamente grandes áreas.

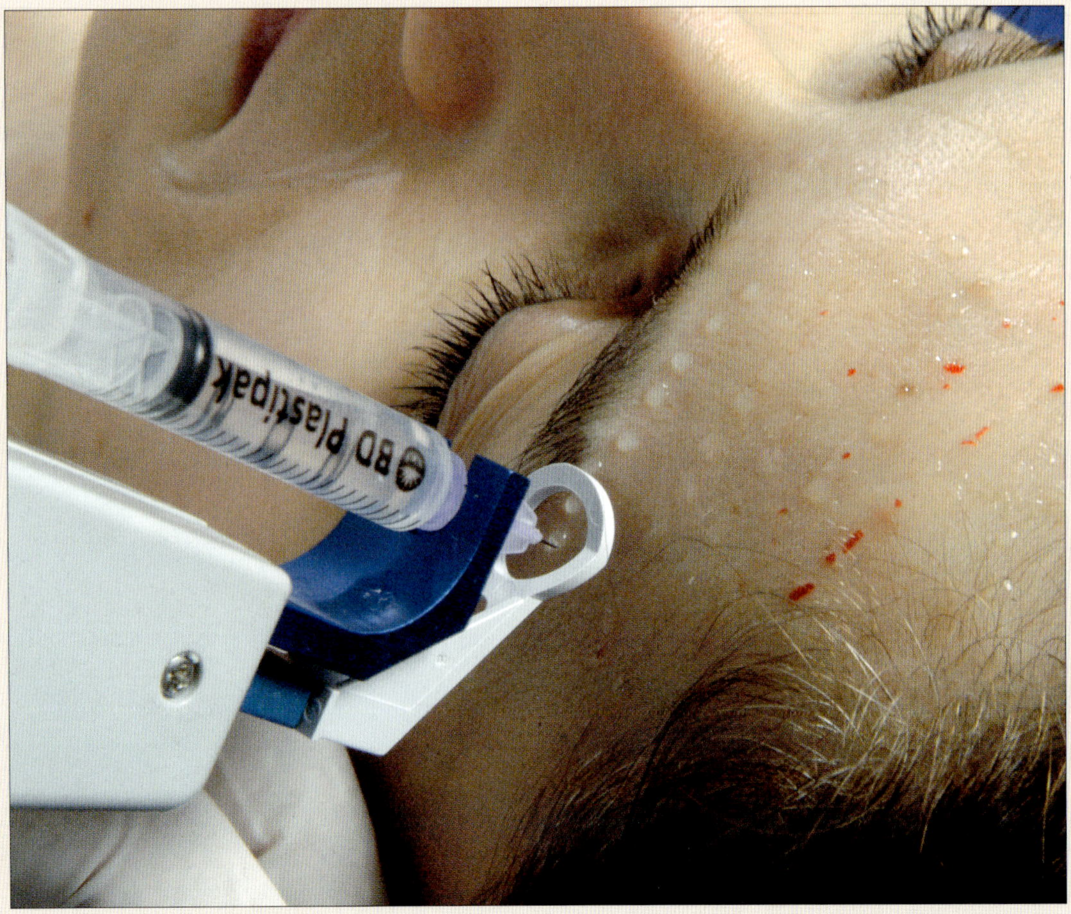

Técnica de inyección epidérmica de mesoterapia con dispositivo: las finas gotitas serán incorporadas activamente en su totalidad por la piel en término de pocos minutos.

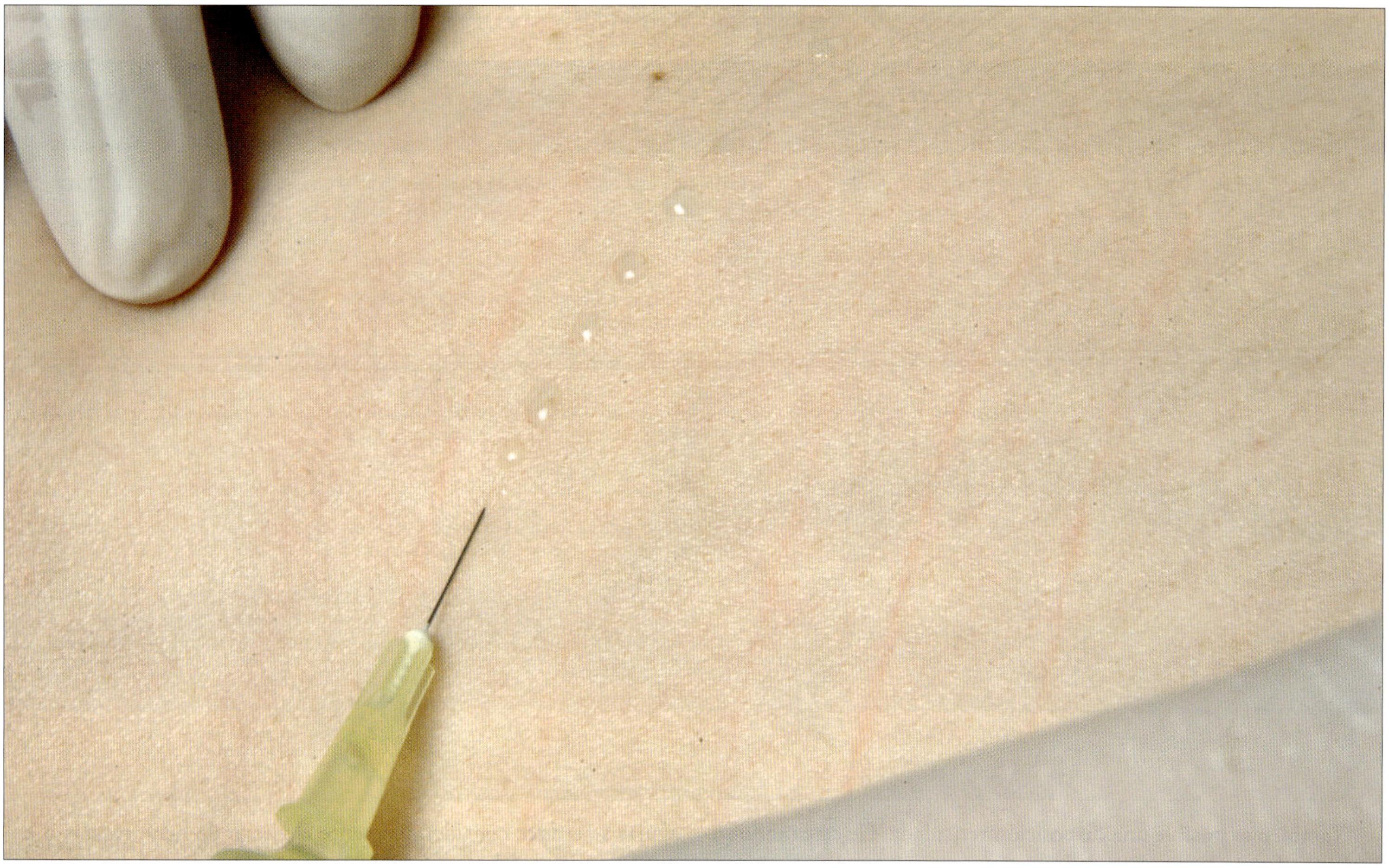

Técnica epidérmica manual: la aguja se desliza con poca presión sobre la piel. El líquido se aplica uniformemente, a presión permanente, gota a gota.

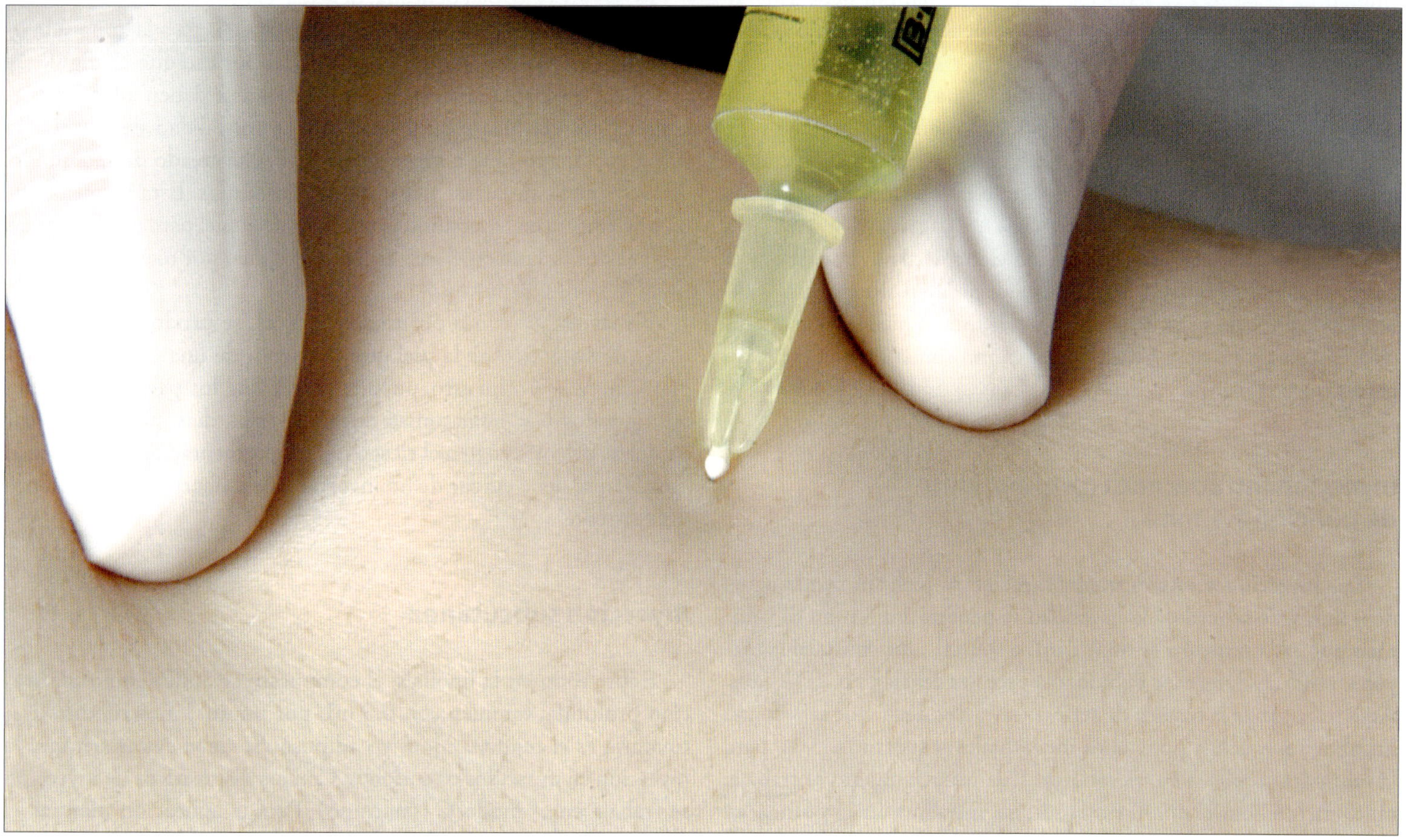

Con el habón se forma un depósito superficial en la piel. El transporte por difusión será lento.

7 La consulta

Anamnesis, inspección, palpación, indicios

En la anamnesis es importante no relevar solo los antecedentes médicos habituales, sino también los especialmente estéticos. Por desgracia, con frecuencia los eventuales tratamientos previos no se documentan en un registro de tratamientos de belleza y deben ser preguntados en detalle al paciente para ponerlos por escrito. Si ya se han realizado diagnósticos o estudios de laboratorio se pueden evitar las duplicaciones. Se debe prestar particular atención a un eventual embarazo, a alergias o intolerancia medicamentosa, a la ingesta de medicamentos o suplementos alimentarios. Es así, que, p. ej., el ácido acetil salicílico (ASS) o los preparados enzimáticos pueden aumentar considerablemente la tendencia a hemorragias. La anticoagulación no constituye necesariamente un impedimento, pero en tal caso habría que limitarse a técnicas superficiales. Los antecedentes familiares, las enfermedades autoinmunes, VIH, hepatitis o infecciones por herpes virus, también forman parte de la conversación. En el modelado corporal se debe registrar el tamaño corporal y el peso inicial, puesto que una modificación del peso tiene efectos considerables sobre el resultado del tratamiento. El índice de masa corporal (IMC) actual resulta decisivo para la estrategia terapéutica en la cual se debe establecer si se realizará solamente un tratamiento localizado o en combinación con medidas tendientes a reducir el peso. El tratamiento localizado puede satisfacer el deseo de las pacientes por no adelgazar en la cara o el pecho, sino realmente en la zona problemática.

$$\text{IMC} = \frac{\text{peso corporal}}{(\text{estatura en m})^2}$$

En la inspección y revisación del paciente se debe prestar atención tanto a la mímica y la postura corporal, como también al aspecto general. Se registra la constitución de la piel, del tejido conjuntivo y adiposo o bien del cabello. Se realiza una apreciación del tipo de piel, de la situación de irrigación y de eventuales cambios patológicos. Ocasionalmente, se deberán prever casos con daños previos, p. ej., debido a materiales de relleno permanentes utilizados anteriormente. En un porcentaje reducido puede presentarse un síndrome de dismorfofobia que el médico debería conocer. Se trata de una alteración psicopatológica de la percepción del propio cuerpo. Un tratamiento estéticamente exitoso comprende todos los aspectos relatados y cuanto mejor la selección de los pacientes, la elección y combinación de las medidas necesarias, tanto más convincente será en última instancia el resultado del tratamiento.

Criterios de observación

Cara frontal

- Forma del rostro y asimetrías.
- Contornos del rostro y distribución de grasa.
- Evaluación de arrugas estructurales y mímicas.
- Calidad y color de la piel.
- Inserción y estructura del cabello.
- ¿Es necesario tratar también el cuello o el escote?
- Grado de elasticidad cutánea.
- Evaluación de la inserción y estructura del cabello.

Cara, vista lateral, perfil

- Evaluación del perfil.
- Arrugas estructurales y mímicas.
- Distribución de grasa.
- Contornos, especialmente transición mentón-cuello (¿papada, flaccidez?).

IMC 20 - 25	Peso normal	
IMC 25 - 30	Grado I: sobrepeso	Se debe tratar cuando haya hipertensión, hiperglucemia, artrosis o colesterol elevado
IMC 30 - 40	Grado II: adiposidad	Grados II y III se deben tratar (mayor riesgo de diabetes y enfermedades cardíacas)
IMC más de 40	Grado III: adiposidad grave	

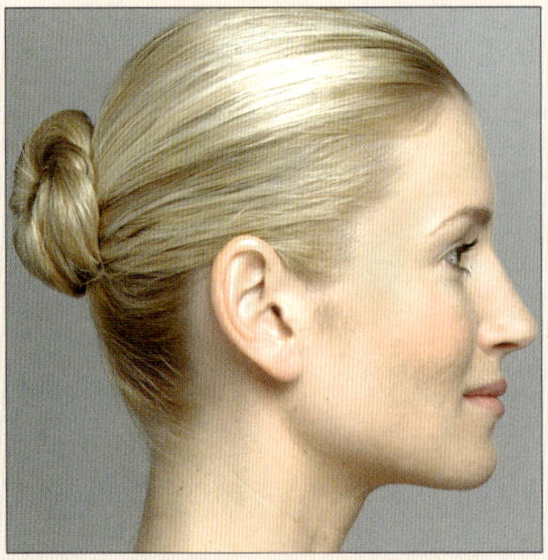

Solo la inspección lateral muestra el contorno poco nítido de la línea mandibular y de la transición mentón-cuello.

Esto permite
miento. Las biop
estética. Las decl
paciente se deber

Tabla 1 Documentac

Análisis de la piel
Cabello
Celulitis Almohadillas de gra

Tabla 2 Tipo de piel

I
II
III
IV
V - Razas de piel osc
VI - Razas de piel ne

Tabla 3 Fotoenvejec

Tipo 1
Tipo 2
Tipo 3
Tipo 4

Tabla 4 Grado de ela

Estado 1
Estado 2
Estado 3

Tabla 5 Cuatro grad

Grado 0
Grado 1
Grado 2
Grado 3

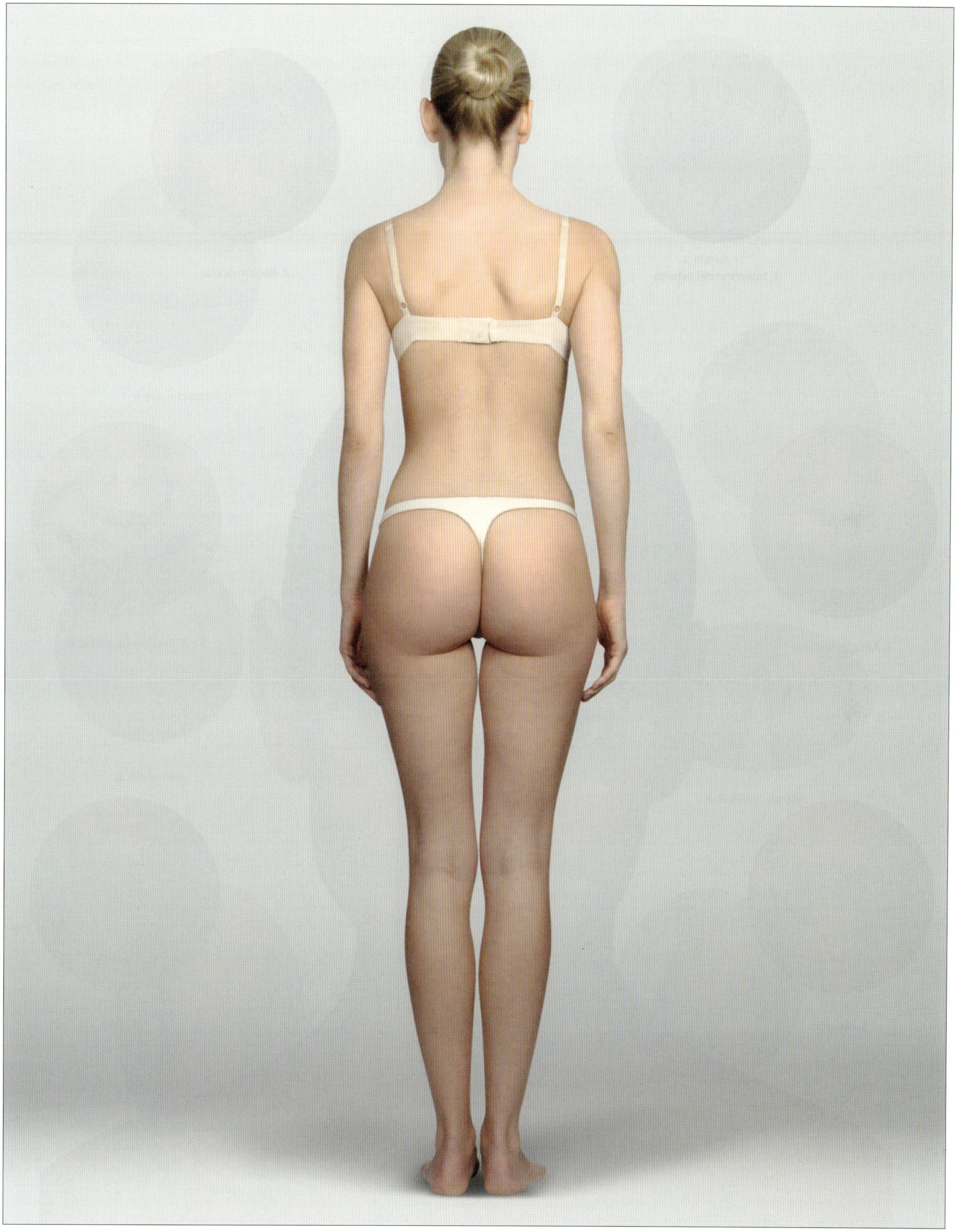

Para la inspección de cuerpo entero, las zonas que se van a tratar se determinan (de pie) y se marcan (acostado) para el tratamiento posterior.

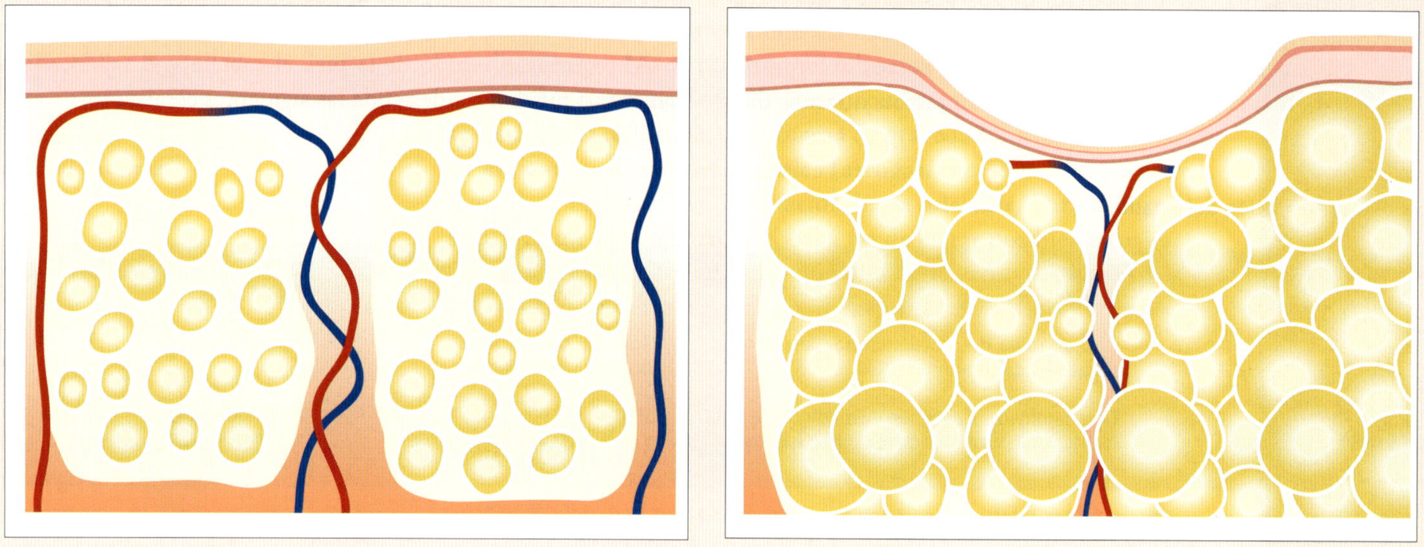

Patofisiología de la celulitis: encierro fibroso de los adipositos con alteraciones consecutivas de la microcirculación y alteraciones tróficas.

Explicación y reglas antes-después

En el tratamiento de personas sanas se debe prestar particular cuidado a brindar una explicación acabada que deberá ser tanto más detallada y amplia, cuanto más invasivo sea el procedimiento. La explicación comprende tanto el tipo de procedimiento elegido –sus efectos, efectos secundarios, riesgos y particularidades–, como así también las consecuencias esperables (¿tiempo de inactividad?), la duración previsible y el resultado esperable.

Siempre se deben tener en cuenta los deseos y objetivos del paciente. En esta oportunidad también habrá que explicar cuáles son las posibles alternativas. Se debe hacer referencia al uso no indicado de los medicamentos. La explicación será individual y por escrito. Debe ser firmada por el paciente. No basta con hacer entrega de un formulario estándar. Se requiere una segunda firma en la información sobre costos.

La conversación explicativa también debe comprender la formulación del objetivo de la terapia, así como informaciones detalladas al paciente sobre los procesos en detalle, el cronograma, la cantidad de sesiones y las reglas antes-después.

Reglas antes-después

Antes del tratamiento el paciente debe observar lo siguiente:

- Desde dos días antes de la mesoterapia el paciente no debe tomar aspirina o preparados enzimáticos.
- Debe informar sobre medicaciones prolongadas (p. ej. anticoagulantes) y enfermedades previas, así como sobre un eventual embarazo.
- Debe informar sobre alergias e incompatibilidades.
- Además se le debe preguntar sobre una eventual tendencia a queloides o alteraciones de la pigmentación.
- La limpieza de la piel se debe realizar únicamente con agua y jabón, sin productos de tocador o maquillaje sobre el sitio que se va a tratar. Para un tratamiento del cabello se lo debe lavar con anterioridad.
- Una semana antes de la mesoterapia no se deben aplicar vacunas.

Después del tratamiento el paciente debe observar lo siguiente:

- Durante 24 horas después del tratamiento se deben evitar los baños de inmersión, sauna, masajes, emplastos o drenajes linfáticos.
- Durante 48 horas se deben evitar los baños solares o visitas a solarium.
- No llevar prendas teñidas, nuevas o muy ajustadas que entren en contacto con los lugares tratados.
- No utilizar ungüentos o talco, si el médico no lo prescribe.
- Se prohíbe la aplicación de rayos o electroterapia dentro de los siguientes 3 días.
- Se puede realizar un cuidado normal, habitual de la piel, luego de 24 horas.

Se encontrarán propuestas para la conversación explicativa en "Material auxiliar", página 113.

Escala de Hamilton

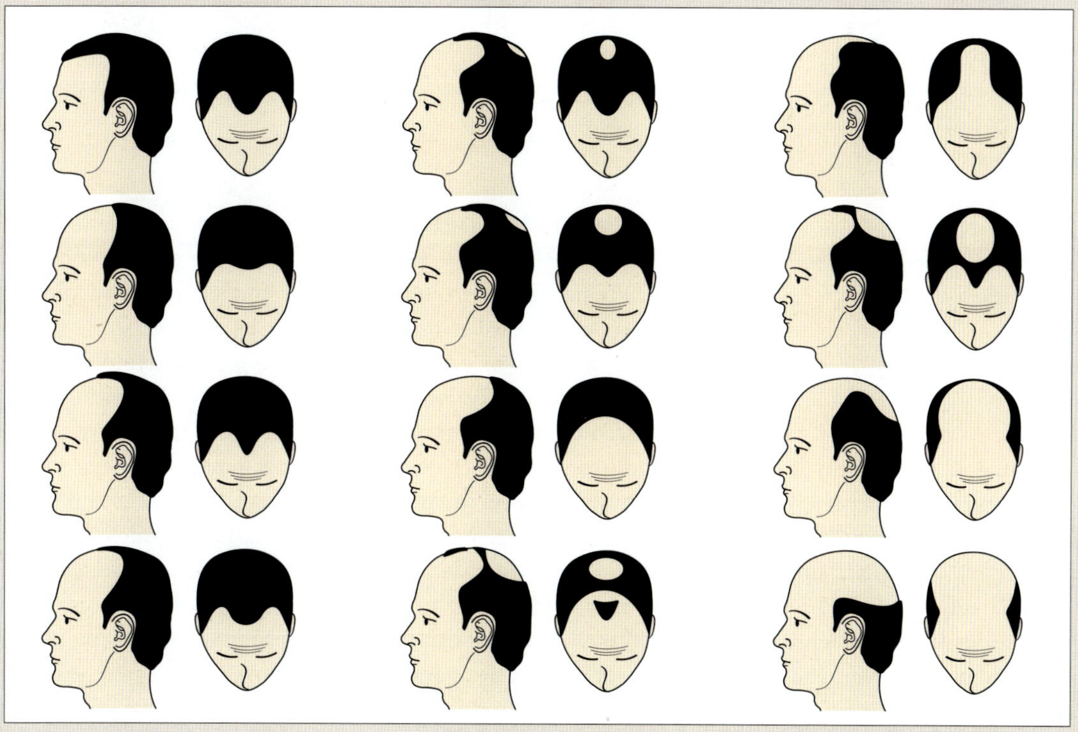

Esquema y estadios de la caída del cabello en el hombre.

Escala de Ludwig

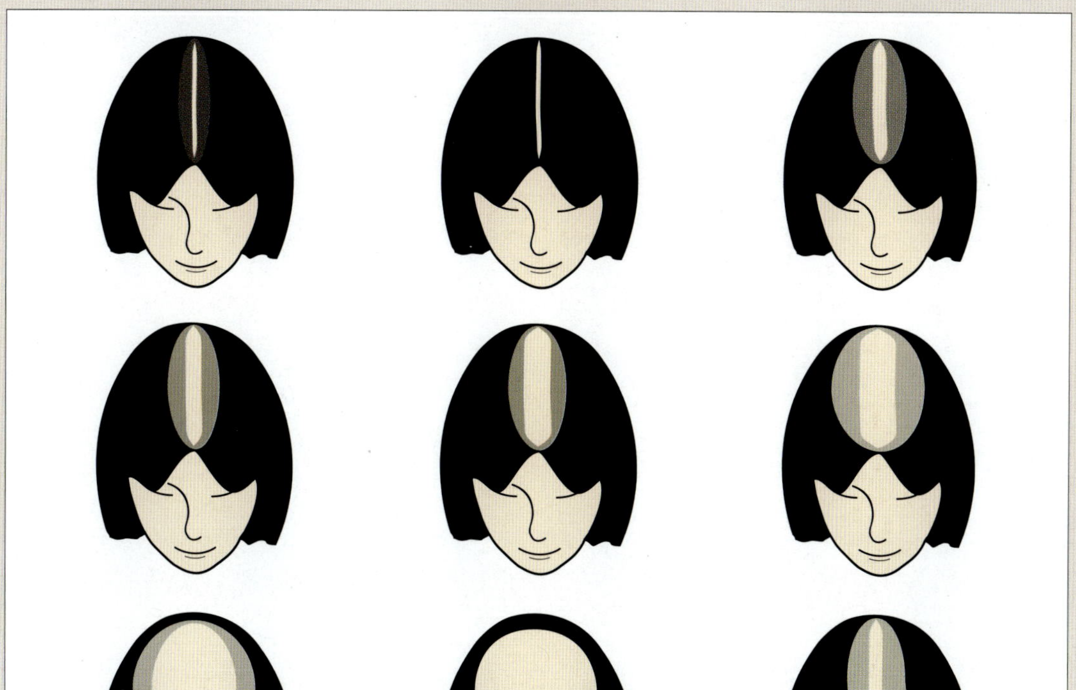

Esquema y estadios de la caída del cabello en la mujer.

Estrategia de tratamiento y plan terapéutico

Un tratamiento estético de alto nivel cualitativo incluye en primer término un diagnóstico adecuado. Este debe considerar la constitución general, el tipo de piel, las enfermedades previas y colaterales, un posible embarazo y los hábitos de vida, además del estado actual que ocupa el primer plano para el paciente. Se debe diferenciar entre estrategias terapéuticas primarias y secundarias a fin de alcanzar las metas deseadas.

Estrategias terapéuticas primarias

Se deben responder las siguientes preguntas:

- ¿Terapia aislada o combinada?
- ¿Qué áreas del cuerpo, en qué orden?

Es importante comenzar por un tratamiento planificado de lipólisis en el rostro. Recién después de trascurridas 6 semanas se podrá decidir sobre la necesidad de un tratamiento con Botox® (BTX) o relleno. Pero el estiramiento cutáneo por mesoterapia siempre se puede hacer simultáneamente como una terapia regeneradora de superficie. Si no se pueden llevar a cabo todos los tratamientos deseados en el mismo día, se comienza por la zona problemática más urgente. También se puede ofrecer un ritmo alternante. Se debe determinar la localización, así como el tipo y la cantidad de aplicaciones y los intervalos entre terapias.

- ¿Basta una serie constructiva?
- ¿O se requiere una terapia de mantenimiento?
- ¿El resultado es definitivo?

Los tiempos del plan terapéutico individual se pueden adecuar a los requisitos de cada caso. Al paciente se le explican los tiempos de espera, las probabilidades personales de éxito y las reglas de conducta que se van a seguir.

Estrategias terapéuticas secundarias

Un concepto integral del consultorio debe incluir medidas sencillas contra el envejecimiento como, p. ej., el consejo de restringir las calorías a mayor edad e incorporar al mismo tiempo cantidades suficientes de agua y micronutrientes. El envejecimiento de la piel es el resultado del estilo de vida en un 40%. Es por eso que a los fumadores siempre les ofrezco un tratamiento para dejar de fumar en una única sesión de mesoterapia. Para las personas con sobrepeso, debe haber a su disposición un programa específico de adelgazamiento. Para la flaccidez muscular y los déficits posturales, muchas veces resulta de ayuda un apoyo con aparatos (Ultratone®; Power Plate®, etc.). Muchos trabajadores necesitan un apoyo con medicina naturista en caso de agotamiento, síndrome de desgaste profesional (*burn-out*) o para sobrellevar el estrés. Este último es una causa frecuente de la caída del cabello, envejecimiento prematuro de la piel o celulitis.

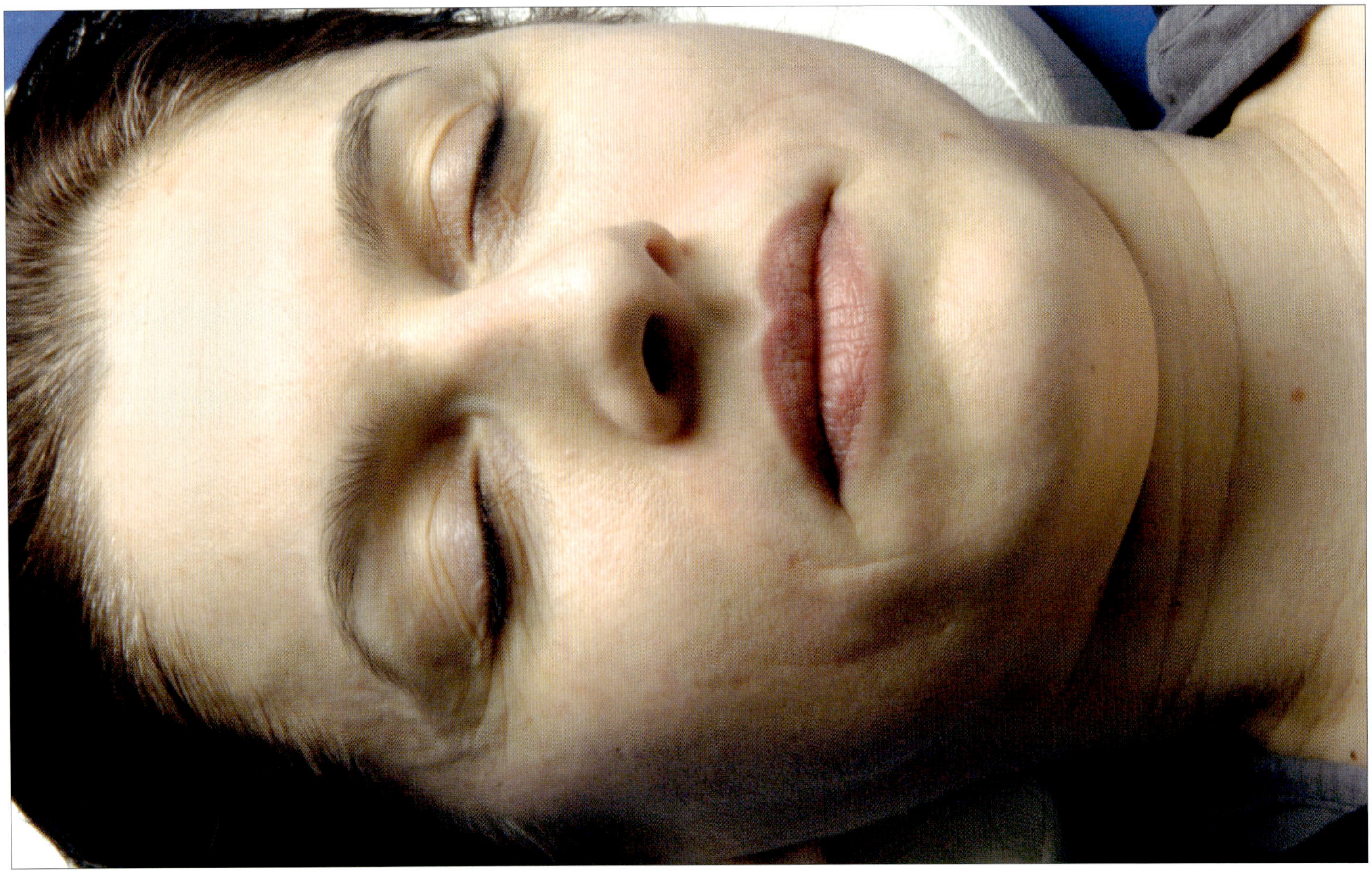

Cambios de la anatomía del rostro en posición sentada y acostada (comparar con la imagen a la derecha). La influencia de la gravedad se manifiesta especialmente en la mitad inferior de la cara.

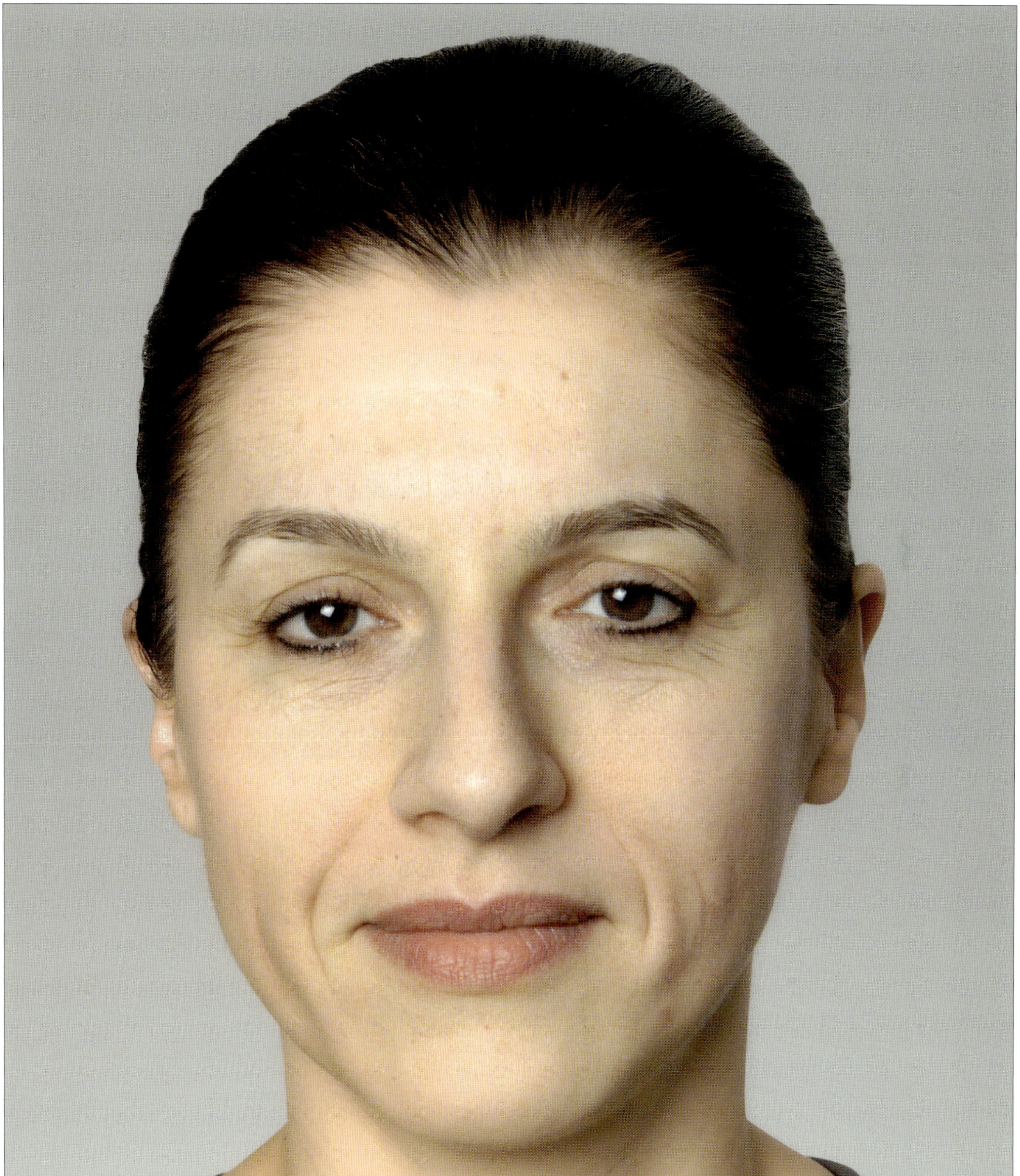

En posición de pie se manifiesta la influencia de la gravedad (documentación fotográfica del estado inicial, sin maquillaje).

Con mesoestrés se puede mejorar decisivamente la disposición psicosomática. En el caso de edemas o insuficiencia venolinfática de las piernas se indica un drenaje venoso por mesoterapia.

Ocasionalmente, resulta necesario recurrir a otros especialistas, como dermatólogos, flebólogos, cirujanos o expertos en envejecimiento. Solo un paciente sano, que se siente bien en su "pellejo", puede irradiar belleza. En mi consultorio, salud y belleza se consideran una unidad y en todo momento se puede hacer el pasaje a la medicina curativa, de ser necesario, o viceversa.

Se debe dedicar el tiempo que sea necesario a la primera entrevista y el asesoramiento. Aquí se coloca la piedra fundamental de una relación médico-paciente que muchas veces perdura años y se propicia la motivación para una terapia constructiva y conservadora consecuente. Pero luego, el tratamiento mismo suele ser relativamente rápido. Ambas cosas, la conversación y el tratamiento, demandan mucha experiencia por parte del médico y algo de paciencia al paciente, porque puede demorar varios días o semanas hasta que el efecto del tratamiento se manifiesta plenamente. A cambio, el paciente se beneficia con el típico efecto a largo plazo del proceso de reparación y regeneración iniciado.

Debemos advertir sobre las "soluciones mágicas" antes de eventos importantes como, p. ej., casamientos, entrevistas laborales, etc. porque en un primer tratamiento los efectos deseados a veces no se observan a corto plazo o, justamente, en esas oportunidades aparecen primeras reacciones o efectos secundarios.

Facturación e impuesto al valor agregado

Puesto que los procedimientos de la medicina estética, por lo general, solo se pueden facturar como prestaciones privadas, la aceptación de los pacientes constituye un buen parámetro para el éxito de un método terapéutico. La mesoterapia se aplica desde hace más de 20 años en muchos países del mundo y en millones de casos y goza de un eco creciente. En muchos consultorios inclusive se vuelve el centro del tratamiento. Cuando las prestaciones no se realizan en el ámbito curativo, es decir para el tratamiento de enfermedades, siempre están sujetas al impuesto al valor agregado. Salvo que por su alcance se encuentren por debajo del umbral para pequeñas empresas que actualmente es de 17 500 euros al año. Cuando se excede este límite se debe separar entre el área estética y el movimiento habitual del consultorio. La separación debe ser espacial, organizativa y de personal, p. ej. a través de la formación de un instituto o también mediante la constitución de una sociedad de responsabilidad limitada. En tal caso, rigen las reglas habituales para empresas, así como las reglas específicas de la normativa profesional y de la ley sobre publicidad de medios curativos, que se refieren ante todo a la presentación externa (ejemplo: no se debe hacer publicidad con imágenes antes-después).

En todas las prestaciones a cargo del paciente, se le debe recordar a este que su seguro de salud obligatorio o privado no cubre los costos. En muchos casos, los seguros privados también limitan sus prestaciones a casos de enfermedad. Pero se deberá aclarar en cada caso en particular qué es lo que se considera enfermedad desde el punto de vista jurídico. Es así que, p. ej., la caída del cabello andrógena no se considera enfermedad en el hombre, pero sí en el caso de la mujer. Una alopecia areata siempre es enfermedad, aun cuando el paciente muchas veces lo percibe como un problema estético. En el ámbito de las prestaciones a cargo del paciente, este tiene derecho a una factura regular según nomenclador. Como sustituto, se le podrá dar un presupuesto global por escrito. ☞ Sin estos comprobantes el paciente no tiene obligación de pago desde el punto de vista jurídico. Se requiere un acuerdo de renuncia si se habrá de exceder en 3,5 veces el incremento del número correspondiente al nomenclador. Los costos por materiales y medicamentos se pueden facturar por separado, pero solamente al precio de costo, no con fines de lucro. Los pagos en efectivo están ampliamente aceptados en la población después de introducirse el arancel de caja y ante la cantidad creciente de prestaciones a cargo del paciente. Por ello, muchas veces resulta adecuado contar con una terminal de tarjetas (*EC-Cash*) en el consultorio, para poder realizar el pago de inmediato. Pero para montos superiores a 100 euros sigue siendo habitual la transferencia posterior a la facturación.

Los presupuestos globales pueden comprender lo siguiente por cada sesión (estimación para Europa):

- Por estiramiento cutáneo por mesoterapia (rostro +/- cuello): 250 euros.
- Por estiramiento cutáneo por mesoterapia (rostro + cuello + escote): 300 euros.
- Por tratamiento de manos: 150 euros.
- Por mesoterapia de celulitis: 150-250 euros.
- Por lipólisis (+ mesoterapia): 250-300 euros.
- Por tratamiento de caída del cabello: 40 euros.

Todo consultorio puede establecer sus propios precios en el mercado.

En "Material auxiliar" (página 113), se encontrarán acuerdos modelo.

8 Tratamiento

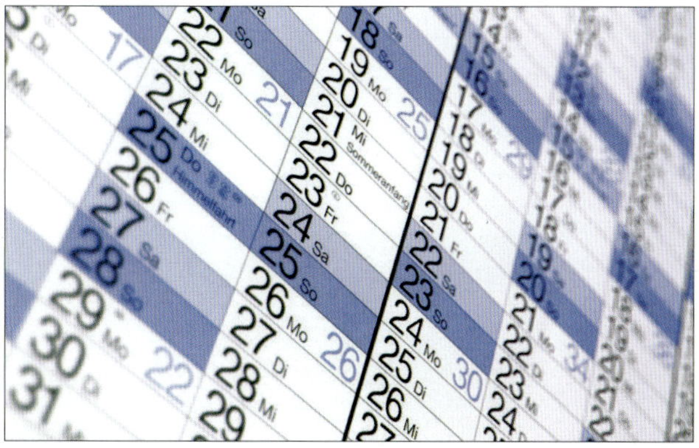

Los intervalos entre tratamientos se deben coordinar con el paciente.

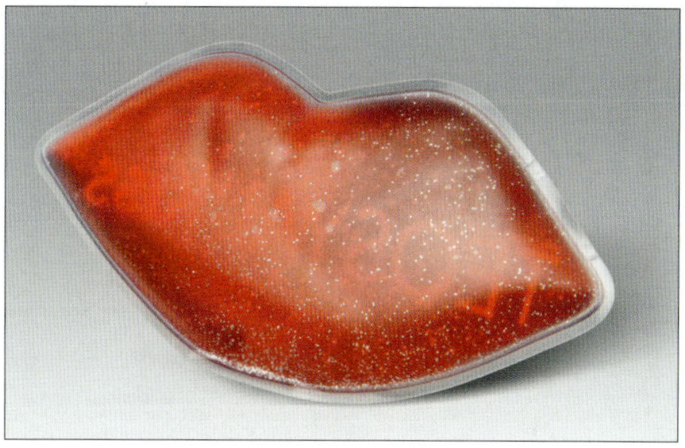

Para las hinchazones reactivas más intensas se debe contar con elementos de enfriamiento en el consultorio, p. ej. paquetes de enfriamiento descartables.

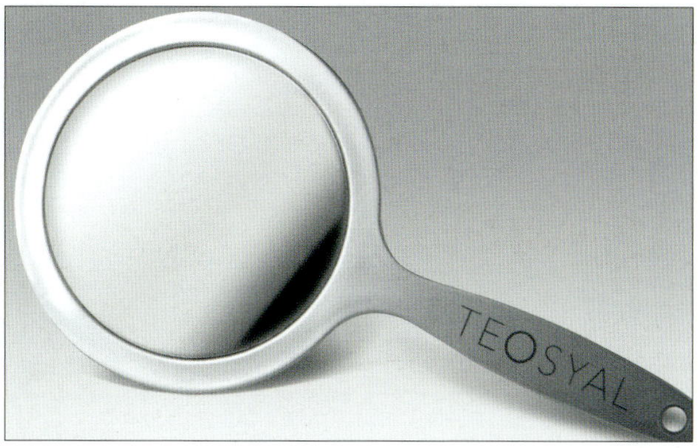

Si el paciente se inclina hacia adelante, el espejo de mano muestra con particular claridad las señales de envejecimiento en el rostro.

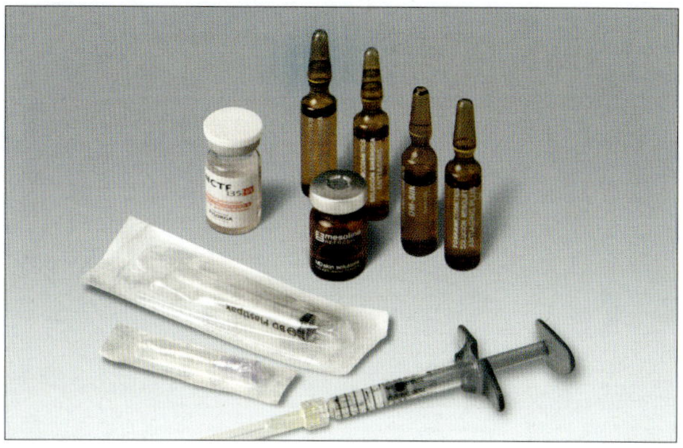

El material para el tratamiento se deberá tener en reserva en cantidad suficiente y correctamente almacenado. Siempre se debe observar la fecha de vencimiento.

8 Tratamiento

Intervalos entre tratamientos

El intervalo mínimo entre dos sesiones de mesoterapia es de una semana; p. ej.: fase constructiva en caso de caída del cabello (seis veces), luego transición –de ser necesario– a la fase de mantenimiento. El intervalo en el caso de luminosidad cutánea por mesoterapia y para tratamientos de celulitis es de 2 semanas en la fase constructiva, de acuerdo al estado inicial (tres a seis veces). En el caso especial de la lipólisis se deben observar intervalos de 4 a 6 semanas, el tiempo que requiere el proceso de degradación. En la fase de mantenimiento, muchas veces bastan refrescos mensuales, trimestrales o semestrales. Es importante que hayan desaparecido las eventuales huellas de tratamientos anteriores (p. ej. hematomas). No se debe volver a introducir la aguja en un hematoma (caso contrario se corre peligro de pigmentación).

Ambientación

Un entorno tranquilo y distendido es tan importante para los pacientes como un ambiente agradable (temperatura ambiente, ausencia de llamados telefónicos, personal atento). Para los tratamientos del rostro debería haber facilidades para desmaquillarse. También debería haber cintas disponibles para atar el cabello. El terapeuta mismo muchas veces necesita un anteojo con lupa, iluminación profesional, superficies de apoyo higiénicas y suficientemente grandes para guantes no estériles y zaleas, *pads* cosméticos y gasa absorbente de celulosa.

Con excepción del tratamiento de la caída del cabello (en posición sentado), se trabaja básicamente de decúbito. El paciente se acuesta en una camilla móvil o en un sillón de cosmética con recubrimiento de papel o funda de tela resistente al hervor, con rollo bajo las rodillas, almohada para la nuca y una manta en caso de necesidad.

Además resulta importante que haya lugar suficiente, p. ej. para un asistente y para tener la posibilidad de moverse en torno a la cabeza en los tratamientos del rostro.

Tratamiento previo y posterior

El tratamiento de luminosidad cutánea para rejuvenecimiento y regeneración del cutis se puede preparar adecuadamente y fomentar con uns exfoliación (*peeling*) leve. Esto se puede llevar a cabo p. ej. con ácido glicólico al 20% (p. ej. Glycopeel Filorga) o con una exfoliación con tricloracético suave (TCA secure de Toskani). La exfoliación quita las capas celulares queratósicas de la piel y mejora la incorporación posterior de los principios activos. En el caso de una piel sensible y delgada, puede necesitarse un tiempo de inactividad que haga necesaria una intervención en dos tiempos: primero la exfoliación y 1 a 2 semanas más tarde el tratamiento de luminosidad cutánea. Otro complemento del tratamiento de luminosidad cutánea es la mesomáscara, destinada a aclarar más aún la piel (p. ej. máscara *spot-out* de Toskani) y que se aplica en el intervalo del tratamiento. La importancia de los procedimientos de iluminación (*brightening*) aún se subestima mucho en Alemania. Están destinados a lograr una tez homogénea y no guardan ninguna relación con un blanqueamiento (*whitening*) artificial. Los estudios han demostrado que el mismo rostro con máculas actínicas se percibe como mucho mayor que con arrugas.

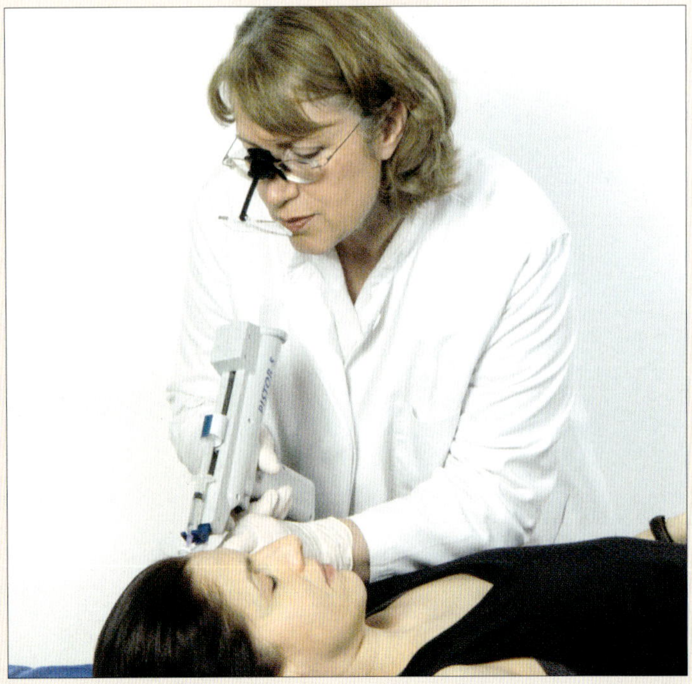

Se debe ofrecer un ambiente calmo y distendido para el tratamiento.

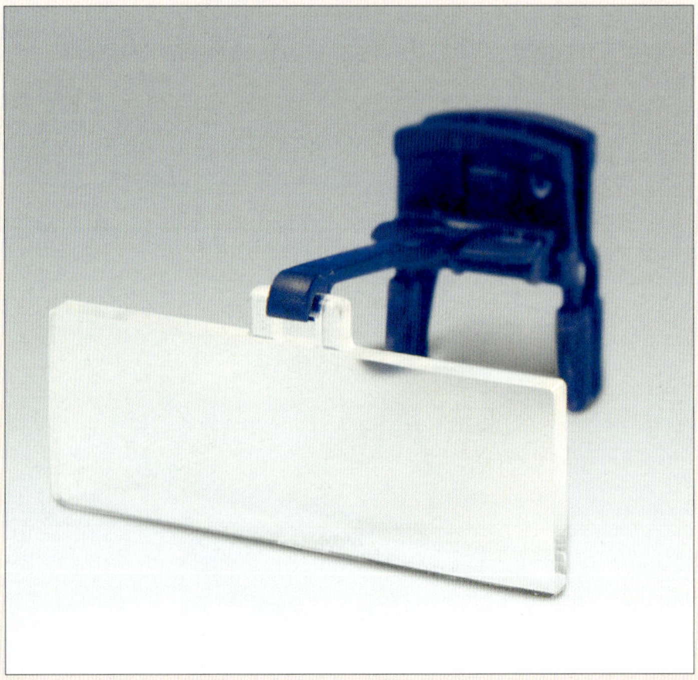

Los anteojos con lupa sustituyen el microscopio para operaciones. Aumentan al doble la superficie de la piel. De este modo se reconocen con mayor facilidad y se pueden evitar las impurezas de la piel y las venas superficiales.

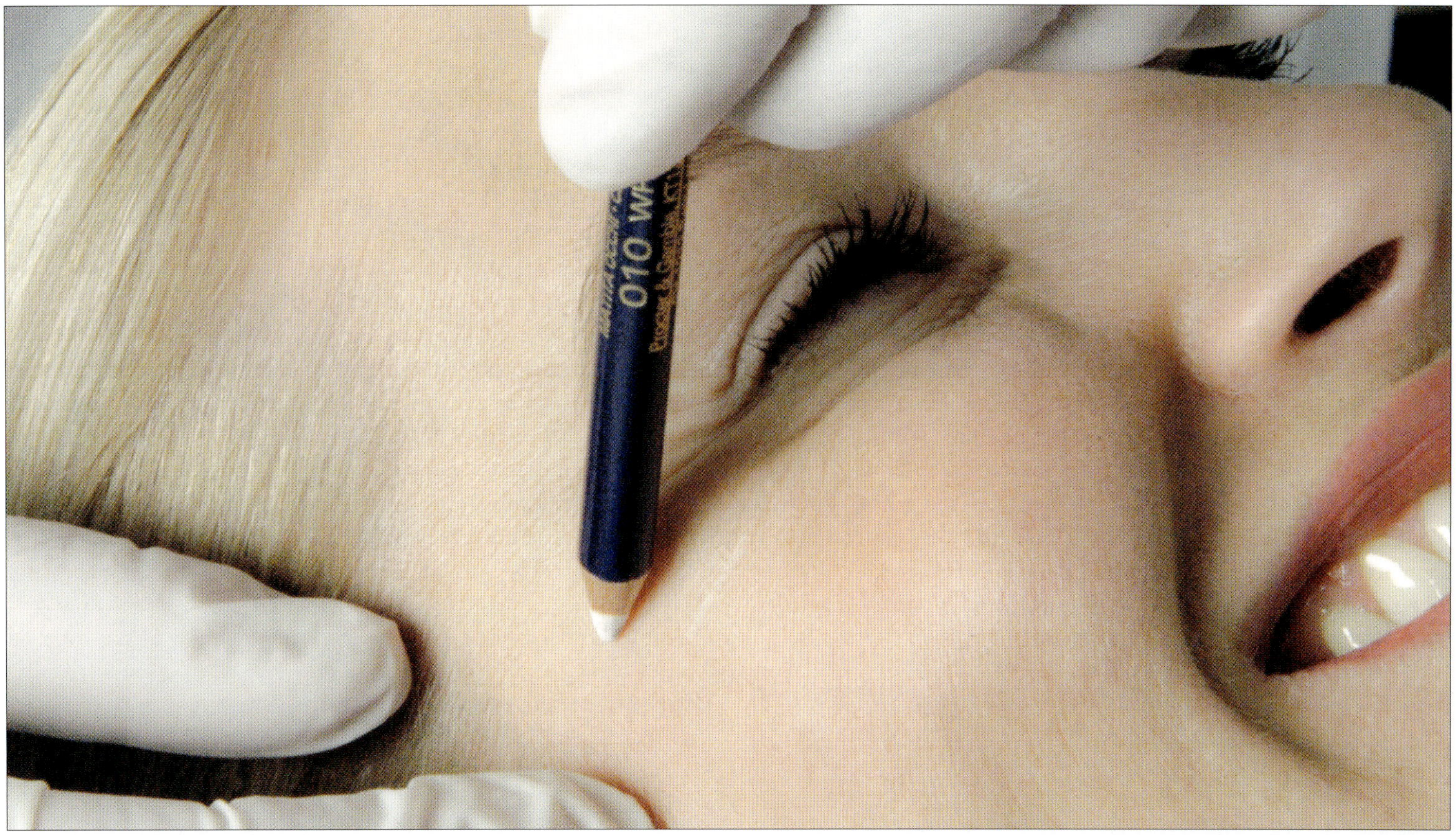

Para marcar y tratar se requiere una buena iluminación.

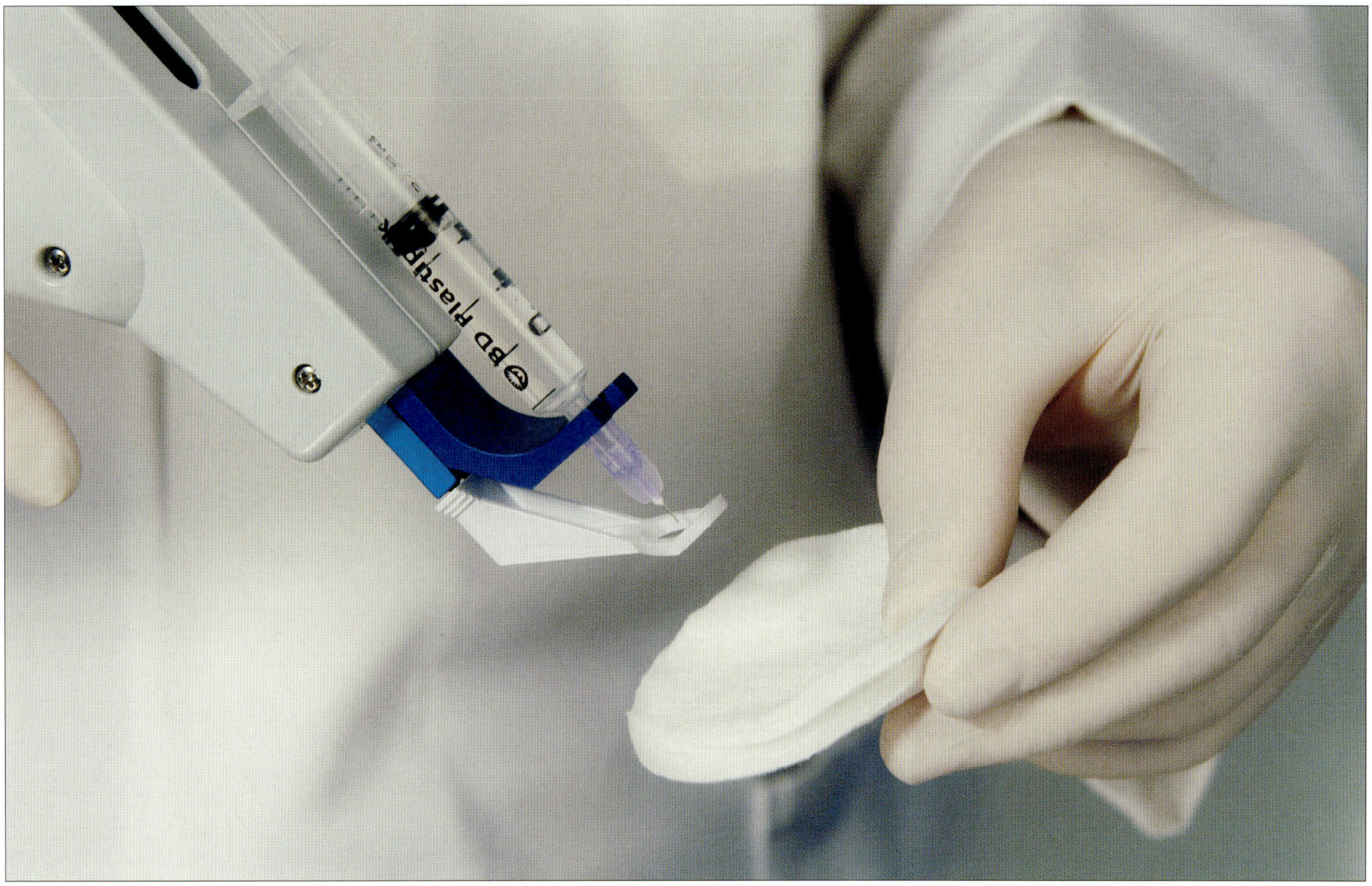

La permeabilidad de la aguja y la viscosidad adecuada del líquido se verifican antes del tratamiento. En el modo de salvas debe "saltar" una gota por cada disparo.

Puesto que la mesoterapia es un método muy leve y mínimamente invasivo y que trabaja con microinyecciones, solo se recurre a una crema anestésica en muy pocas áreas (frente, zona de la boca y los ojos) y no en todos los pacientes. La crema Emla® requiere de un tiempo de acción más prolongado, en lo posible debe cubrirse la zona con un film oclusivo. Una receta magistral de efecto más intenso con dosificación elevada de lidocaína / tetracaína puede acelerar notablemente el procedimiento. Para el tratamiento también se cuenta con numerosos productos. A modo de ejemplo, cabe mencionar *Pre/Post-Injection-Creme* y el práctico *Covering-Repair* (crema de cobertura tonalizada con distintos tintes de piel con AH, extracto de árnica y pigmentos) de la compañía suiza Teoxane. Para aplicación inmediatamente posterior al tratamiento también son adecuados Cicaplast® de La Roche Posay, Vitamin K Creme Toskani o el Rescue Gel biológico de Living Nature™ con miel y aceite de manuka. Para edemas reactivos más intensos se deberá contar con elementos refrigerantes en el consultorio, p. ej. refrigerantes descartables. Las reacciones inflamatorias más intensas o los hematomas, p. ej. después de lipólisis, se pueden curar externamente con vendajes funcionales (*taping*) o Retterspitz®. Ha dado buenos resultados la administración de glóbulos de D6 árnica después del tratamiento, como medida de rescate. Se debe indicar a los pacientes que se comuniquen de inmediato si perduran las reacciones cutáneas o presentan otras molestias. También puede ser adecuado fijar una cita de control. Quien tenga una actividad comercial puede ofrecer en venta un cuidado médico, p. ej. los productos Restar, dermatológicamente desarrollados y económicos, que se pueden adquirir por intermedio de www.mesotherapie-shop.de. En todo cuidado diurno es importante un factor de protección solar suficientemente alto. Si el paciente desea una cosmética hormonal especial, p. ej. con androstanolona contra celulitis o estriol/17-alfa-estradiol contra el envejecimiento cutáneo en la mujer, se la puede obtener bajo receta.

Rezeptura® también produce un ungüento fuertemente anestésico y lo envía contra entrega de la correspondiente receta privada. Los costos por 100 mL de Rezeptura® son de aproximadamente 100 euros.

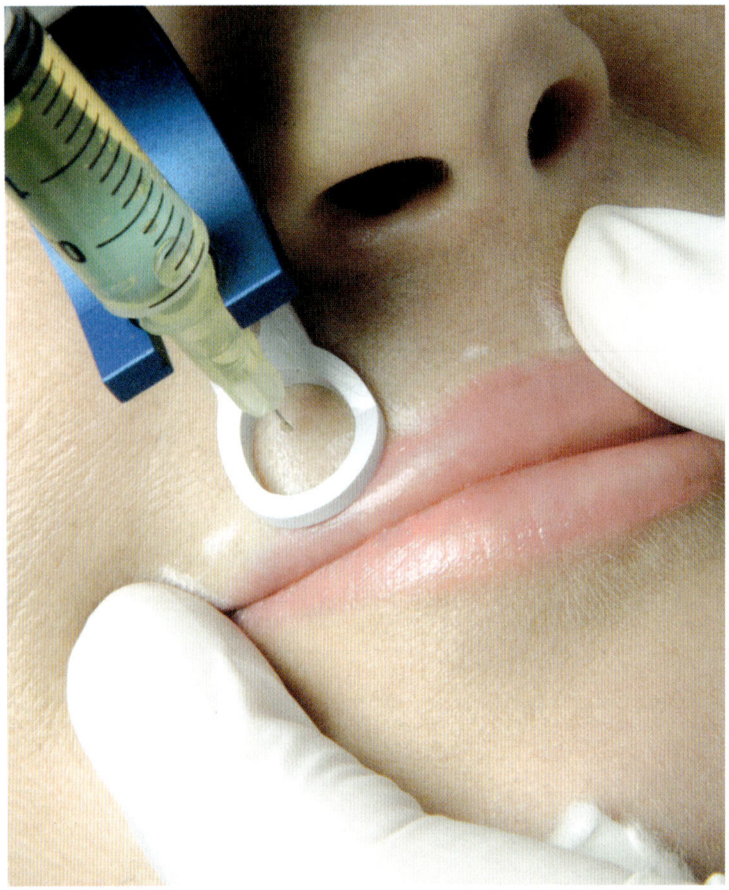

Las áreas sensibles del rostro, como la frente, el entorno de los ojos, la boca y los labios, se pueden anestesiar con una crema.

Ungüentos anestésicos para mesoterapia

- *Rp.* Lidocaína 23%
- Tetracaína-Base 3,5%
- Tetracaína-HCl 3,5%
- In Lipothene 133™-Base 100 g

Propiedades

Ungüento fuertemente anestésico para reducir los dolores de la inyección en mesoterapia, p. ej. en el área perioral.

Particularidades

- Efecto breve (cinco minutos).
- No requiere oclusión.
- Puede provocar irritación cutánea/rubor en personas sensibles.

Advertencia

No utilizar en grandes superficies.

Aplicación

Aplicar solamente en capas delgadas y en poca cantidad después de la desinfección de la piel y quitar los restos antes de comenzar la inyección.

Conservación

En heladera, ya que:

- Tiene una vida útil limitada.
- Es muy rendidor.

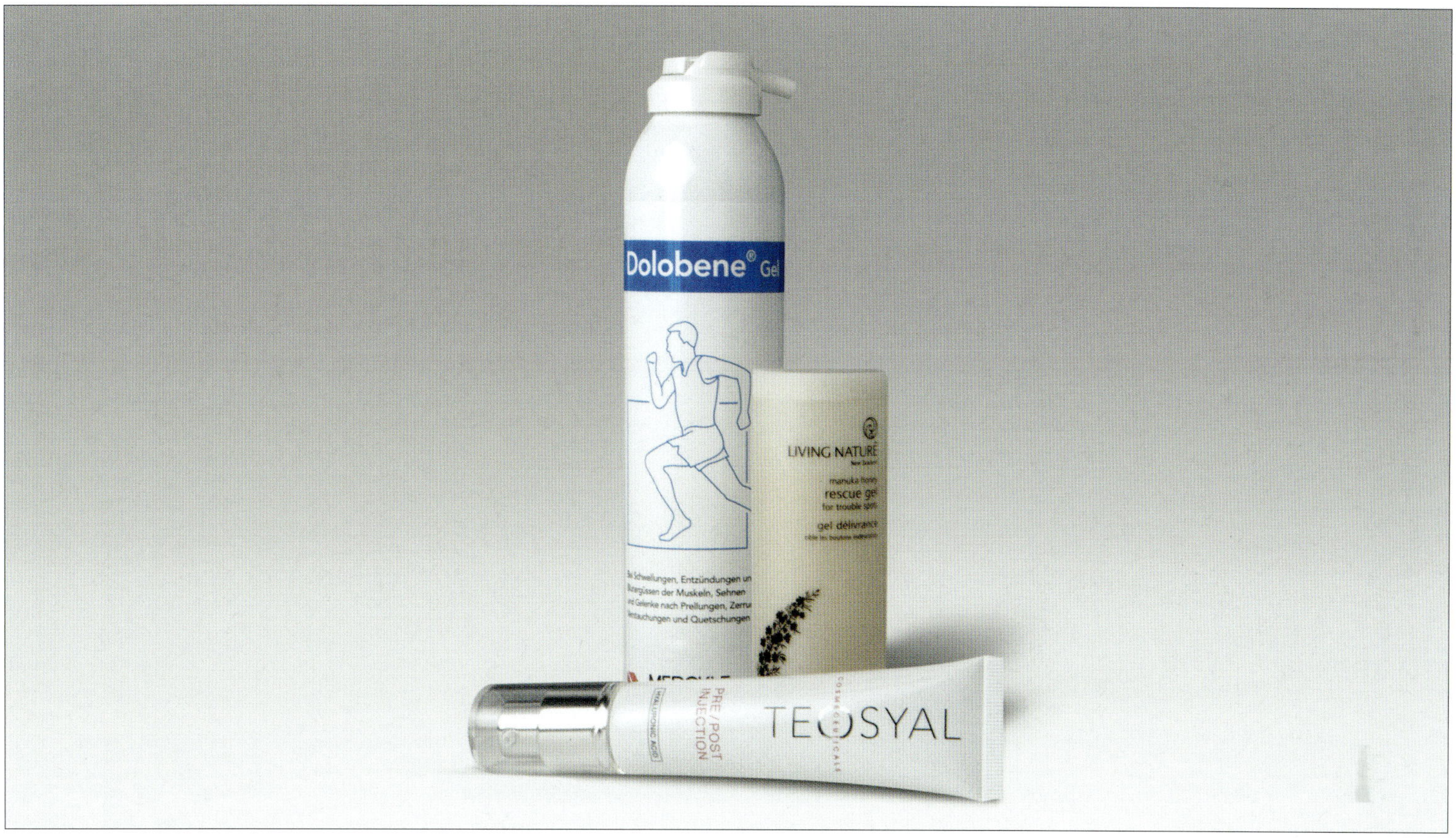

Diferentes productos de uso externo para el tratamiento posterior.

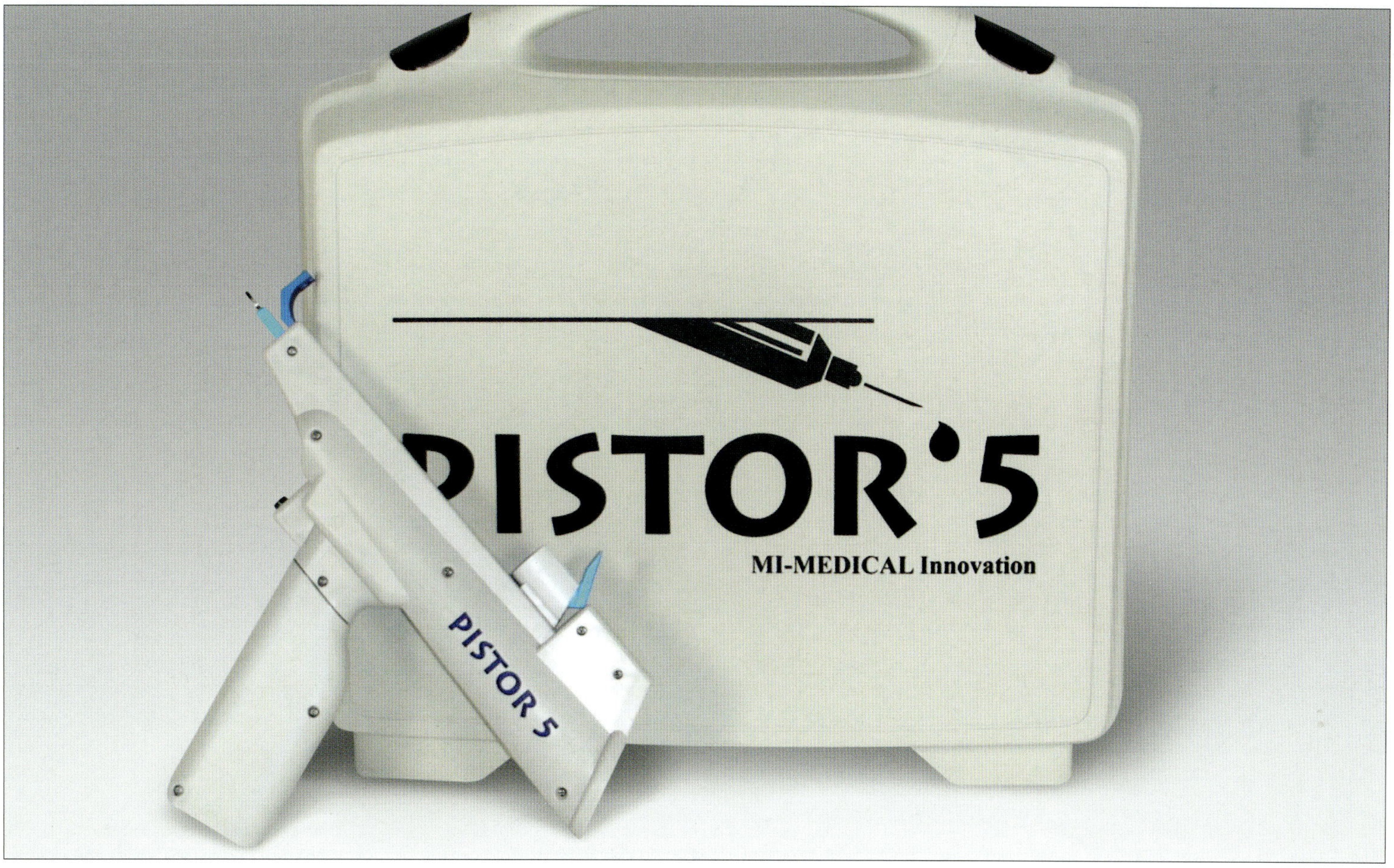

Algunos dispositivos electrónicos para mesoterapia con un estuche de transporte también se pueden utilizar en forma móvil.

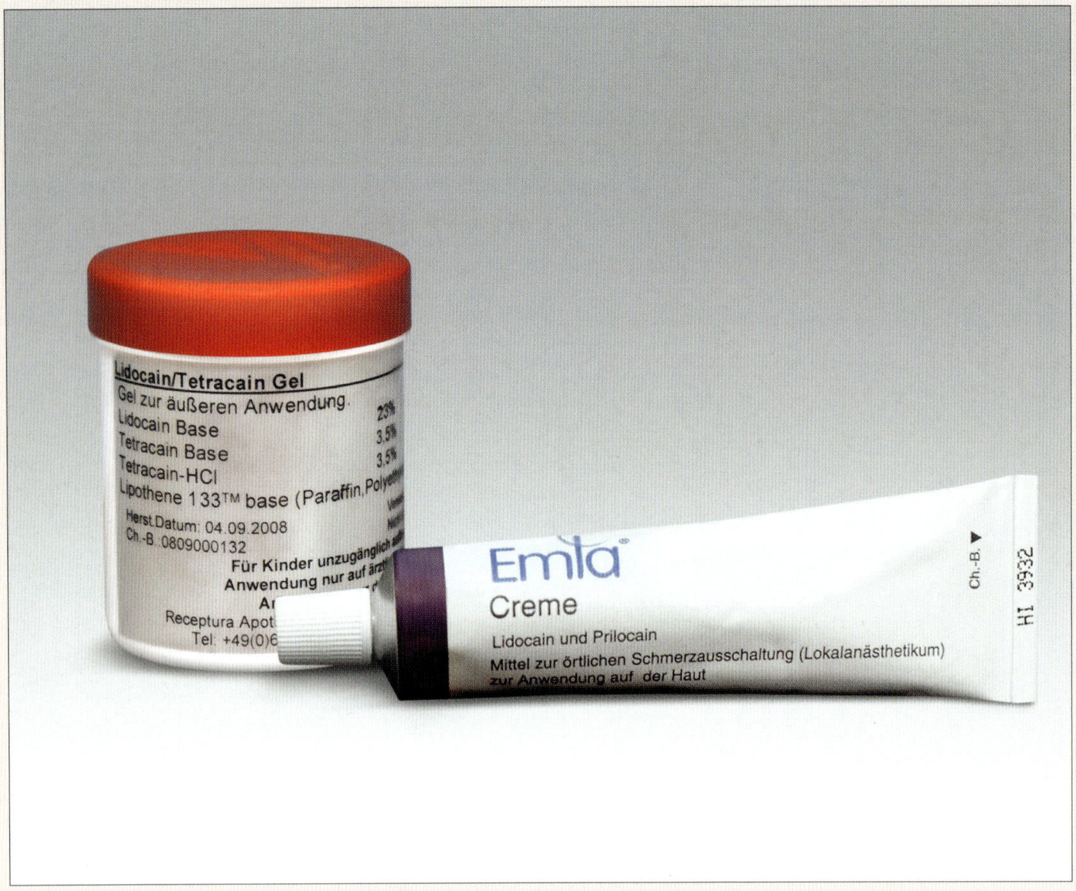

En los pacientes sensibles se pueden emplear anestésicos locales en base a lidocaína o tetracaína.

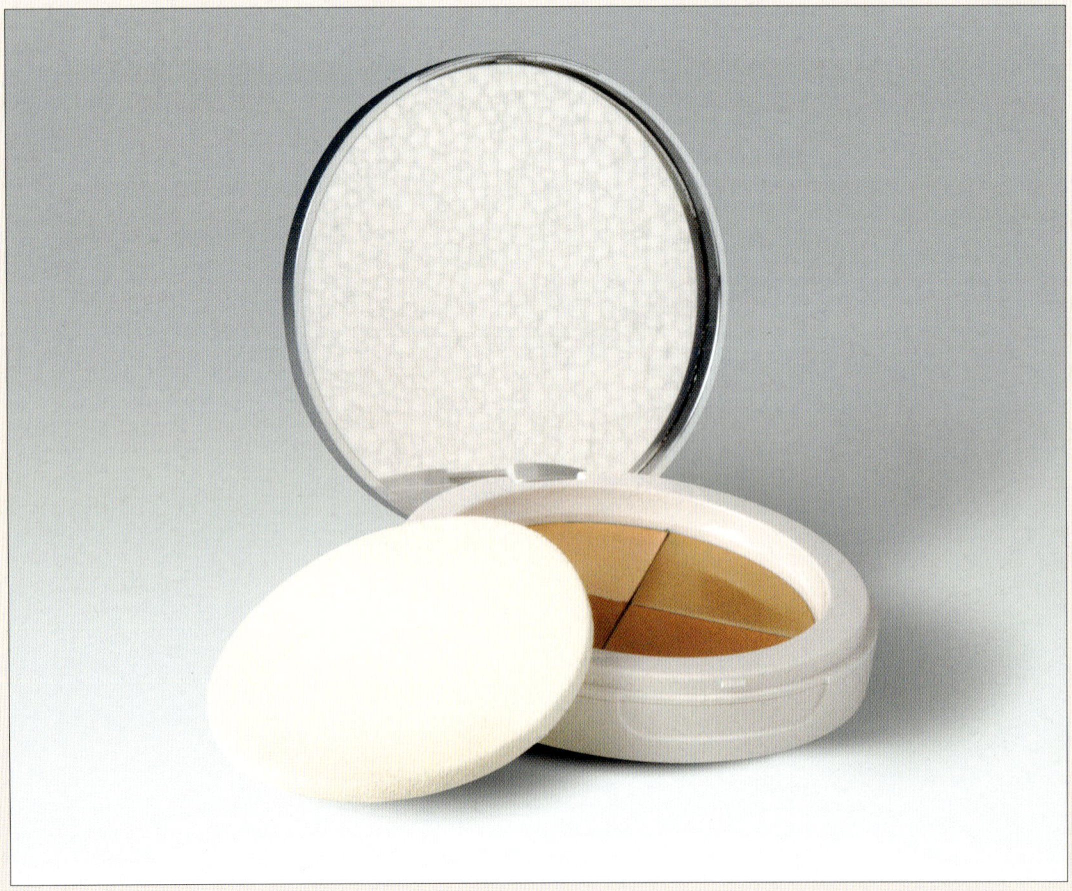

Un corrector medicinal con diferentes tonos de piel permite cubrir las eventuales huellas inmediatamente después del tratamiento mediante un hisopo.

9 Aplicaciones regionales

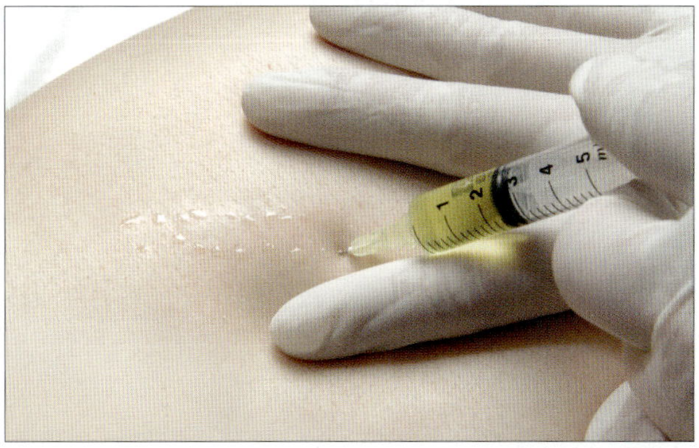

Mesoterapia para estiramiento y rejuvenecimiento de la piel..

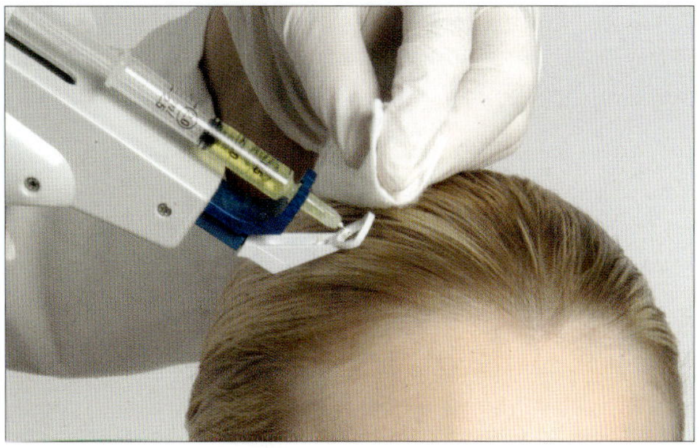

Mesoterapia para fomentar el crecimiento capilar.

Nota

A continuación se utilizan los siguientes dibujos:

- Línea punteada = técnica epidérmica
- Puntos grandes grises = técnica serial de punciones individuales
- Puntos grandes oscuros = infiltraciones

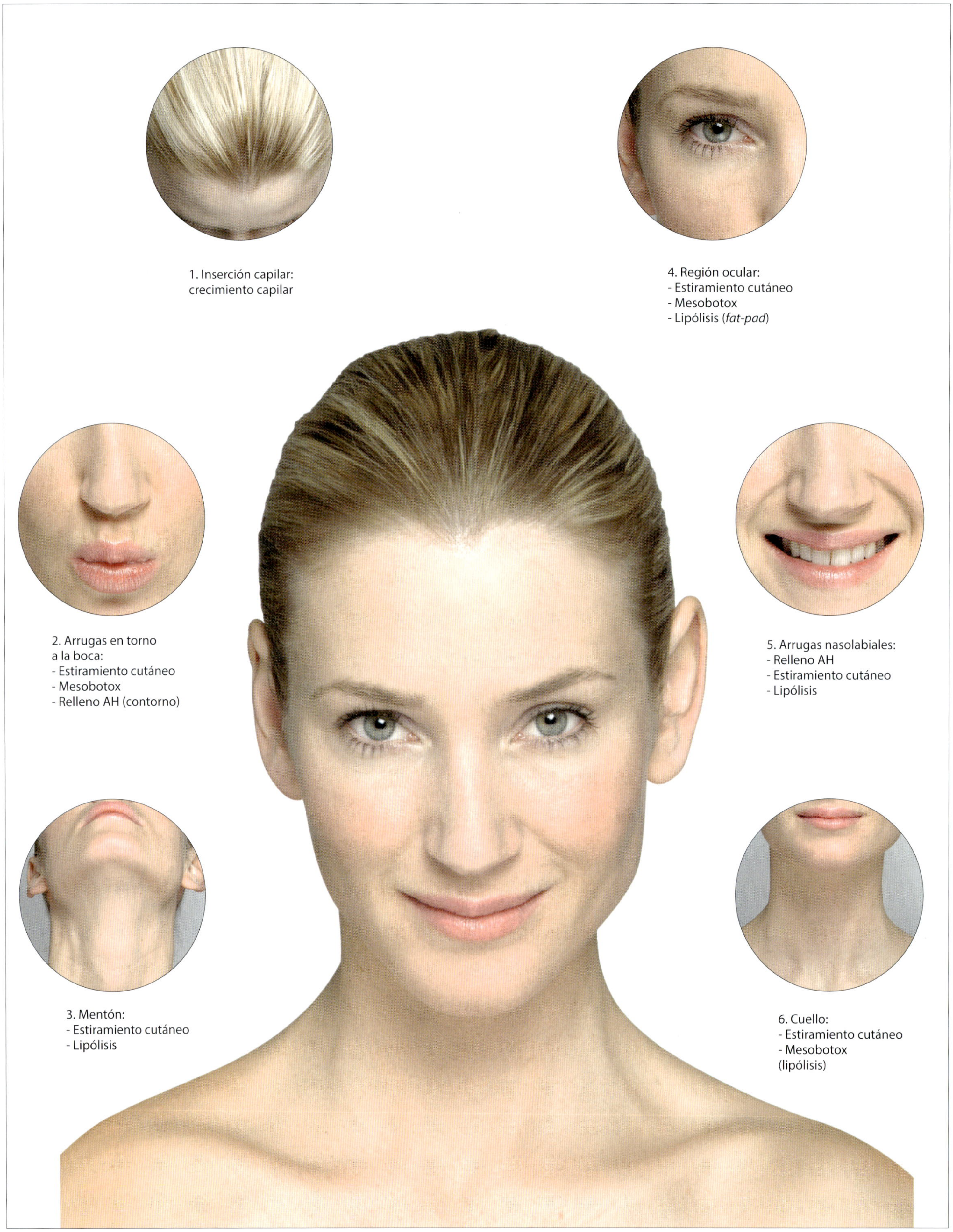

Áreas de tratamiento en el rostro y posibles combinaciones terapéuticas.

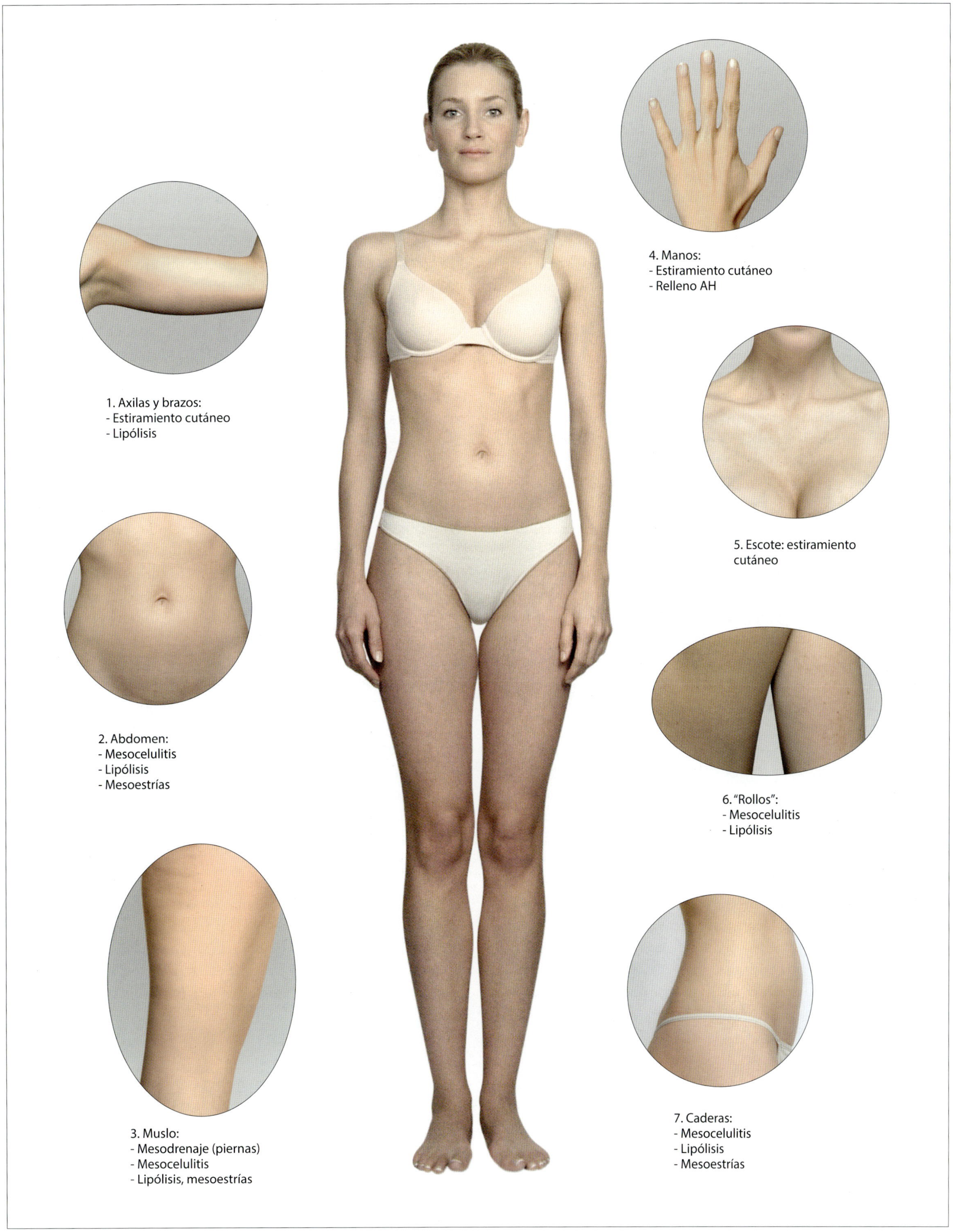

Áreas de tratamiento en el cuerpo y posibles combinaciones terapéuticas.

9 Aplicaciones regionales

Un gran grupo destinatario de tratamientos mesoterapéuticos son las manifestaciones no mórbidas que muchas veces resultan muy gravosas a los pacientes y por ello requieren de un tratamiento. En muchos países, el tratamiento exitoso de las manifestaciones de envejecimiento cutáneo, celulitis, caída del cabello y debilidad del tejido conjuntivo ha hecho que se imponga la mesoterapia. Sin intervenciones quirúrgicas permite intensificar la circulación sanguínea y linfática, desintoxicar y regenerar los tejidos para lograr así una mejor apariencia. Este innovador método terapéutico se caracteriza por la gran satisfacción de los pacientes, una demanda reducida de tiempo y un bajo costo material. Luego de una serie constructiva de dos a seis sesiones (de acuerdo al grado de las modificaciones molestas), en algunos casos se requiere una terapia periódica de mantenimiento.

Los intervalos entre tratamientos varían desde una vez al mes hasta cada tres a seis meses.

Ejemplo de asistencia prolongada: prevención del envejecimiento cutáneo, caída andrógena del cabello, insuficiencia venosa-linfática. En muchos pacientes también se logra un efecto duradero y el tratamiento recién se retoma luego de algunos años o cuando resulte necesario.

Ejemplo de asistencia breve: caída difusa del cabello, celulitis/lipólisis, cicatrices, estrías.

La primera sesión se destina a la reparación de tejidos. De este modo se ponen las bases para una regeneración sustentable. Se debe informar a los pacientes en el sentido de que después de la primera vez aún no cabe esperar grandes milagros y que inclusive se deben esperar reacciones de primera vez. En los procedimientos indicados de la medicina estética no se pueden aplicar los mismos parámetros relativos a seguridad científica que se aplican en la medicina curativa. La evidencia suele encontrarse en la satisfacción de los clientes de acuerdo al lema: "Sobre gustos no hay nada escrito". Las mejorías percibidas en forma subjetiva se contraponen a relativamente pocas posibilidades de control practicable y objetivo. No existen lineamientos ni estudios doble ciego cuyos procedimientos mismos ya resultan difíciles de reproducir. Existen algunos estudios histomorfológicos como así también descripciones de casos, observaciones de uso y estudios in vitro. Solo una pequeñísima minoría de los clientes tolera biopsias. La documentación fotográfica estandarizada y de primera calidad con fines científicos se realiza en muy pocos consultorios estéticos. Esto se debe a la falta de tiempo y de posibilidades financieras entre los profesionales establecidos y a que esta terapia (aún) carece de una vinculación universitaria en Alemania. Los métodos de tratamiento médico utilizados en mesoterapia tampoco son de mayor interés para la industria farmacéutica o cosmética.

Estiramiento cutáneo, luminosidad, mesobotox

En relación con el envejecimiento cutáneo, se diferencia entre cambios debidos al envejecimiento biológico y aquellos causados por el medio ambiente o la conducta. La edad, los cambios hormonales y la nicotina, pero también el sol, el viento y el frío hacen que la piel pierda tensión, elasticidad y brillo.

Para demorar el proceso de envejecimiento es fundamental el cuidado temprano y permanente con cremas humectantes y productos antiedad con factor de protección solar. Pero la aplicación de cremas que solo actúan en las capas superiores de la piel no puede evitar la redistribución de la grasa típica que se produce con el aumento de la edad, ni tampoco la flaccidez y creciente atrofia de la piel. Con el curso de los años cambian los contornos faciales: la zona de las mejillas se hunde, se forman cachetitos de hámster y la zona submandibular se vuelve fláccida. Los ojos y la boca parecen más pequeños, los límites de los labios se desdibujan y la cara parece cansada. Las líneas se convierten en arrugas y grietas.

Si bien la cosmética decorativa en el rostro puede disfrazar mucho, el cuello y las manos siempre delatarán la verdadera edad. Se busca un método de tratamiento inocuo, sustentable y accesible para el rejuvenecimiento cutáneo que en el mejor de los casos pueda volver atrás el reloj. Con el tratamiento de luminosidad y estiramiento cutáneo se pueden contrarrestar de modo natural y global las consecuencias del envejecimiento cutáneo y sus causas. Resulta óptimo un tratamiento de luminosidad temprano, en cierto modo preventivo. En los casos más avanzados son prometedores los estiramientos cutáneos reiterados de antiedad, así como combinaciones complejas con rellenos AH, BTX, tratamientos de láser y exfoliaciones medicinales. Si se ha de emplear BTX para la composición de un rostro, entonces este tratamiento se deberá hacer siempre en primer término. El estiramiento cutáneo y el relleno AH se pueden aplicar después de dos semanas en una misma sesión, comenzando con el estiramiento cutáneo superficial y continuando por el aumento puntual de volumen.

En el consultorio el procedimiento es pragmático. Dependerá del estado y de los deseos del paciente. A veces los resultados se observan inmediatamente después de la primera aplicación o en los días subsiguientes, pero por lo general el éxito se acentúa con las repeticiones periódicas (efecto aditivo). Se logran mejorías ópticas y hápticas que se corresponden con los resultados de los estudios in vitro.

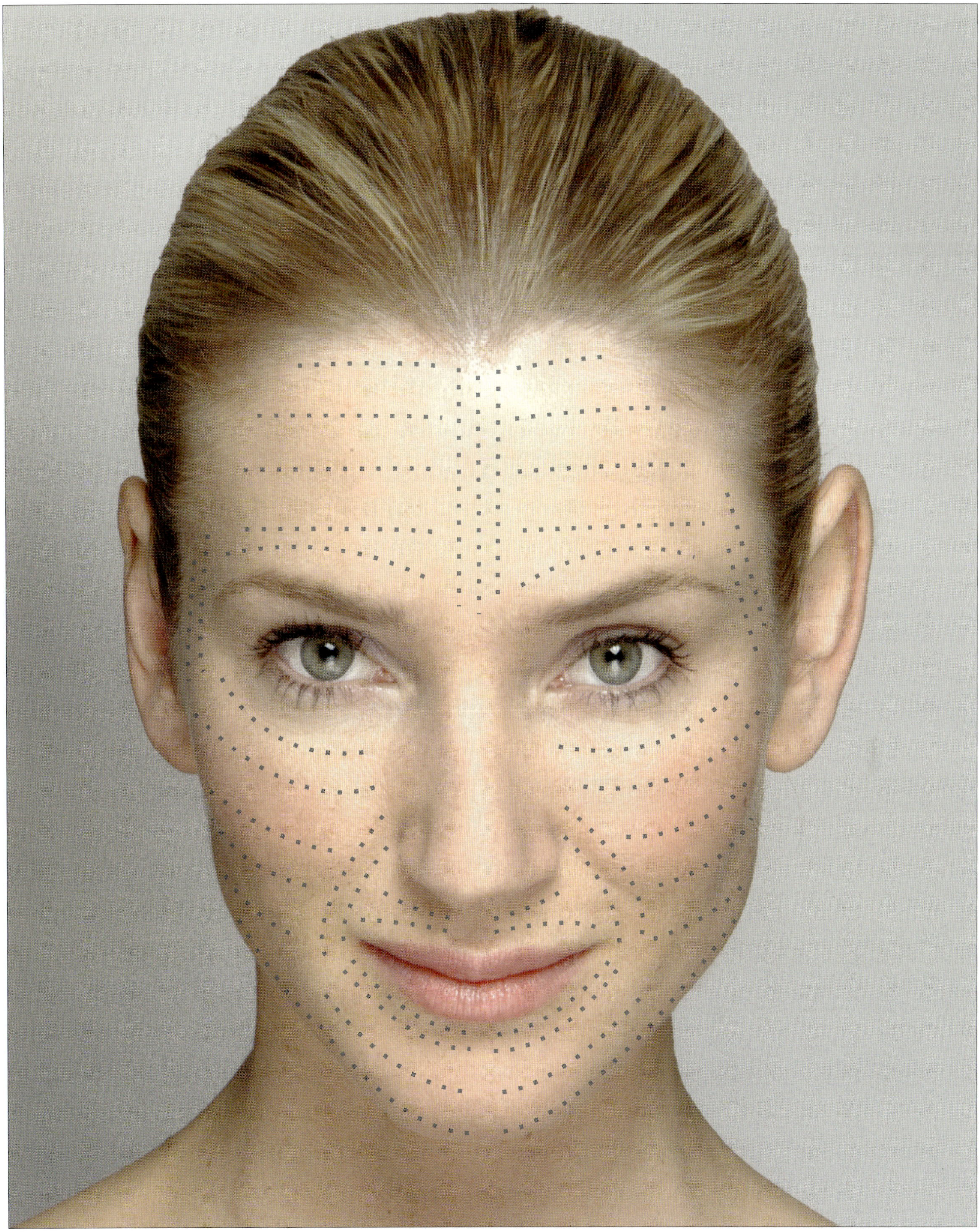

En la planificación del tratamiento facial se debe organizar la secuencia cronológica y la combinación de distintos procedimientos. Lipólisis, toxina botulínica, estiramiento cutáneo, relleno. La imagen muestra el esquema de inyección para el tratamiento epidérmico por estiramiento.

1. Estudio del Hospital Pitié-Salpêtrière. *Impact of injection mode on the anti-aging effect of mixture composed of hyaluronic acid and multivitamins injected using the U225 biophymed mesotherapy gun into human skin maintained in survival.* Paris 2006. El estudio in vitro sobre la efectividad del procedimiento de estiramiento cutáneo por mesoterapia llega a las siguientes conclusiones:

"El modelo de ensayo aquí utilizado, que estudia la piel humana en el proceso de envejecimiento, muestra puntos visibles y medibles de que la técnica de inyección de la mesoterapia utilizada con mucha frecuencia genera un efecto antiedad por la mezcla de los principios activos del ácido hialurónico y vitaminas. Se ha documentado este efecto antiedad con un incremento significativo del índice de mitosis del tejido celular (indicador de la regeneración celular) y con un aumento significativo del contenido de colágeno (indicador de la reestructuración dérmica)".

2. Estudio NCTF. Este estudio fue encargado por la compañía Filorga, el fabricante francés del compuesto revitalizante NCTF, que ha dado buenos resultados durante muchos años. El objetivo consistió en demostrar científicamente el potencial biorrevitalizador de la mezcla de nutrientes a través de un ensayo minucioso de laboratorio. NCTF 135® es una mezcla revitalizante compleja de:

- 13 vitaminas
- 23 aminoácidos
- 6 minerales
- 6 coenzimas
- 5 ácidos nucleicos
- 2 antirradicales
- + AH (0,025 en NCTF 135® o 5 mg/g en NCTF 135® AH)

Pruebas realizadas in vitro por un centro de investigaciones independiente, especializado en farmacología celular y molecular, demuestran la amplia eficiencia anti-aging:

Eficiencia antiedad
• Estimulación del crecimiento celular + 147% fibroblastos humanos en 72 h.
• Compactación activa de la dermis + 256% colágeno extracelular en 72 h.
• Protección celular + 90% protección ante radicales libres (después de 24 h de irradiación UVA y UVB).
• Regeneración viscoelástica + 366% expresión genética del inhibidor de elastasa.

Ambos estudios comprueban expresamente las experiencias positivas hechas en la clínica con el estiramiento cutáneo por mesoterapia. En tanto el primer tratamiento está destinado fundamentalmente a la reparación y estabilización de las estructuras de la piel previamente dañadas, después de la segunda y tercera sesión se manifiesta un marcado efecto de rejuvenecimiento ya que se logra una piel más tensa. La cantidad de tratamientos constructivos necesarios con un intervalo de 2 semanas en cada caso depende de las aspiraciones del paciente. En lo relativo al efecto óptico del aumento del volumen de piel, rige la experiencia de Fournier: "*Un mm en la cara es como un km en la calle*".

La dermis consiste mayormente en colágeno y tejido conjuntivo. El colágeno es una proteína estructural del tejido conjuntivo y le confiere la tensión o resistencia a la piel. Las células de la dermis en que se produce el colágeno, los fibroblastos, se activan por las mezclas de principios activos inyectados de modo que se fortalece el tejido conjuntivo de la piel y se activa la función celular.

NCTF 135® AH, Mesoline® refresh, Toskani Mezcla de preparados Antiaging, Toskani Mezcla de preparados Antiaging plus Mesolift, Toskani Mezcla de preparados Hautstraffung, Reparestim-HA® o Revitacare® son productos específicos de mesoterapia, que le suministran de forma óptima a la piel importantes vitaminas, minerales, antioxidantes, aminoácidos y otros elementos celulares, así como ácido hialurónico. Los principios activos biológicos inhiben, entre otras cosas, la degradación del ácido hialurónico gracias a los radicales libres y de este modo prolongan el efecto fijador de agua del polisacárido. La microinyección de los principios activos revitalizantes hace que se propicie el metabolismo y la actividad mitocondríaca de las células de la piel, así como el flujo sanguíneo y linfático, vale decir que se intensifique la microcirculación. El resultado es una desintoxicación y regeneración de la piel. Mejora la calidad de la piel y se puede fijar mejor la humedad de modo que esta se ve más tensa y elástica. Adquiere la radiación deseada y notablemente más volumen. Las pequeñas arrugas superficiales en la zona de la cara, del cuello y del escote se reducen por un período de hasta 18 meses.

Se deben realizar varias sesiones con intervalos de 2 semanas. La cantidad dependerá de la edad o del aspecto de la piel en cada caso y debe abarcar como mínimo tres tratamientos constructivos. Después del tratamiento, los pacientes no necesitan limitar sus actividades. En principio, el tratamiento se puede realizar en todas las zonas; por lo general, se selecciona el área de la cara y el cuello, el escote o las manos (dorsos y dedos). Las observaciones de la aplicación en 120 casos prácticos arrojaron un grado de satisfacción de 7,35 (escala de apreciación subjetiva de 1 a 10), con coincidencia entre médico y paciente. En el mundo entero ya se han realizado más de un millón de tratamientos de este tipo.

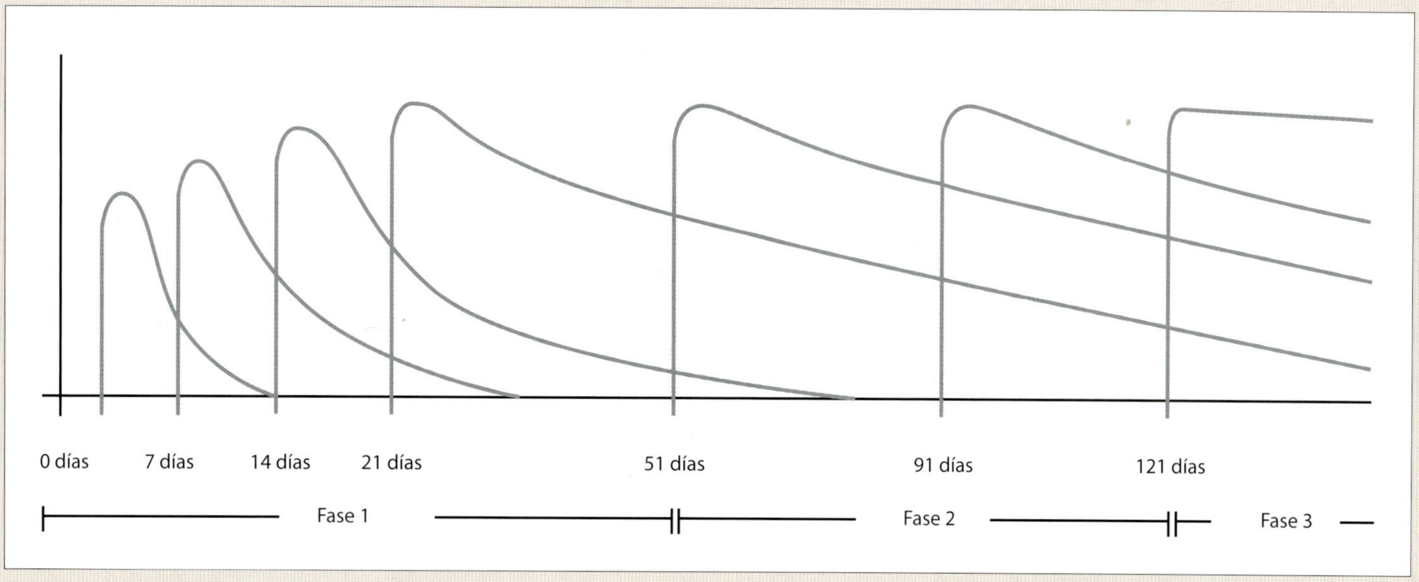

Efecto acumulativo de tratamientos reiterados de estiramiento de la piel sobre la revitalización celular y por lo tanto sobre el espesor y la calidad de la piel (modelo teórico). Fuente: Filorga, París.

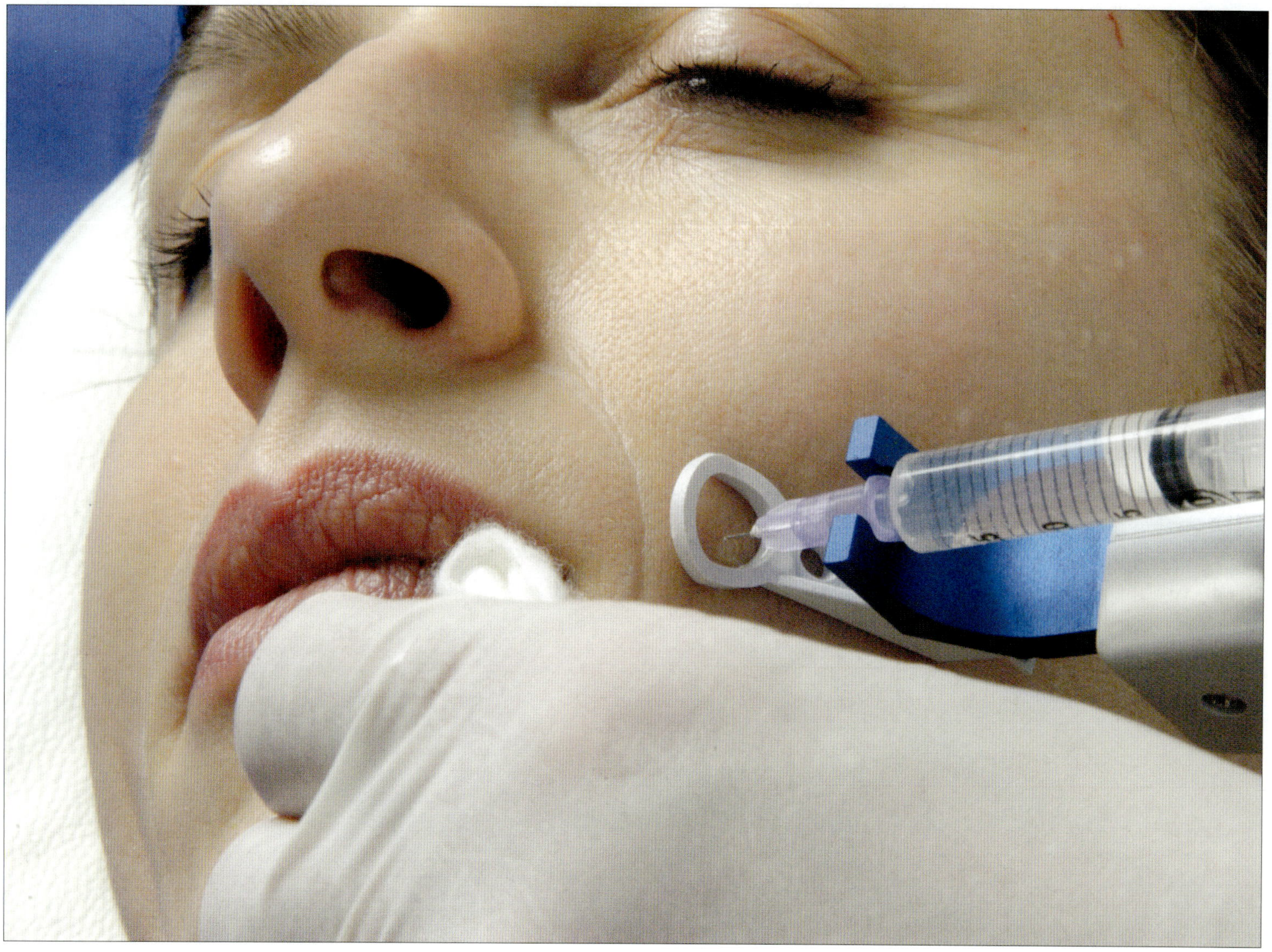

Las microinyecciones epidérmicas cubren grandes superficies del rostro, se excluyen solamente la nariz y los párpados. Una línea tenue sobre el rojo de los labios cura la piel agrietada y brinda un volumen bello y natural.

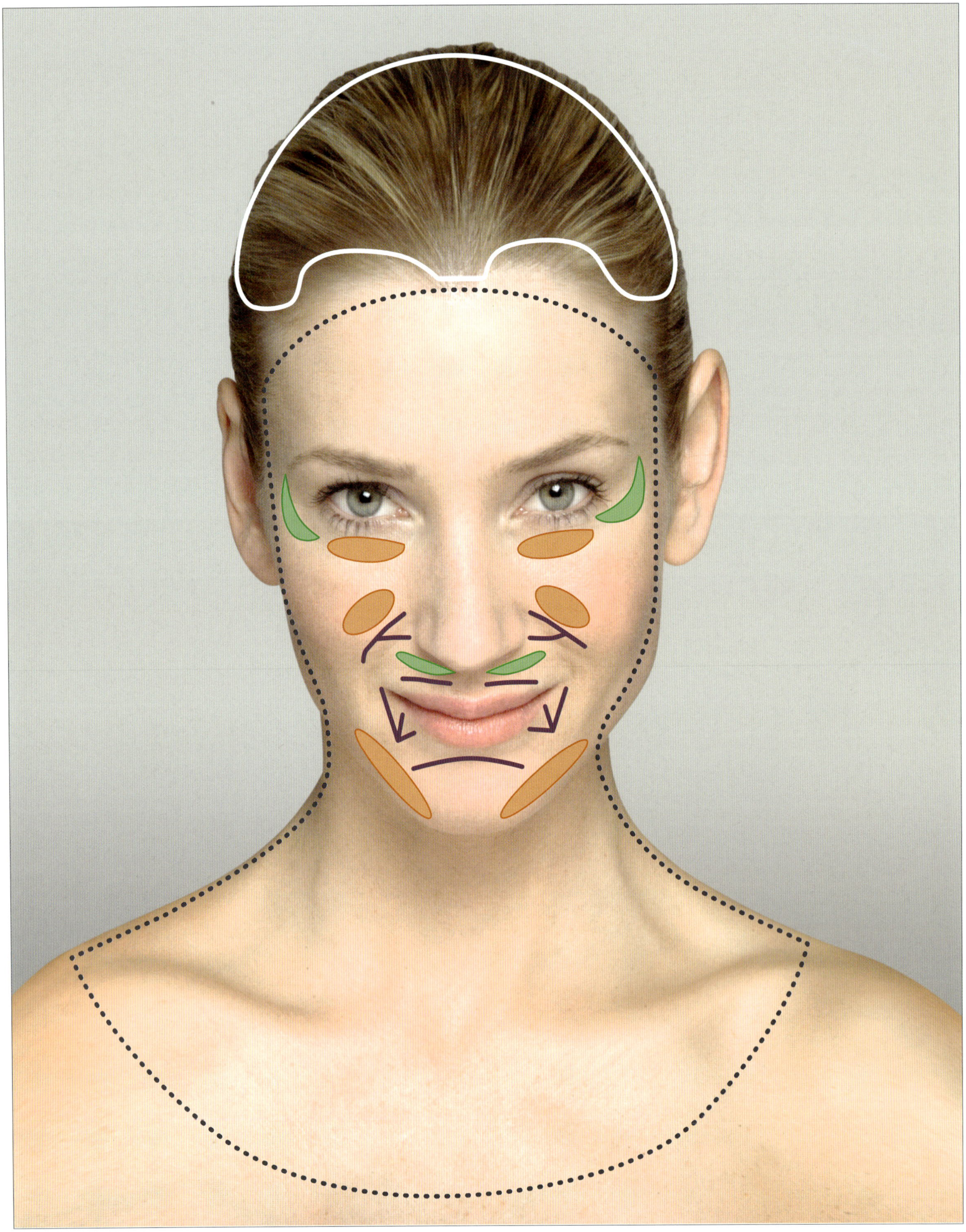

Combinación de diferentes procedimientos para el rostro: recubrimiento superficial con estiramiento cutáneo por mesoterapia (••••), aumento de volumen con rellenos (—), reducción de volumen por lipólisis (⬭), relajación muscular con mesobotox (⬭), tratamiento de la caída del cabello con crecimiento capilar por mesoterapia (▭).

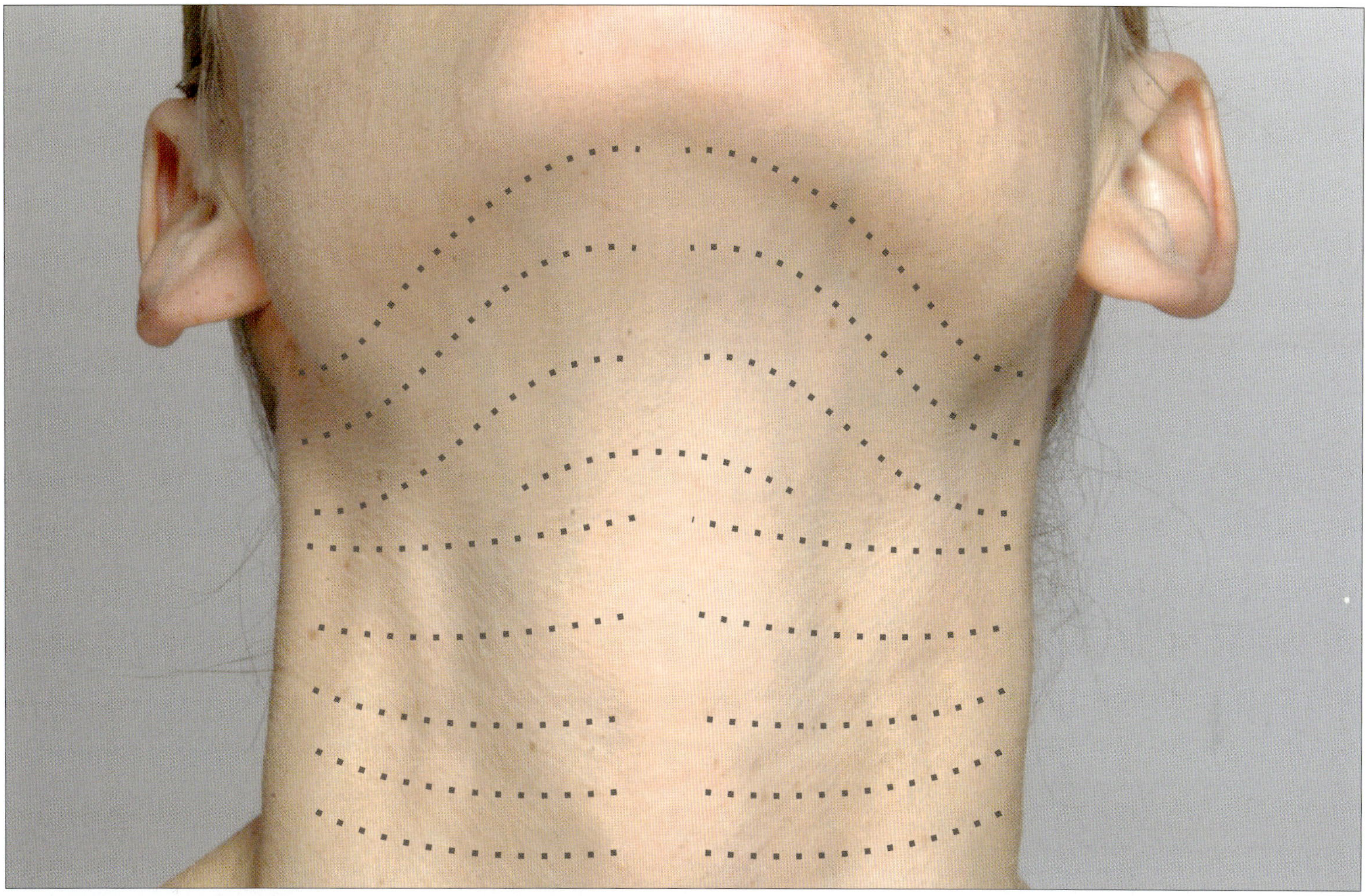

Esquema de inyección para el tratamiento por estiramiento epidérmico de la región submandibular.

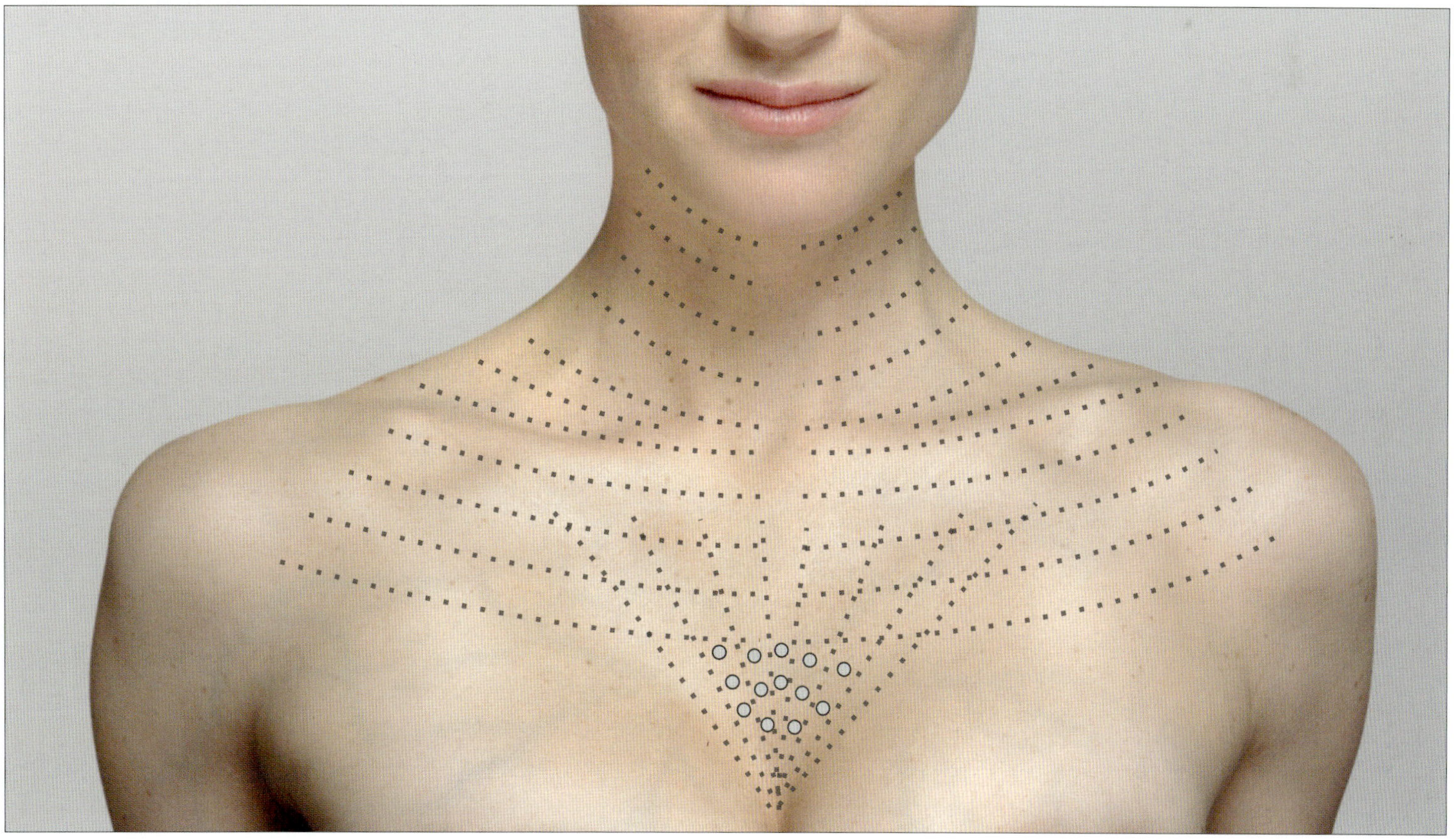

Rejuvenecimiento superficial de la piel por estiramiento cutáneo por mesoterapia para el cuello y el escote. Puntos = técnica de punción serial; líneas = técnica epidérmica.

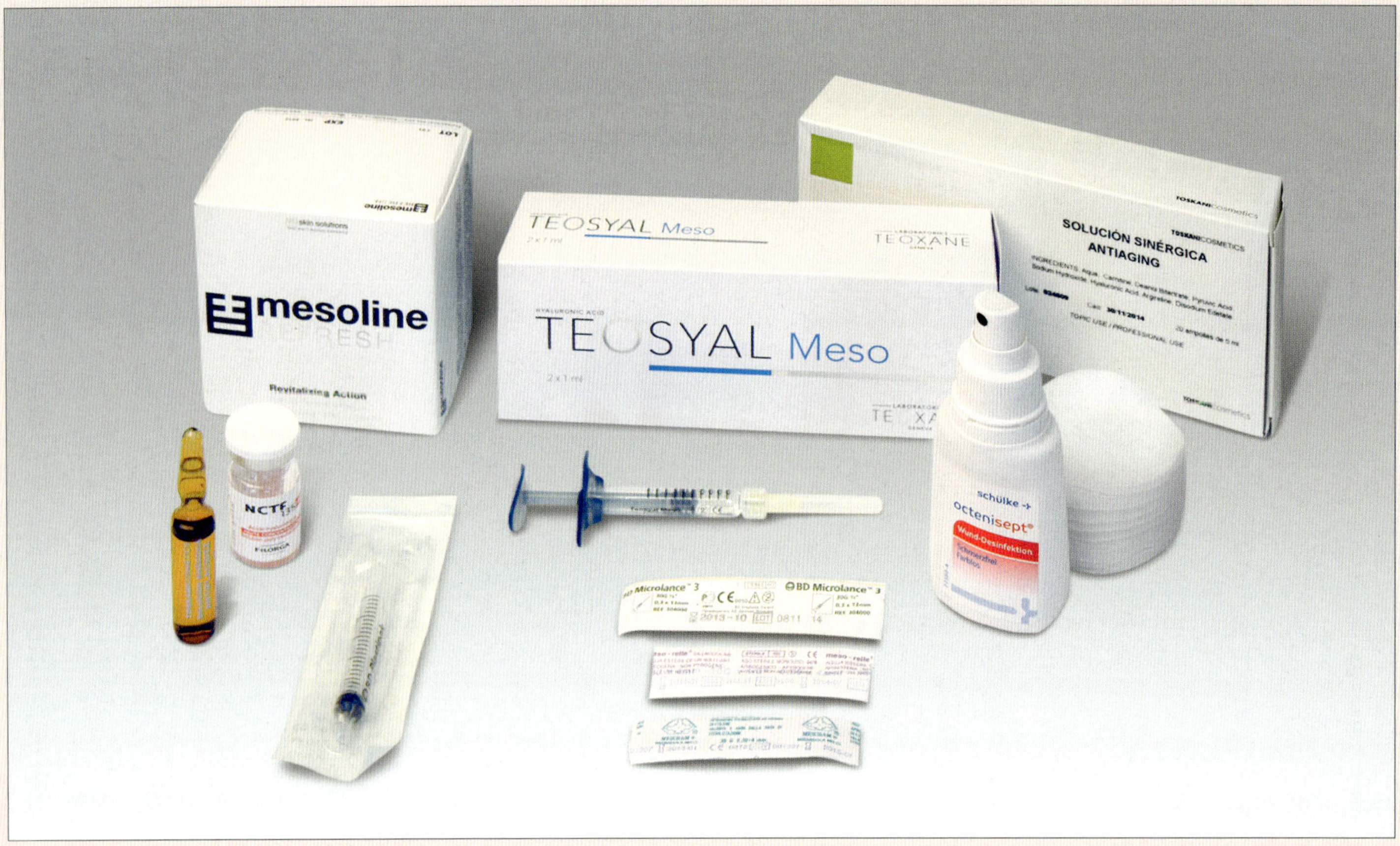

Materiales necesarios para el estiramiento cutáneo por mesoterapia.

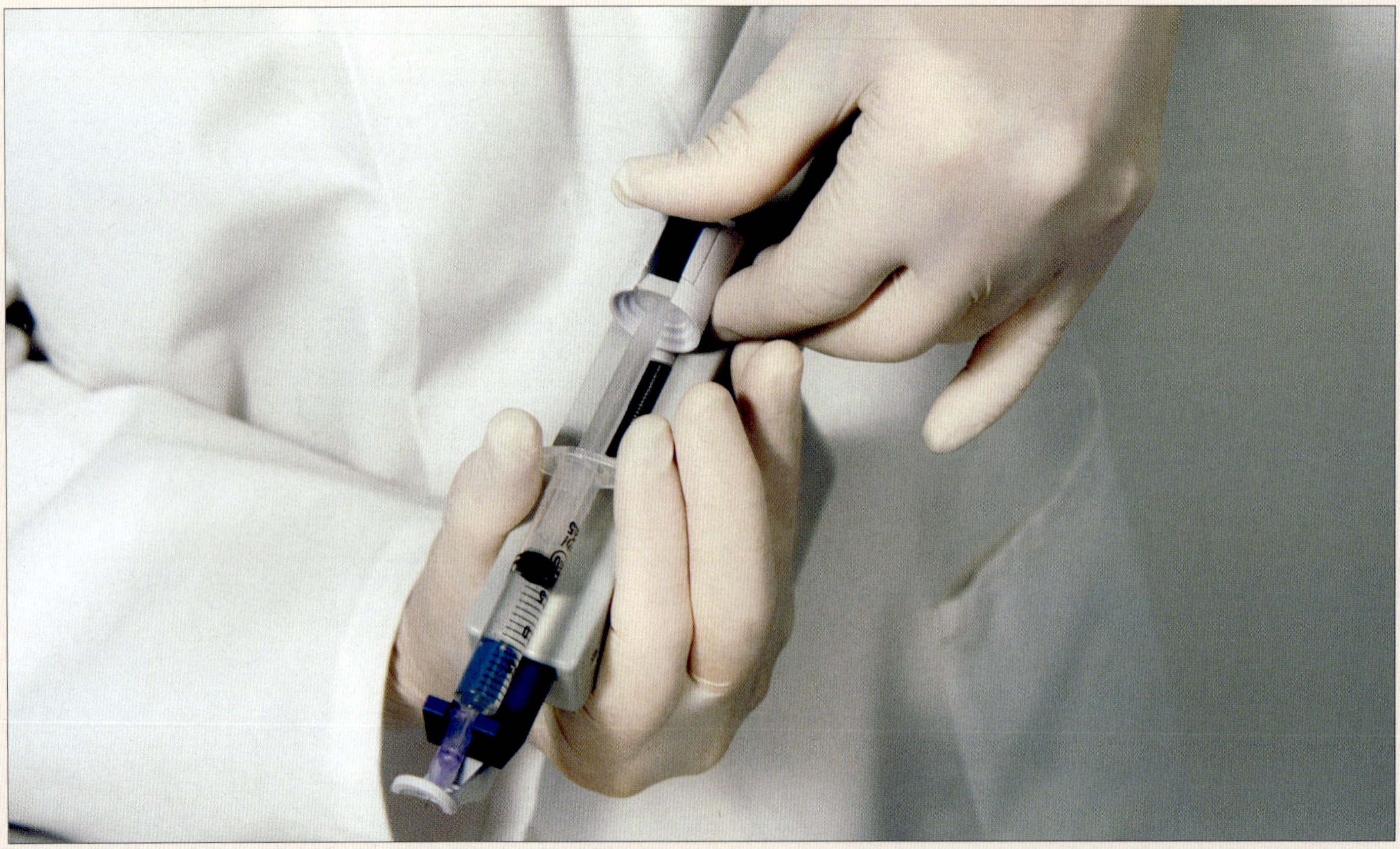

En el rostro se debería utilizar siempre un *mesogun*: la ilustración muestra la colocación y fijación de la jeringa en el aparato.

Preparación de una mezcla tensora

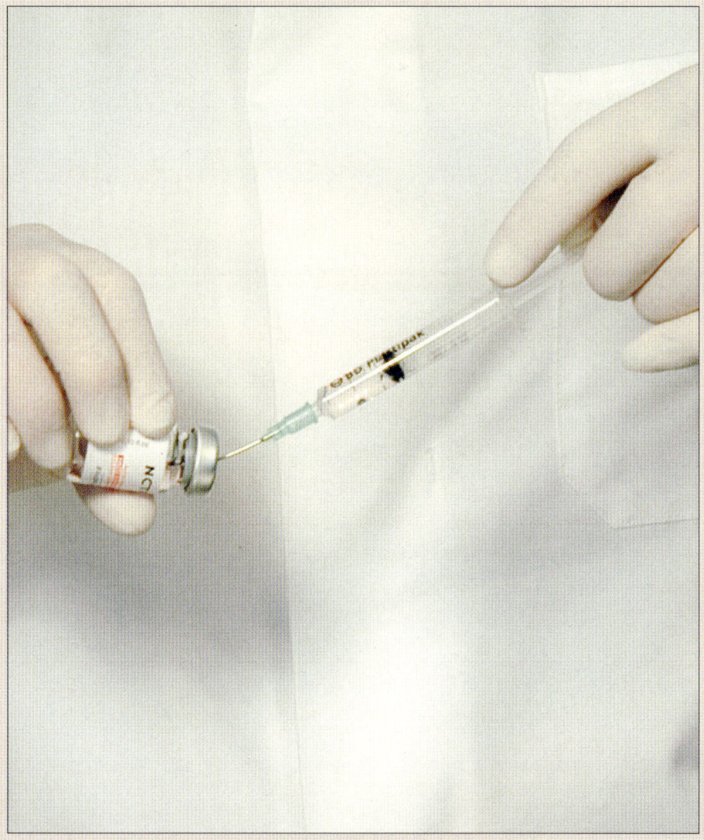

Carga de 1 mL de NCTF en una jeringa de 2,5 mL.

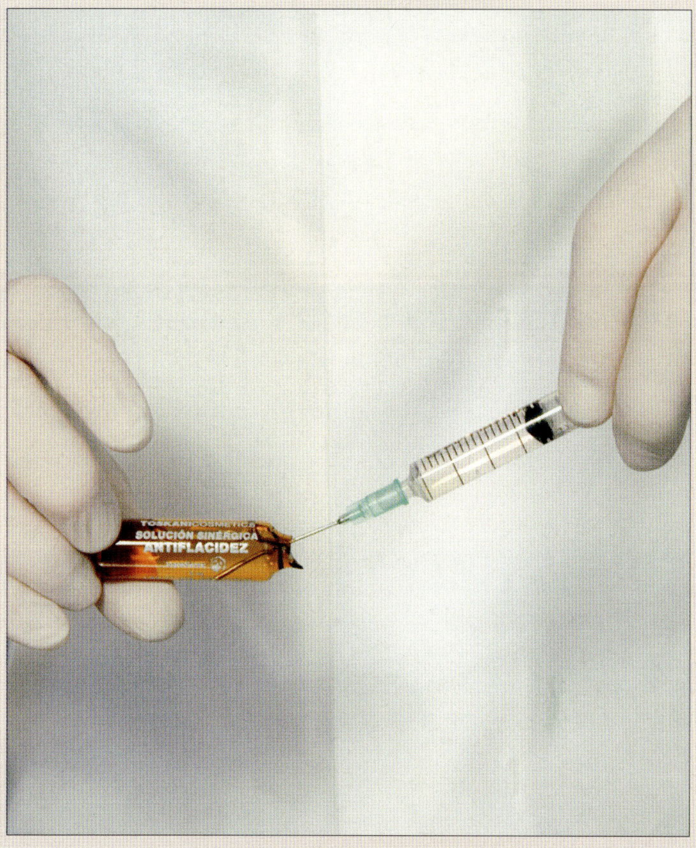

A esto se mezcla 1 mL de preparado tensor (preparado de Toskani o DM-Silk).

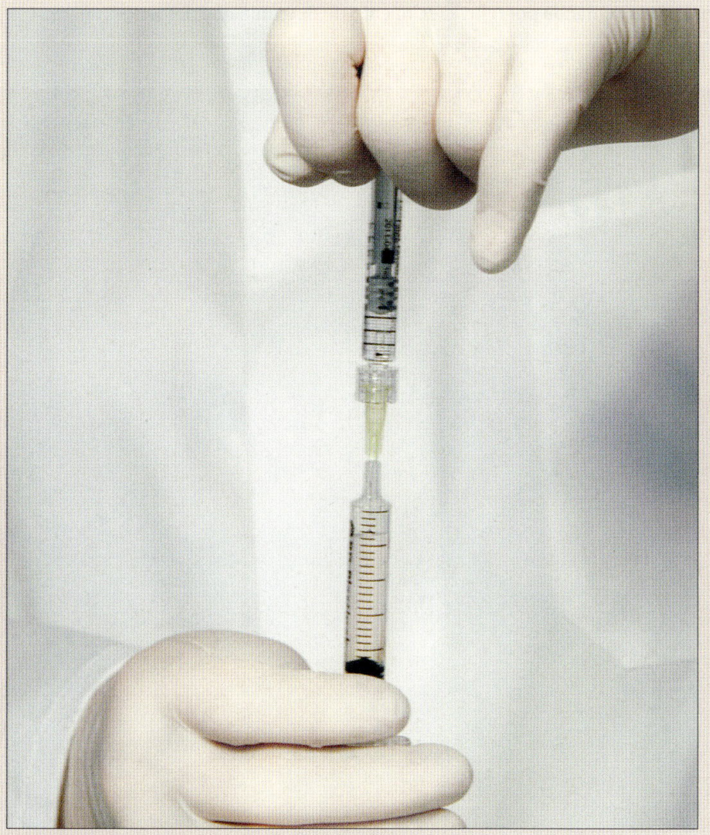

A la fase acuosa se le agregan ahora 0,3 mL de AH no reticulado mediante una aguja delgada.

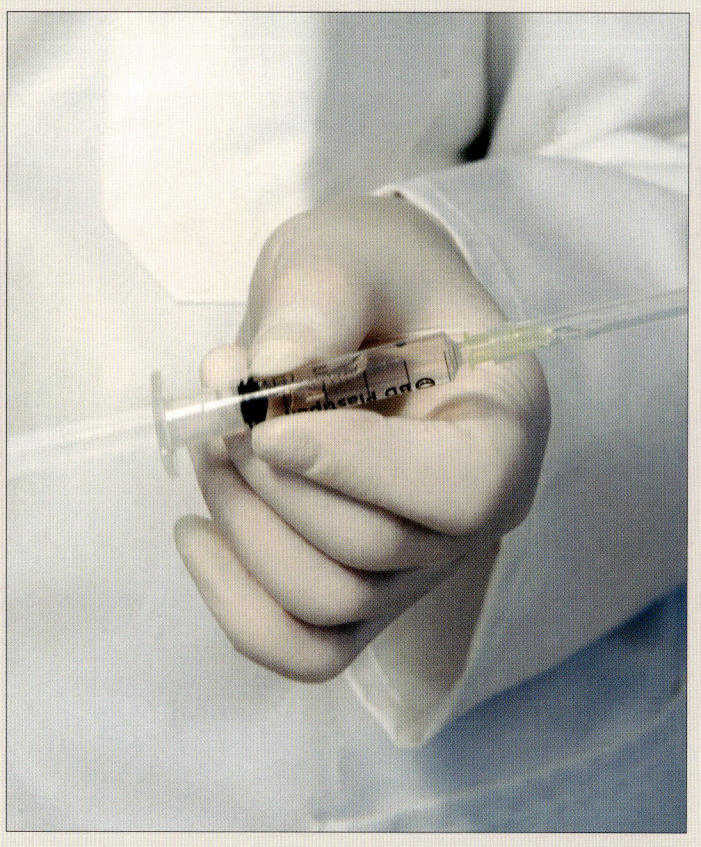

Se termina agitando levemente (homogenización). Se quita de la jeringa el aire excedente y se le coloca una aguja de 4 mm de longitud. Se debe verificar su permeabilidad; luego se puede colocar la jeringa dentro del dispositivo de inyección.

Mesobotox

Por mesobotox se entiende el uso adicional de pequeñas cantidades de toxina botulínica en una mezcla regeneradora, isotónica, para mesoterapia. La inyección no se realiza en un músculo, sino en forma intradérmica. Esto provoca una relajación directa de los pequeños músculos de la piel y, además, una leve relajación de los músculos más profundos (por difusión). Se emplean preparados adecuados a las necesidades individuales, p. ej., puntualmente para apertura de las áreas de la boca y los ojos (por cada labio y ojo 6 UI en 0,5 mL de preparado antiedad), en el cuello y el escote (10 UI en 1 mL de preparado antiedad cada uno). Pero también se pueden utilizar 20 UI en 2 mL de preparado antiedad para una relajación global del rostro. En los ojos, se debe observar el borde orbital como límite para las inyecciones. No cabe esperar efectos secundarios. Puesto que las cantidades de BTX muchas veces son muy reducidas, resulta práctico utilizar 50 UI (Bocouture® o Vistabel®) en lugar de 100 IE. El efecto se mantiene durante seis meses como mínimo y, quienes al principio son negadores escépticos del BTX, muchas veces encuentran así su puerta de ingreso al tratamiento clásico con este producto.

Los estudios anatómicos demuestran la gran complejidad en las relaciones anatómicas de una musculatura diferenciada del rostro, con frecuentes superposiciones y asimetrías, que dificultan una inyección intramuscular precisa. Es así que hay muchos argumentos a favor de la variante más suave del tratamiento botulínico. Los antiguos reparos con respecto a que el BTX no se podía mezclar sin perder su efecto pudieron superarse hace tiempo gracias a la evidencia clínica de la efectividad. Es importante que la mezcla sea isotónica y se aplique inmediatamente después de su preparación.

Técnica de las columnas de tensión

Una nueva técnica española incrementa el efecto del estiramiento cutáneo por mesoterapia mediante la generación de vectores de tracción. Logra una mayor tensión y relleno de las zonas con mayor flaccidez de los tejidos. Mediante infiltraciones puntuales de 0,5-1 mL de mezcla para estiramiento cutáneo por mesoterapia en puntos definidos se hacen inyecciones intradérmicas profundas y luego se distribuyen por masaje circular contra el hueso subyacente. La dilatación forzada de los tejidos conlleva a un leve efecto de relleno y levantamiento local. Las columnas de tensión se colocan en puntos estratégicos como las zonas temporales, para tensar y levantar la zona lateral de los ojos y media del rostro; el área paraoral, para tensar y levantar la zona bucal; y el ángulo entre el maxilar inferior y el cuello, para tensar y levantar el área del cuello.

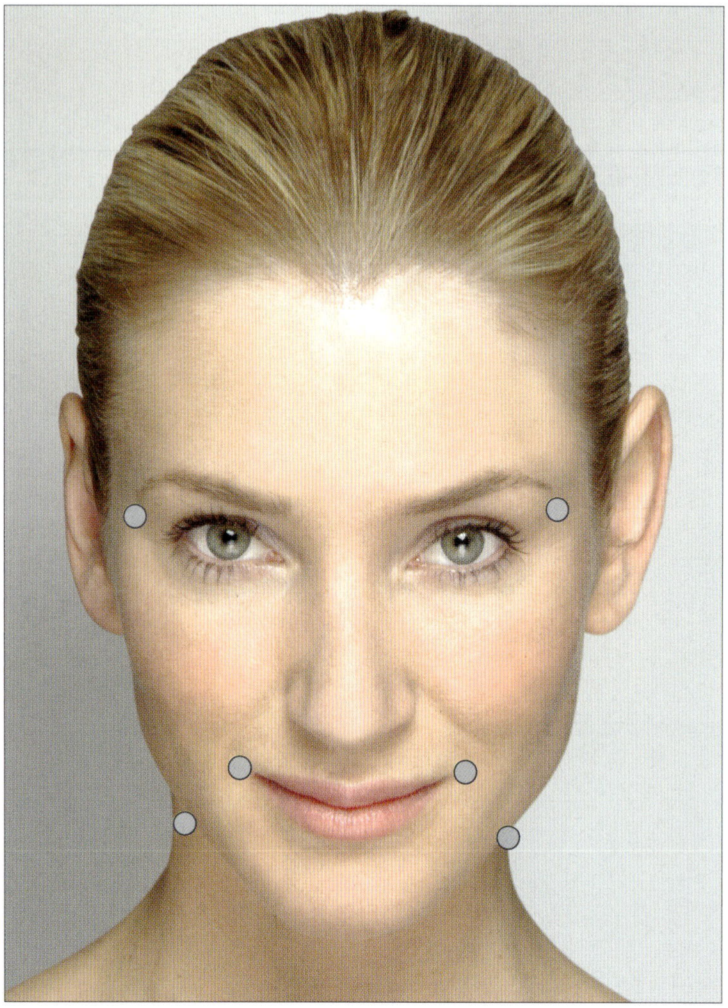

Ubicación anatómica de los puntos de inyección para las columnas de tensión, vista frontal.

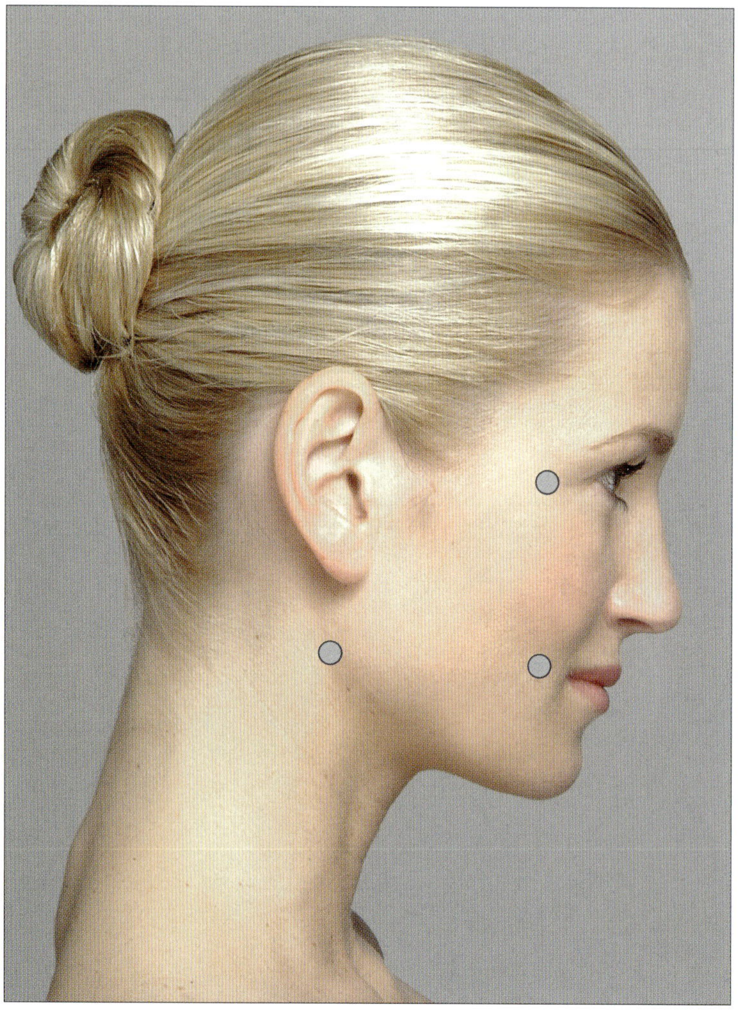

Ubicación anatómica de los puntos de inyección para las columnas de tensión, vista lateral.

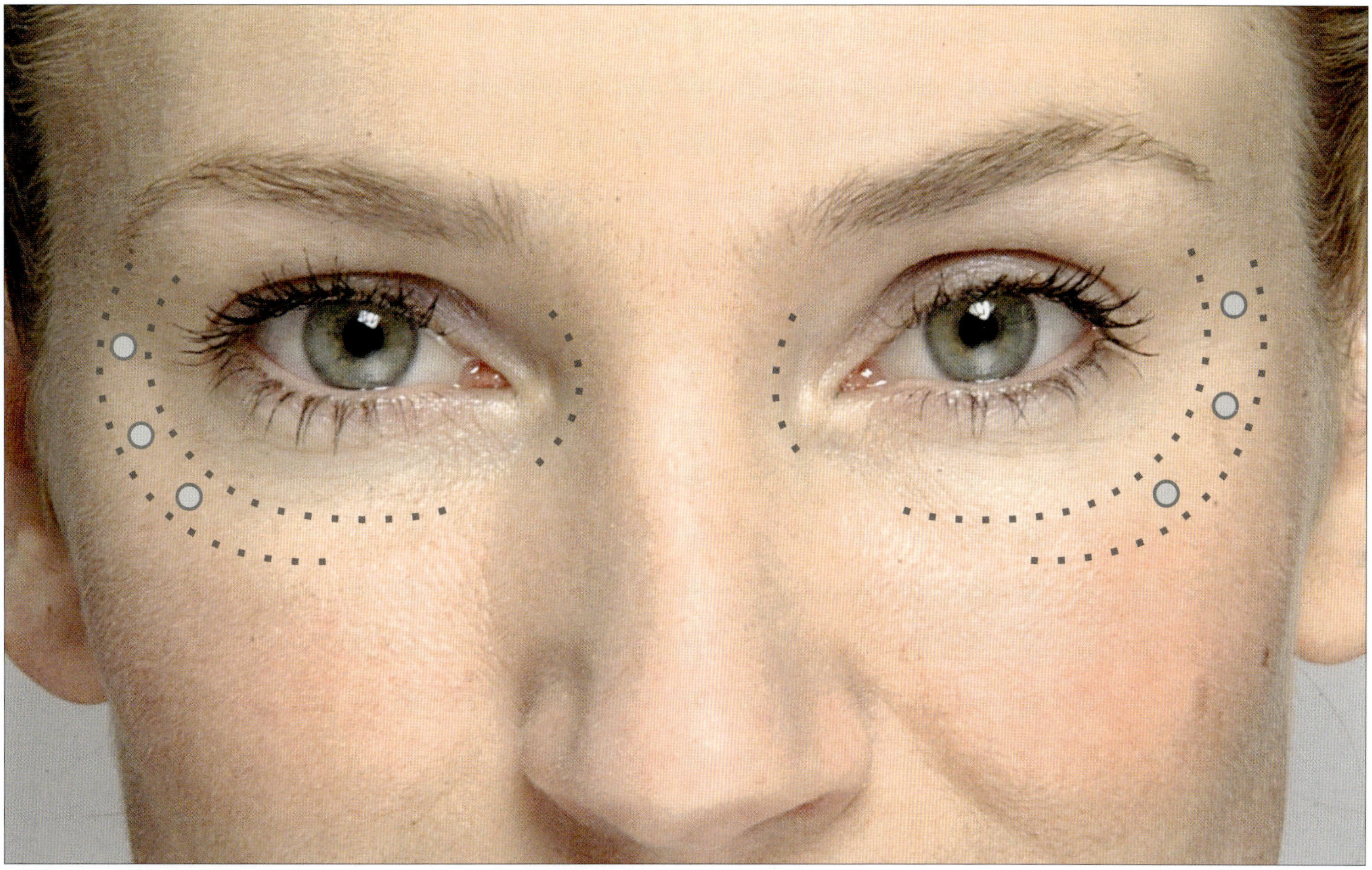

Técnica de inyección para mesobotox: salvas intradérmicas y punciones seriadas para alisar pequeñas arrugas y abrir los ojos.

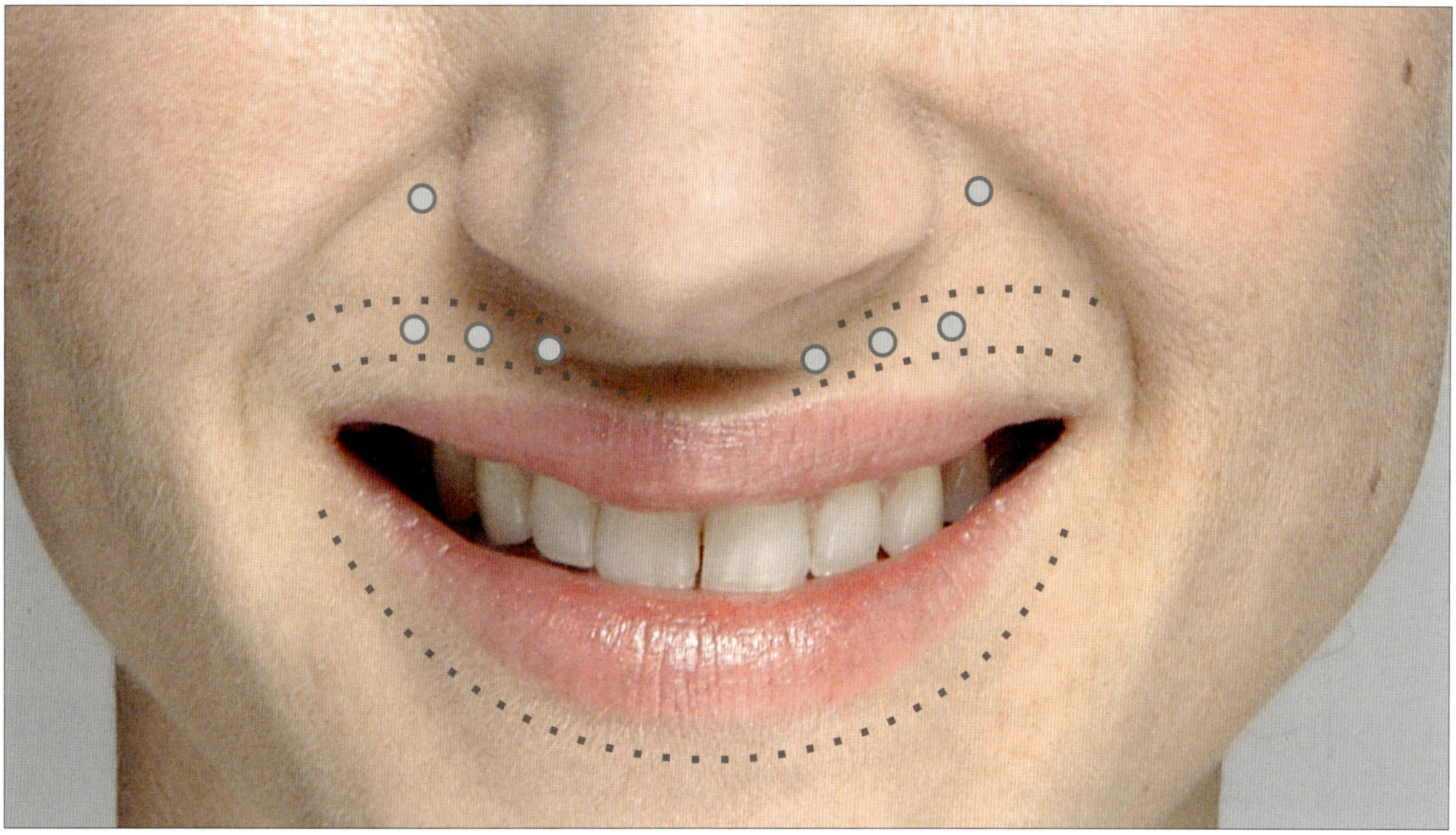

Técnica de inyección para mesobotox: salvas intradérmicas y punciones seriadas para alisar arrugas radiales persistentes y abrir la zona bucal.

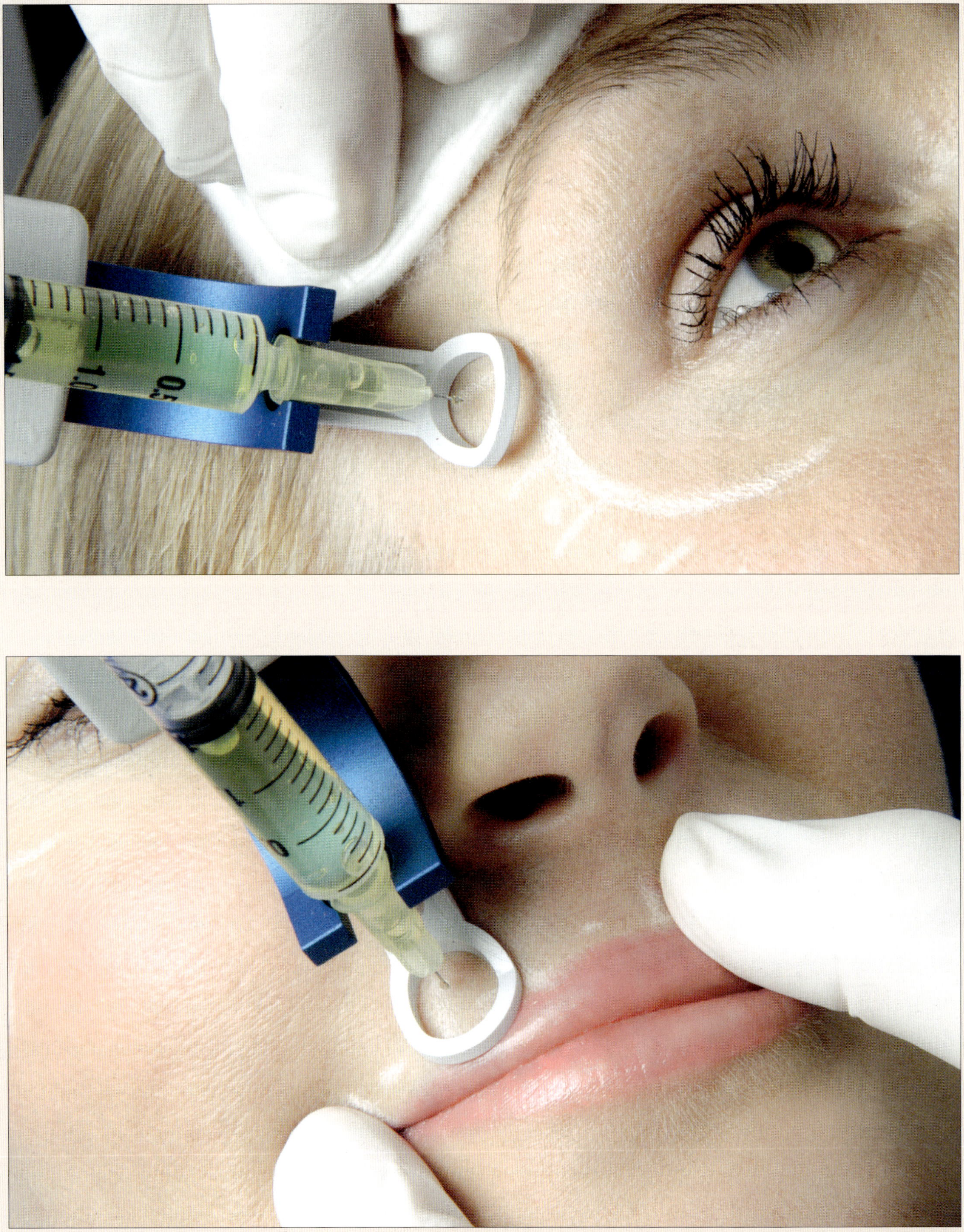

Mediante una técnica combinada, con mesobotox se logra tanto una relajación de los pequeños músculos superficiales de la piel (figura superior) como también un efecto difuso, y por lo tanto discreto, sobre la musculatura profunda (figura inferior).

Crecimiento capilar por mesoterapia

El cabello tupido es un símbolo de dinamismo joven. Cuando es abundante tiene un efecto positivo sobre las demás personas. Es equivalente a la intensidad con que tanto los hombres como las mujeres sufren por otra señal típica del envejecimiento: la caída del cabello.

La caída cotidiana de hasta 100 cabellos es normal. En el lavado solo se pierden los pelos que ya se encuentran en la fase de descanso y se caerían de todas maneras próximamente. El tipo más frecuente de caída de cabello en el hombre, la alopecia androgénica, tiene causas genéticas. Se produce debido a una hipersensibilidad heredada de las raíces capilares a la dihidrotestosterona (DHT) formada en el cuerpo a partir de la testosterona masculina. Es típico el espaciamiento del cabello en la inserción delantera (las "entradas") o también en la coronilla (la tonsura).

También es fisiológica cierta caída del cabello con causas androgénicas en la mujer mayor de 50 años, ante todo en la zona parietal, provocada por los cambios hormonales en el climaterio. Esto incluye la pérdida de volumen del cabello debido a que el espesor del pelo es cada vez menor. Pero por razones desconocidas este tipo de caída del cabello también se observa cada vez más en mujeres jóvenes. Durante la primavera y el otoño se puede producir una mayor caída periódica de cabello. Este mayor recambio de cabello es fisiológico y se regula por sí mismo. Otra forma fisiológica de caída del cabello es la alopecia puerperal, también causada por los cambios hormonales después del parto.

Psicológicamente, una caída aguda del cabello se puede vivir como algo absolutamente traumático y muchas veces se requiere una intervención rápida y efectiva. En la anamnesis se debe averiguar la duración y la intensidad de la caída del cabello, tratamientos previos o medicaciones (oral, también suplementos alimentarios, cuidado: DHEA., tratamiento tópico, p. ej. con minoxidil), exposición a venenos (talio, arsénico, mercurio, quimioterapia), enfermedades secundarias, p. ej. de la tiroides o escasez de hierro (laboratorio).

No se debe recomendar mesoterapia cuando haya una intensa actividad autoinmune, p. ej. en el caso de alopecia areata localizada o total, de FFA (alopecia frontal fibrosante con foliculitis y destrucción cicatrizal del folículo piloso) o en caso de formación de una calvicie durante muchos años debido a las malas perspectivas de obtener resultados. En el caso de los folículos pilosos definitivamente destruidos, en última instancia, solo resta el método clásico del trasplante de pelo propio, en el que se trasplantan los folículos pilosos individuales o pequeños grupos de dos a tres cabellos (*micrografts*). En todos los demás casos de caída no mórbida del cabello existen empero buenas perspectivas de éxito con crecimiento capilar por mesoterapia. Resulta ideal una intervención temprana a fin de evitar una atrofia de los folículos pilosos y una apoptosis excesiva de los queratocitos. Se busca un aumento de la fase anagénica y una reducción de la telogénica. Esto se demuestra a través de un tricograma (*v.* Figura en p. 85). Otro procedimiento diagnóstico es el Trichoscan®. Los pacientes estéticos suelen rechazar una prueba de tracción o una biopsia de piel. Pero, por el contrario, se desea una documentación fotográfica, visible para el paciente, de la evolución del tratamiento y esta incrementa considerablemente el grado de satisfacción.

Esquema de las fases del cabello

Fase anagénica: duración aproximada de tres a siete años, producción activa de pigmentos, crecimiento de 1 cm/mes aproximadamente. Más del 80% de todos los pelos de la cabeza se encuentran en esta fase.

Fase catagénica: duración de dos a cuatro semanas. La base del pelo se desprende de la alimentación sanguínea, pierde su color, dos a tres por ciento de los cabellos siempre se encuentran en esta fase.

Fase telogénica: caída más intensa del cabello, hasta el 15% de los cabellos se encuentran en esta fase que puede durar tres meses.

El preparado revitalizador inyectado en el cuero cabelludo en el tratamiento para crecimiento capilar por mesoterapia estimula y regenera las raíces pilosas. En la mayoría de los casos se detiene la caída del cabello de todo tipo. En la medida en que las raíces pilosas aún tengan vida, se produce un nuevo crecimiento capilar, muchas veces duradero, junto a una mejor calidad del cabello. Se requieren seis sesiones con un intervalo de una semana en cada caso. Luego se trata tres veces cada dos semanas y en caso de necesidad se realiza un tratamiento mensual de mantenimiento.

Por lo general, no se presenta un crecimiento capilar en lugares no deseados o el fenómeno de Shedding (caída intensa del cabello por rechazo de los pelos telógenos). Los pelos nuevos se hacen visibles luego de, aproximadamente, dos a tres meses. Los pacientes se deben lavar el cabello antes del tratamiento y no aplicar tintura o permanentes durante las 24 horas siguientes. Por lo demás, el cuero cabelludo no es particularmente sensible al dolor; con frecuencia solamente se percibe como desagradable la estimulación de los numerosos puntos de acupuntura.

Las eventuales alteraciones como caspa o seborrea se pueden tratar paralelamente con crecimiento capilar por mesoterapia. En estos casos se agrega a la mezcla Ferrum Sulfur comp. de Wala o Wiedemann Homöokomplex® BH como ayuda homeopática. Contrariamente a la creencia popular, el cuero cabelludo está muy bien irrigado por lo cual es recomendable utilizar pentoxifilina como principio vasoactivo.

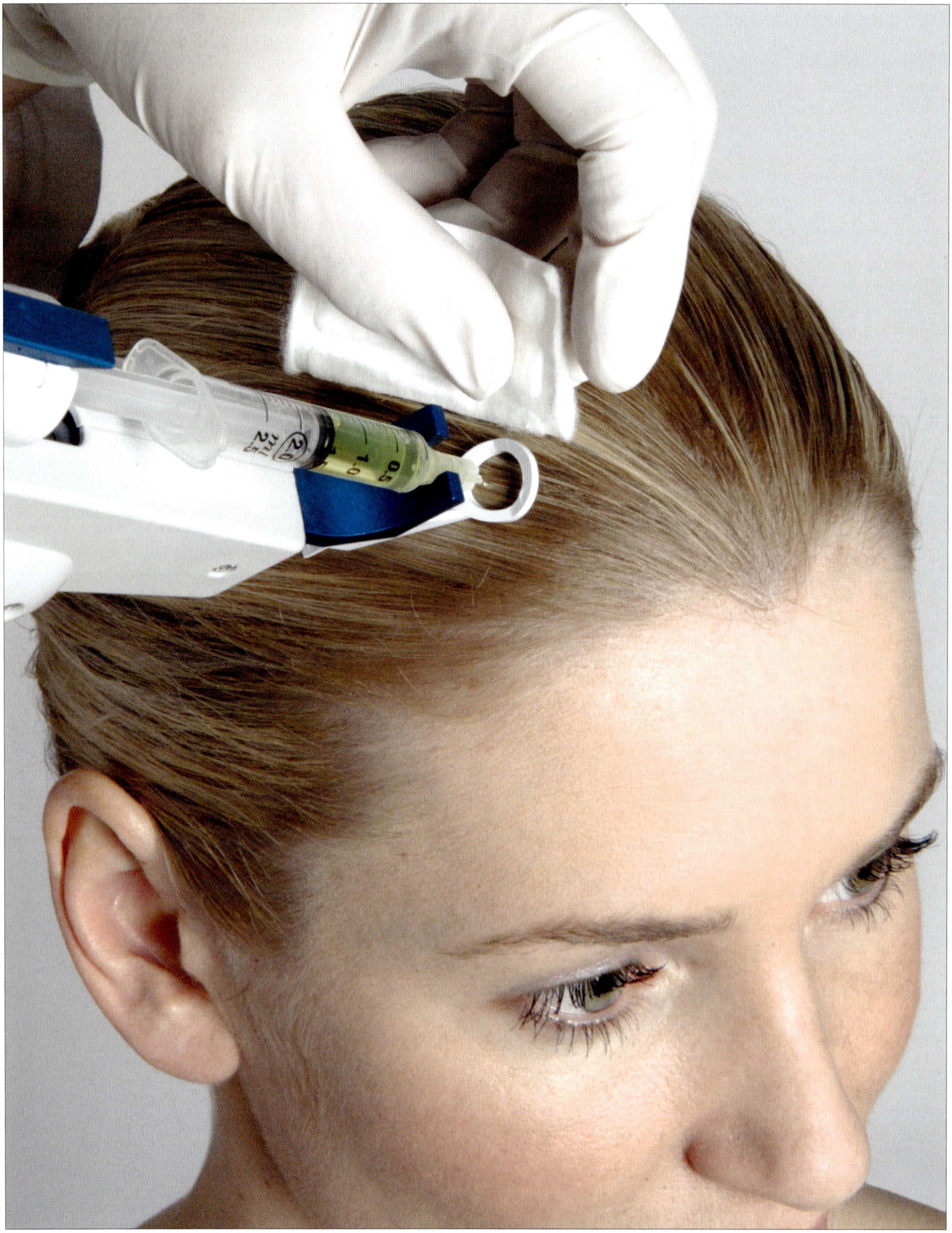

El tratamiento de la caída del cabello se puede realizar manualmente o con el mesoinyector. Longitud de aguja 4-6 mm (preferentemente Mesojet).

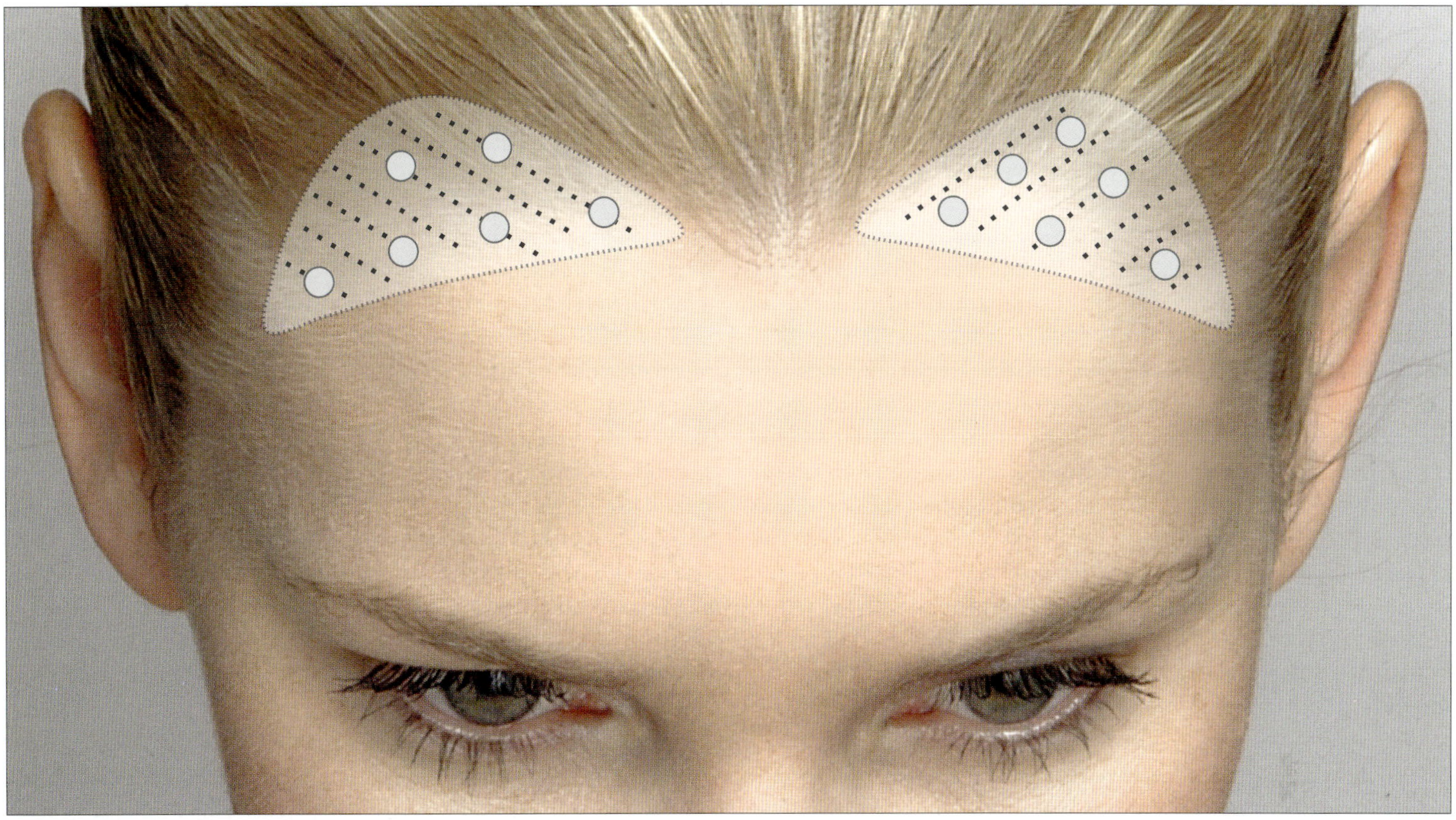

Zonas de tratamiento y técnica de inyección para la caída del cabello en la zona frontal. El tratamiento de una tonsura o de la caída del cabello circular se realiza en forma análoga.

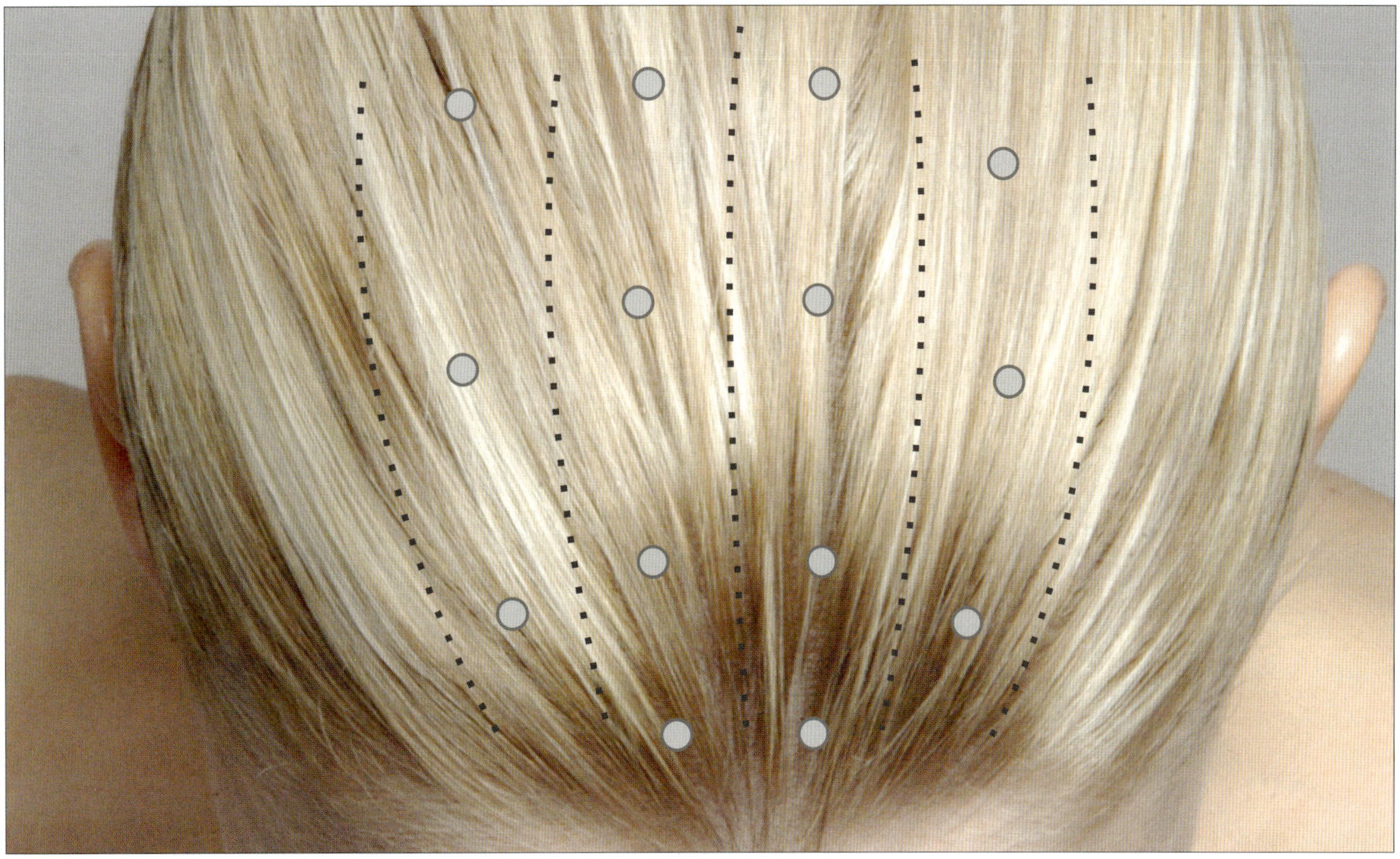

Zonas de tratamiento y técnica de inyección para la caída del cabello en la zona parietal. Las líneas epidérmicas solo resultan posibles para raleado intenso o formación de calvicie.

En dosificaciones superiores a 0,2 mL el buflomedil ya puede provocar una fuerte hiperemia de la cabeza. Los principios activos del crecimiento capilar por mesoterapia tienen por objetivo energizar los queratocitos, vale decir, mejorar el tramo microcirculatorio final en la matriz y por lo tanto mejorar la micronutrición del folículo piloso.

Las observaciones de la aplicación realizadas hasta ahora (ante todo en la caída del cabello difusa, muchas veces debida al estrés) confirman la excelente efectividad y compatibilidad de la mesoterapia. No se permitieron otras medicaciones específicas para el cabello. Las tasas de los resultados globales arrojan una satisfacción del médico y del paciente de aproximadamente 80%. Se logró una interrupción de la caída del cabello luego de un promedio de cuatro sesiones en un 90% de los casos, nuevo crecimiento capilar en los sitios calvos en 50%-70% luego de tres meses. Cuanto más joven el paciente, tanto mejor el resultado (Petit, 1983-1992, 150 casos; van der Niepen, 1992, 150 casos; DGM, 2009-2010).

Tratamiento para el crecimiento capilar por mesoterapia

No son indicaciones los procesos autoinmunes en actividad intensa, como una alopecia areata o alopecia total o la foliculitis fibrosante frontal. En el caso de una calvicie de larga data, también se debe suponer una destrucción definitiva de los folículos pilosos.

Mesobotox constituye una nueva variante para la caída del cabello. Relaja las fibras musculares del cuero cabelludo y de este modo podría agrandar indirectamente los vasos sanguíneos o lograr un mejor suministro de nutrientes a los folículos.

La caída del cabello lenta o repentina puede afectar a cualquiera. Las mujeres entre 50 y 70 años pierden, por lo general, un 20% del cabello de la cabeza. En el caso de los hombres, muchas veces las entradas o la tonsura de monje en la juventud ya vienen genéticamente programadas. También pueden tener un rol el estrés o la falta de sustancias vitales. Pero los champús y las tinturas no llegan a las raíces pilosas que se encuentran a 4 mm de profundidad en el cuero cabelludo y frecuentemente tienen escaso resultado. Los suplementos dietéticos cuya oferta viene creciendo con el tiempo (cosmecéuticos) presentan un problema similar: los principios activos se distribuyen en todo el cuerpo y solo llegan con dificultad a la meta. Las tabletas antiandrógenas se deberían tomar diariamente durante toda la vida para mantener su efecto. El minoxidil, como principio activo recomendado con frecuencia, se debe aplicar localmente dos veces al día, cosa que constituye una exigencia excesiva para muchas personas. Numerosos pacientes que recurren a un médico especializado en este método ya han atravesado una larga odisea de tratamientos sin éxito. Con una tasa global de éxito del 80% luego de aproximadamente 3 meses (detenimiento de la caída del cabello, nuevo crecimiento, mayor volumen) y con la posibilidad de resultados duraderos, la inversión en mesoterapia es acotada: seis sesiones con un intervalo semanal y, finalmente, una terapia de mantenimiento mensual, de ser necesario. Casi no se conocen riesgos ni efectos secundarios, con excepción de los reducidos dolores del pinchazo. El tratamiento de la alopecia areata y de la caída del cabello andrógena en la mujer están cubiertos por reintegro para los asegurados privados ya que ambas formas se consideran patológicas.

Ejemplos de mezclas de principios activos para tratamientos de crecimiento capilar por mesoterapia
▪ Dexpanthenol 0,5 mL + biotina 0,5 mL (o preparado Hair Toskani 1 mL) + procaína 1% 1 mL ▪ Procaína 1% 0,5 mL + extracto de timo 0,5 mL + NCTF 135® AH 0,5 mL ▪ Mesoline Hair 1 mL + procaína 1% 1 mL ▪ Preparado Hair + Preparado Antiaging Toskani 0,5 mL c/u + procaína 1% 1 mL
En caso de necesidad se pueden hacer los siguientes agregados: ▪ Buflomedil o pentoxifilina, silicor, taurina, cofeína 10% o carnitina, 0,2 mL c/u ▪ Finasterida o dutasterida, 0,2-0,5 mL c/u
Técnica: ▪ Salvas epidérmicas en zonas sin cabello, en área afectada: infiltraciones de puntos individuales de 2-4 mm de profundidad a 1 cm de distancia. ▪ La desinfección muchas veces es difícil, pero el peligro de infección en la cabeza es muy reducido.
Agujas: ▪ Microlance 13 mm en ángulo de 45º o Mesjoet/Mesoram 4 mm en ángulo de 90º. ▪ En pacientes sensibles también se puede trabajar con la aguja Mesorelle y apoyo del aparato en modo C.
Lugar: ▪ Toda el área de caída del cabello, principalmente la zona parietal, la tonsura, las entradas y los lugares más pequeños de caída circular del cabello. La distribución de los principios activos en toda la zona de cabello queda asegurada por el intenso proceso de difusión.

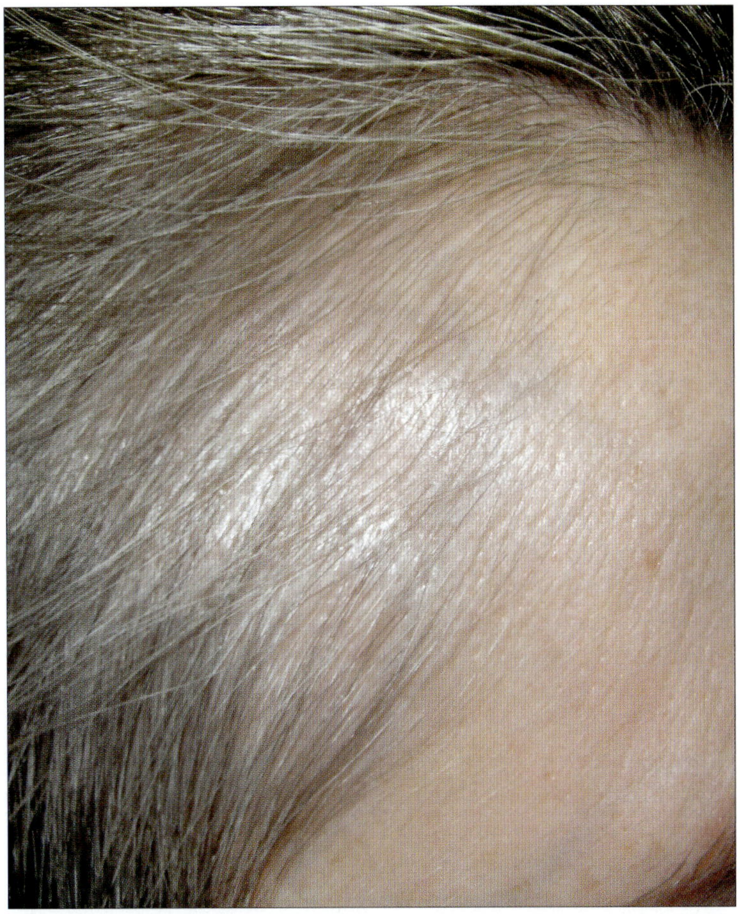

Estado inicial antes del primer tratamiento con crecimiento capilar por mesoterapia.

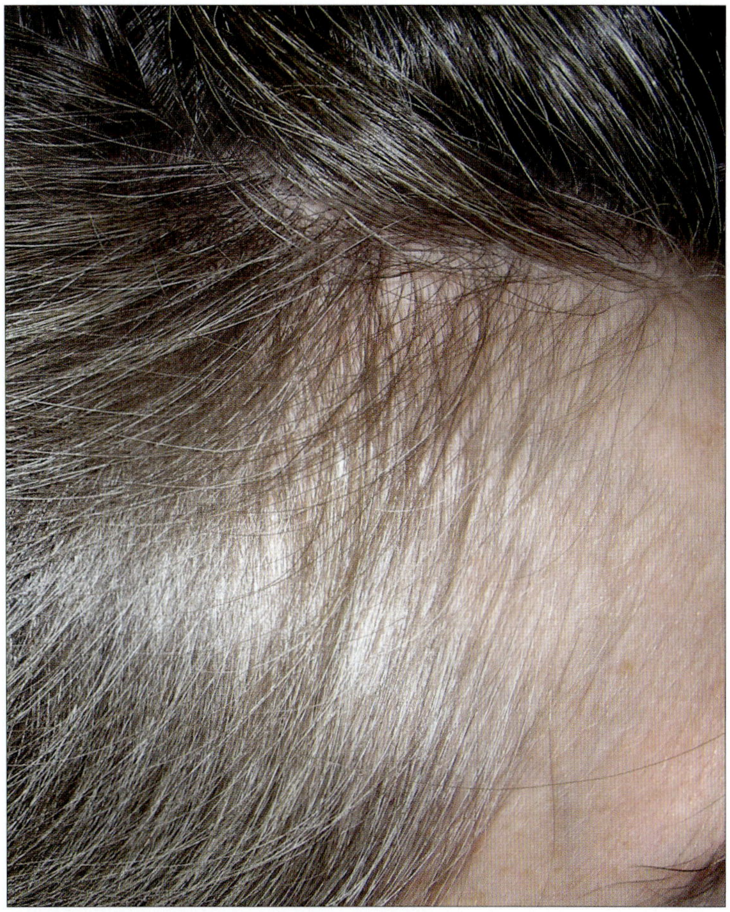

Resultado del tratamiento después de diez sesiones correspondiente a los tricogramas de la misma paciente, reproducidos más abajo.

1) Tricograma (antes)

Datos médicos iniciales: tipo de raíz pilosa (%)

Localización de la falta de cabello/alopecía	Folículo en fase anágena Con	Sin	Total	Catágena	Distrófico	Telógena	Quebrado
Frontal	40	20	60	–	60	–	–
Parietal/vertex	50	35	85		15		
Occipital	80	5	85		15		
Bordes de un foco							
Normal %			> 80	< 5	< 20	< 5	

Evaluación

Datos médicos normales

Los datos se corresponden con el diagnóstico clínico

Factores a tener en cuenta:

Fecha de la evaluación 30 09 08

Día mes año

2) Tricograma (después)

Datos médicos iniciales: tipo de raíz pilosa (%)

Localización de la falta de cabello/alopecía	Folículo en fase anágena Con	Sin	Total	Catágena	Distrófico	Telógena	Quebrado
Frontal	60	30	90	–	10	–	–
Parietal/vertex							
Occipital							
Bordes de un foco							
Normal %			> 80	< 5	< 20	< 5	

Evaluación

Datos médicos normales

Los datos se corresponden con el diagnóstico clínico

Factores a tener en cuenta:

Fecha de la evaluación 09 03 09

Día mes año

Fecha de la evaluación

Los tricogramas realizados por la Universidad de Munich antes y después del tratamiento con crecimiento capilar por mesoterapia documentan en forma contundente los resultados clínicos visibles después de diez sesiones: más cabellos en la fase de crecimiento, menos cabellos en la fase de reposo.

Tratamiento de celulitis y depósitos adiposos localizados

El sobrepeso es un tema que mueve el mundo o que lo debería mover. Debido a sus rasgos epidémicos, en el consultorio estético también se presentarán numerosos casos. El éxito del tratamiento del sobrepeso dependerá de las decisiones y la selección de estrategias terapéuticas individuales. En el primer contacto ya se decidirá si nos encontramos frente a lo siguiente:

- Sobrepeso patológico que requiere tratamiento, con un IMC > 30 (adipositas permagna).
- Sobrepeso generalizado (adipositas) con un IMC > 25.
- Depósitos localizados de grasa, alteraciones en la distribución de grasa (en los países anglófonos también se lo denomina lipodistrofia).
- Cambios estructurales locales del tejido adiposo (celulitis) en personas de peso normal.

El objetivo consiste en desarrollar un proyecto a medida de cada caso, así como también procedimientos que tal vez usted mismo no ofrezca, pero que considera adecuados y que recomiende o sobre los cuales quiera informar al paciente.

Las posibilidades de los métodos de inyección ambulatorios se explican en los siguientes capítulos y se pueden implementar inmediatamente después de la capacitación práctica. Aquí –como en tantas otras ocasiones– resulta imprescindible el asesoramiento sobre el estilo de vida y un entrenador personal como medida de apoyo para lograr éxitos duraderos.

El hecho de que los ideales de belleza están sujetos a grandes cambios en el curso de los siglos se puede demostrar ante todo en las artes plásticas. Si bien las proporciones faciales y corporales equilibradas ya se consideran ideales deseables desde la antigüedad, las personas representadas en ese entonces parecen más bien robustas; solo en el Renacimiento y en el Barroco fueron superadas en abundancia. La palidez se consideraba bella y la piel se alisaba con recetas biológicas especiales, tal como nos revela un libro del año 1689: "Se coloca una laucha en aceite de oliva hasta que prácticamente se haya disuelto, se la filtra por un paño y topica las áreas de la piel con el líquido hervido...". Desde el punto de vista bioquímico no estaba tan errado (aminoácidos, ácido hialurónico, carnitina, antioxidantes, ácidos grasos no saturados, etc.), así como también la tradición histórica de la dieta de vinagre y limón (vitamina C, formadores de bases, desintoxicación, firmeza de los tejidos).

Recién desde el Romanticismo se considera ideal la silueta delgada, y desde el siglo XX el peso se sigue reduciendo, al menos en el ámbito de las modelos que marcan el estilo. Pero únicamente una perfecta relación entre cintura y caderas (WHR, *Waist-to-Hip-Ratio*) de 0,7 es una meta atemporal, alcanzable y deseable para la mayoría de las mujeres. Otras metas razonables para la figura son los perímetros del abdomen menores o iguales a 80 cm en mujeres y 94 cm en hombres, que se corresponden con el menor riesgo cardiovascular.

Práctica en el ámbito del *bodystyling*

Inspección de pie, en lo posible frente a un espejo de cuerpo entero. El paciente desvestido (a excepción de la ropa interior), muestra sus "zonas problemáticas" y las metas del tratamiento se establecen en conjunto. Se deben rechazar las ideas y exigencias poco realistas o bien orientarlas a una solución adecuada. Se requiere motivación y suficiente paciencia.

Se dibuja el área-objetivo contemplando las eventuales asimetrías. Se realiza fotografía en uno o dos planos, se lleva a cabo la medición del perímetro y su documentación, se hace firmar la explicación y el presupuesto. Finalmente, se desinfecta la piel si se llevará a cabo la primera sesión en ese momento.

Se comienza la terapia con protocolos más bien suaves. Estos se deben documentar detalladamente en lo que respecta a principios activos y volumen de inyección. Si la tolerancia es buena, la próxima vez se puede hacer un tratamiento más agresivo. Con este fin, las regiones que se van a tratar se marcan sobre un esquema del cuerpo y se documenta la técnica aplicada (mesoterapia o lipólisis).

La cantidad de sesiones puede abarcar desde una (pequeñas áreas circunscriptas con poca notoriedad, p. ej. celulitis leve, pequeños mofletes o leves ojeras) a más de diez sesiones. Los intervalos deben ser de dos (mesoterapia) a seis semanas (lipólisis).

En cada sesión no se deberá tratar más de una zona grande (abdomen, muslo, nalgas, caderas) o dos zonas pequeñas (p. ej. brazos y grasa axilar). Como medicación protectora de hematomas posteriores al tratamiento, se administran por vía oral cinco glóbulos árnica D4 o Wiedemann Homöokomplex®-BH mezclados en la inyección. La utilización de agujas de Mesojet también puede prevenir los hematomas. En la lipólisis o en caso de disposición alérgica, se puede mezclar con difenhidramina (Sedativum Hevert Amp., 0,5 mL en 10 mL).

Cuando cabe esperar reacciones fuertes, algunos terapeutas incluso administran un poco de prednisona oral (p. ej. lipólisis en la zona de los ojos). Pero para reducir las reacciones inflamatorias en el cuerpo suele ser suficiente algo de Retterspitz® externo o un vendaje funcional (*taping*) medicinal.

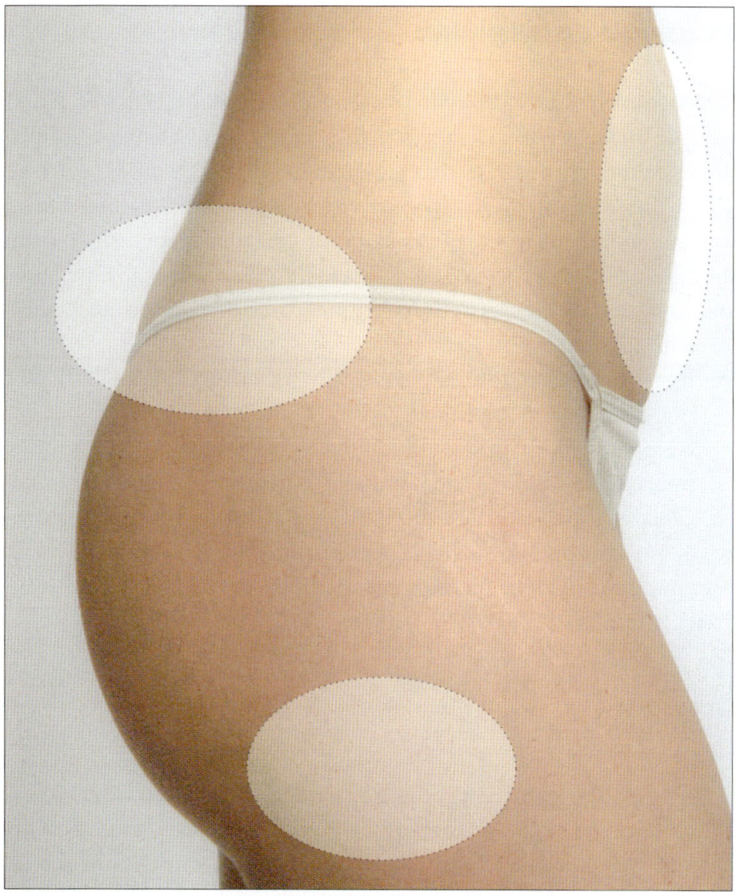

Depósitos adiposos y zonas de tratamiento en las caderas, el abdomen y el muslo.

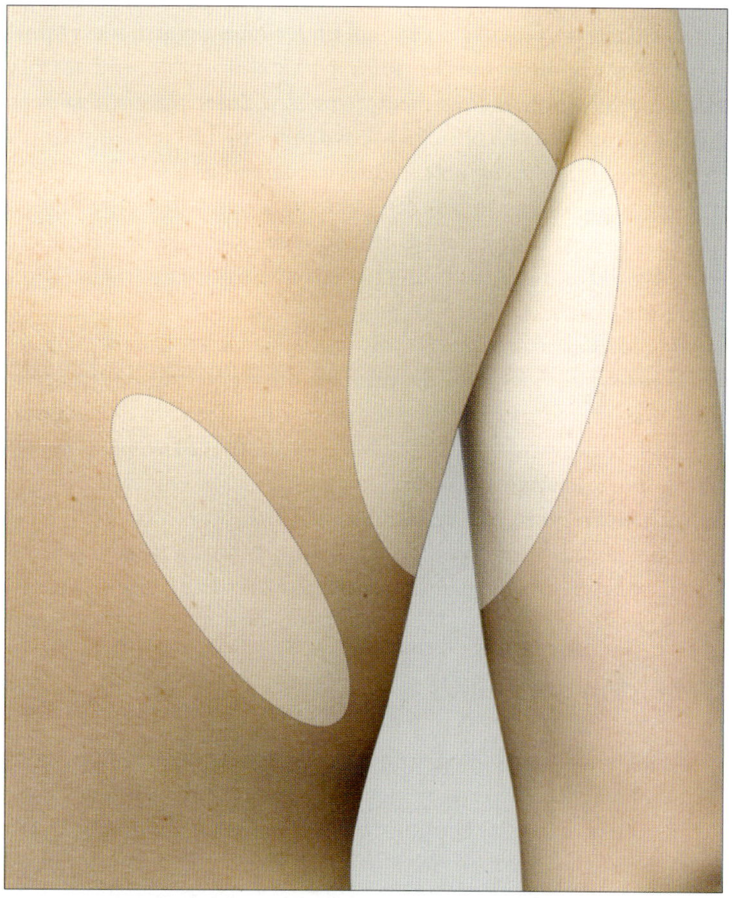

Depósitos adiposos y zonas de tratamiento en brazos, axilas, abdominales.

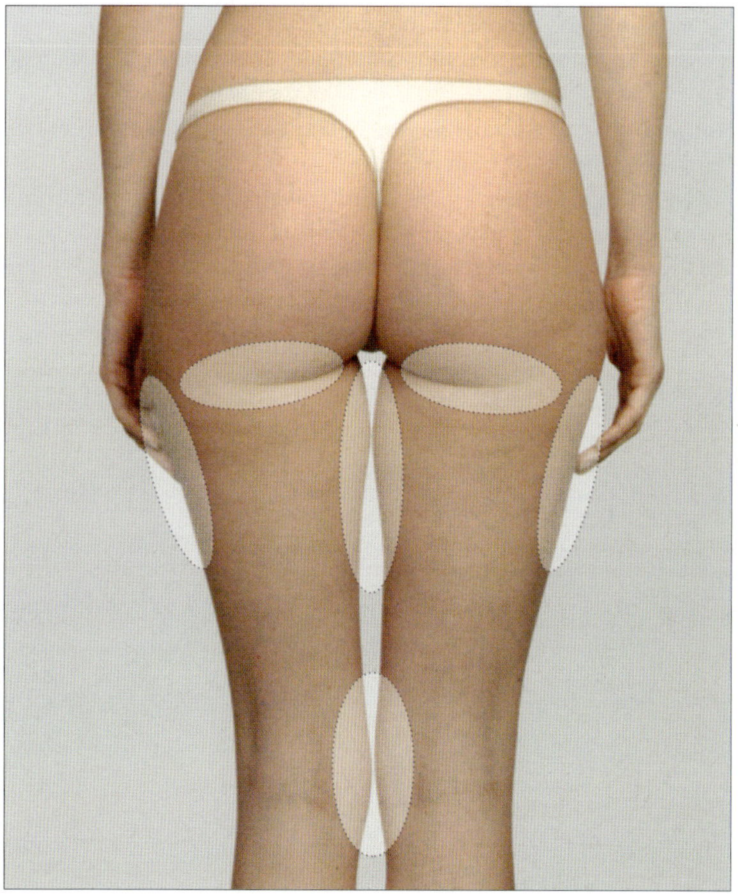

Depósitos adiposos y zonas de tratamiento en cara interior de muslos y rodillas, "pantalón de equitación", pliegue subglúteo.

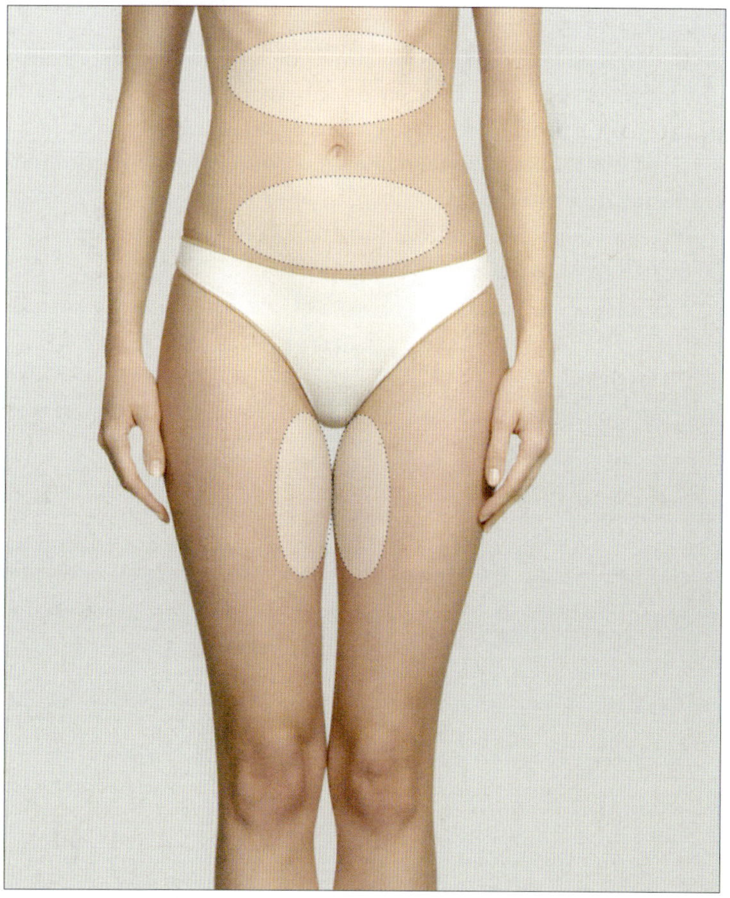

Depósitos adiposos y zonas de tratamiento en abdomen superior e inferior y muslos.

Las contraindicaciones para las inyecciones (subcutáneas) profundas para lipólisis son: un valor *Quick* terapéutico, embarazo y alergia o intolerancia a la medicación (cuidado: alergia a la soja, pápulas de ensayo con principio activo diluido). Los procedimientos de inyección lipolíticos no son adecuados en los casos de adiposidad marcada o de grandes excesos de piel luego de una reducción de peso, pero sí lo son para el tratamiento posterior de eventuales irregularidades después de una liposucción o para apuntalar la retracción de la piel.

Por lo general, no bastará un único tratamiento local para un IMC mayor de 30 y esto provocará la insatisfacción del paciente. Para fomentar la motivación para un cambio de estilo de vida (alimentación, deporte) es posible ofrecer el apoyo médico para una reducción de peso puntual en los sitios críticos. Para muchas mujeres constituye un problema cuando pierden volumen en la cara o en la zona del pecho, pero no en el abdomen o en los muslos. La mesoterapia y la lipólisis pueden prestar ayuda efectiva en este sentido.

Definición de celulitis

La celulitis es una lipodistrofia segmental del tejido adiposoconjuntivo subcutáneo, frecuentemente en combinación con una estasis venolinfática. Por ello, el punto angular del tratamiento local es la mejora de la microcirculación afectada. En la población femenina tiene una prevalencia del 80%-90%. El grado de desarrollo está determinado por varios factores: además de los factores genéticos, hormonales y bioquímicos complejos, también tienen un papel decisivo el psiquismo (estrés como disparador y aumentador) y el estilo de vida (alimentación y movimiento).

Además de la determinación clínica de los estados, para el diagnóstico se recurre a la medición por ultrasonido, la termografía, la densitometría de cuerpo entero o la xerografía.

También resulta recomendable un chequeo de laboratorio (metabolismo, función tiroidea).

Para la evaluación se puede recurrir a la fotodocumentación y a la medición del perímetro.

Fisiología de la celulitis

La cantidad de adipocitos ya está determinada al nacer. En el caso de una hipertrofia generalizada de adipocitos se habla de adiposis, en la forma limitada a una región de celulitis o de un depósito de grasa (lipodistrofia). Una diferencia fisiológica fundamental radica en la posibilidad de movilizar la grasa con una dieta: esto resulta sencillo para la adiposis y difícil para la lipodistrofia local. Este fenómeno se explica gracias al descubrimiento de dos receptores específicos de adipocitos:

- Receptores beta adrenérgicos 1, 2 y 3: activan la adenilciclasa y tienen un efecto lipolítico.
- Receptores α-2: inhiben la adenilciclasa y tienen un efecto antilipolítico. En las zonas de lipodistrofia aparecen en gran cantidad.

Otra función les cabe al c-AMP intracelular y a las fosfodiesterasas que controlan a su vez la actividad de la lipasa. Todo medicamento que interviene en estos mecanismos de regulación, acelera o frena la lipólisis.

Si es más que celulitis

Dado que se propaga como una epidemia, en su consultorio estético también se habrá encontrado con la adiposis. De su asesoramiento y de la selección de las estrategias terapéuticas individuales dependerá el éxito de la misión "*bodystyling*".

En el primer contacto ya se decidirá si se trata de:

- Un sobrepeso patológico que requiera tratamiento (IMC superior a 30).
- Un sobrepeso generalizado (adiposis).
- Depósitos localizados de grasa, alteraciones en la distribución de la grasa ("lipodistrofia" en los países anglófonos).
- Modificaciones locales de la estructura del tejido adiposo (celulitis) en mujeres de peso normal.

La medicina integral intenta desarrollar una solución a medida para cada caso en particular. En el siguiente capítulo se explicarán en detalle los procedimientos ambulatorios de inyección.

Histología de la celulitis	
Fase 1	Paniculitis, adipocitos deformados, estasis linfática inicial, proliferación de fibroblastos, microhemorragias.
Fase 2	Mayor actividad de los fibroblastos, neogénesis de colágeno, proliferación de capilares. Debido a la compactación de las fibras del tejido conjuntivo se forma la piel de naranja, vale decir una paniculopatía edematosa fibroesclerosante en el estadio inicial.
Fase 3	Aumento de síntomas hacia una dermopaniculopatía con hiperplasia de colágeno y marcada esclerosis de la dermis profunda y del tejido subcutáneo.

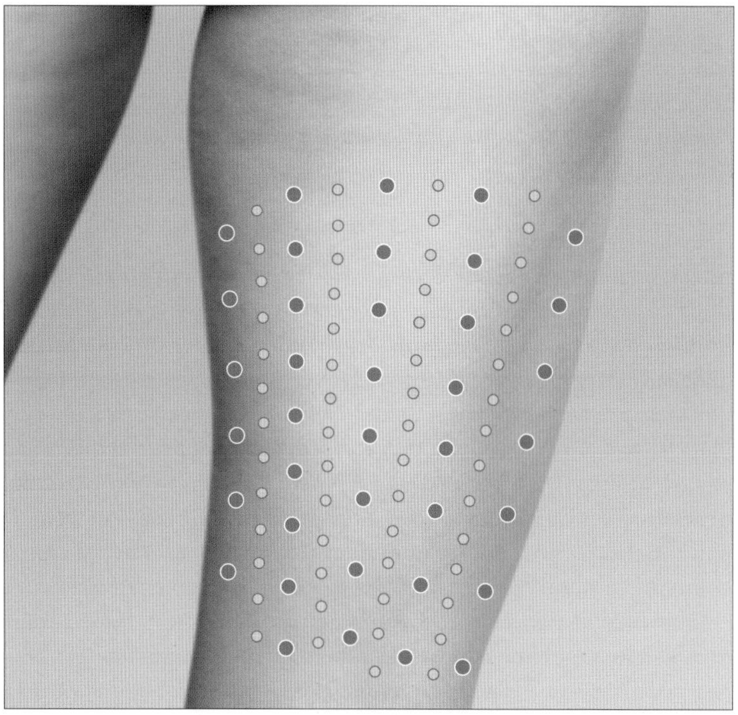

Tratamiento de la celulitis en el dorso del muslo con mesoterapia y lipólisis: con una técnica seriada se inyectan por vez 0,2 mL del mesopreprado a 6 mm de profundidad, con infiltraciones individuales de 0,5 mL de preparado de lipólisis a 1,5 cm de distancia y un máximo de 1,5 cm de profundidad. La profundidad de la punción dependerá del espesor del manto de grasa. Cantidad total: mesoterapia, 10 mL por lado + lipólisis, 25 mL por lado. En las formas ligeras basta la mesoterapia sola: 20 mL por lado.

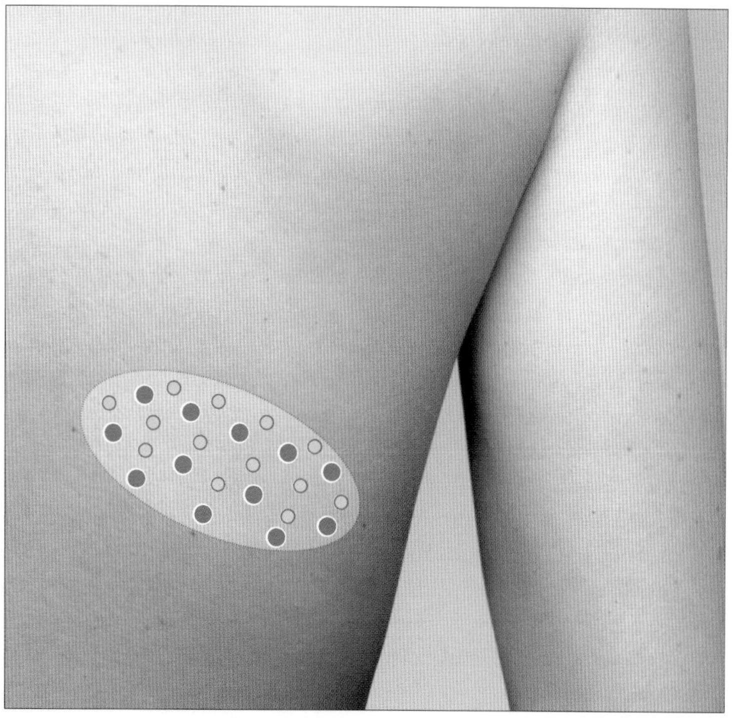

Tratamiento del dorso del brazo, grasa axilar y acumulaciones abdominales con mesoterapia y lipólisis: en técnica serial se inyectan 0,2 mL de mesopreparado por vez a 4-6 mm de profundidad, con infiltraciones individuales de 0,5 mL de preparado para lipólisis a 1,5 cm de distancia y un máximo de 1,5 cm de profundidad. La profundidad de la punción dependerá del espesor del manto de grasa. Cantidad total: mesoterapia, 10 mL por región + lipólisis, 10 mL por región. En las formas ligeras basta la mesoterapia sola: 10 mL por región.

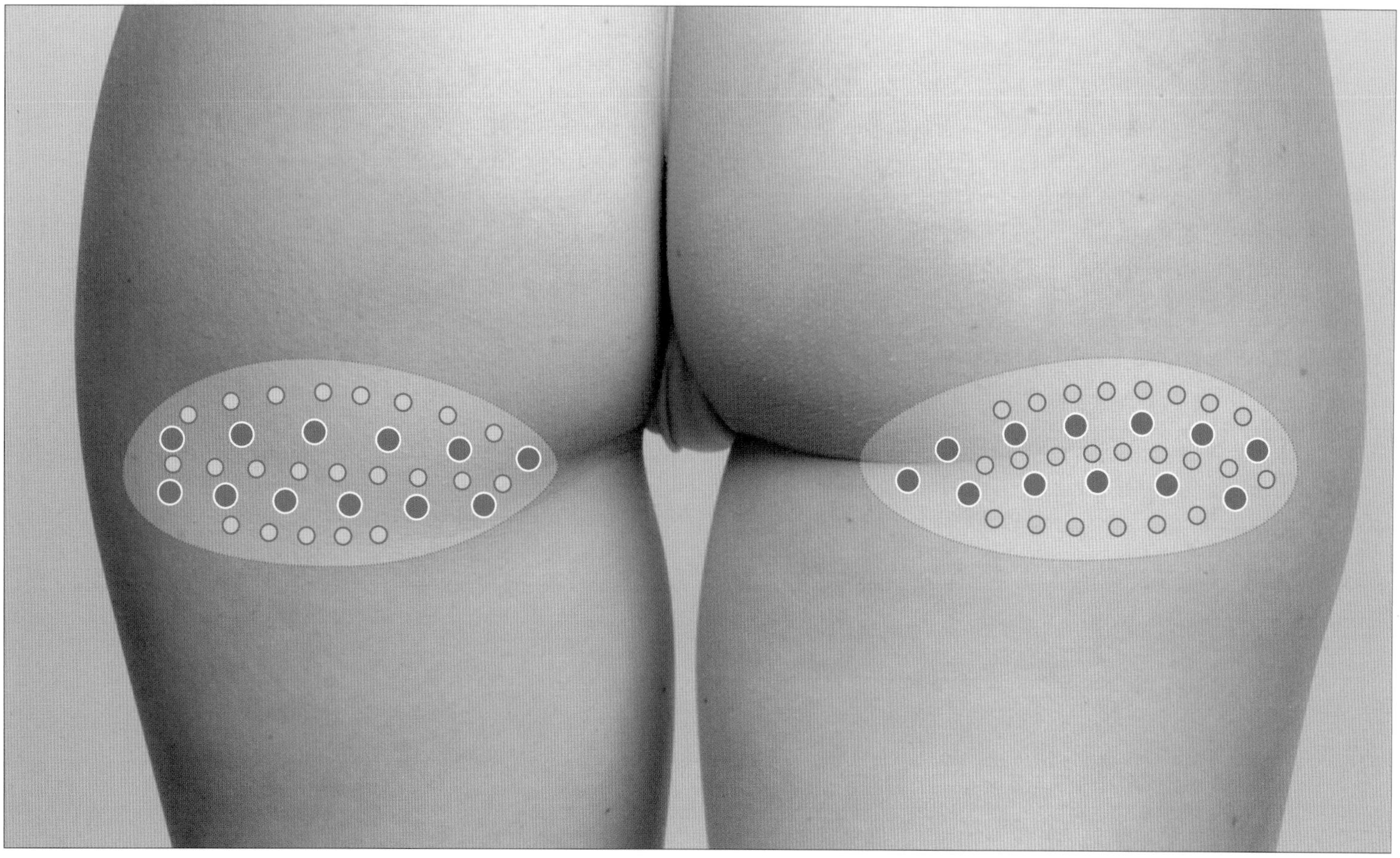

Tratamiento del pliegue subglúteo con mesoterapia y lipólisis: en técnica serial se inyectan 0,2 mL de mesopreparado por vez a 4-6 mm de profundidad, con infiltraciones individuales de 0,5 mL de preparado para lipólisis a 1,5 cm de distancia y un máximo de 1,5 cm de profundidad. La profundidad de la punción dependerá del espesor del manto de grasa. Cantidad total: mesoterapia, 10 mL por lado + lipólisis, 10 mL por lado. En las formas ligeras basta la mesoterapia sola: 10 mL por lado.

Procedimiento de inyección

Para las acumulaciones locales de grasa y las alteraciones en la estructura del tejido adiposo, la mesoterapia es el procedimiento médico más efectivo en el tratamiento de la celulitis después de la intervención quirúrgica (liposucción, lipoaspiración). Mediante aplicaciones reiteradas, en la mayoría de los casos se logra una reducción puntual en el área problemática. En la xerografía y en las imágenes de TRM (tomografía de resonancia magnética) se observa una marcada reducción y afinamiento de los adipocitos. Si además de las modificaciones superficiales de la estructura propia de una celulitis, también se encuentran depósitos adiposos más gruesos, lo más eficaz es la combinación con la lipólisis por inyección. Cabe observar al respecto las distintas mezclas de medicamentos, técnicas y profundidades de inyección.

La cantidad total utilizada dependerá del grado de las modificaciones. Con más de 20 mL se deben esperar efectos sistémicos debido a la reabsorción. El tratamiento se realiza directamente en el área modificada. Las cantidades de los principios activos dependerán de la extensión de la modificación y de la constitución individual del paciente.

Mesoterapia para celulitis

Ejemplos de mezclas de medicamentos (mesoterapia, aplicación superficial 1-6 mm, técnica mixta):

- **M 1:** procaína 1% 2 mL + L-Carn 2 mL + cofeína 10% 2 mL + buflomedil 2 mL + BH 2 mL
- **M 2:** NaCl 2 mL + PPC/DC 2 mL + asiacen 2 mL + pentoxifilina 2 mL + cynomax 2 mL
- **M 3:** Proc 1% 2 mL + PPC/DC 2 mL + buflomedil 2 mL + silicor 2 mL + rutinel 2 mL

Productos elaborados: preparado anticelulítico (superficial) + preparado anticelulítico spot (infiltraciones en los nudos) de Toskani, c/u 5 mL + principio vasoactivo 1 mL + LA 1 mL.

Técnica de inyección M1-3: inyecciones seriadas y salvas 2 mm (rostro)-6 mm (cuerpo) de profundidad; intervalos entre tratamientos: mínimo 2 semanas.

Lipólisis para acumulaciones locales de grasa

(Inyección "quita-grasa" para lipólisis, infiltraciones subcutáneas 4-6 mm [rostro], 6-15 mm [cuerpo].)

Las inyecciones para lipólisis son muy buscadas para las áreas de pequeñas acumulaciones de grasa, p. ej. en el abdomen, en las piernas ("pantalones de equitación"), rodillas, brazos, caderas, pequeños lipomas. Este método también tiene importancia estética en la zona del rostro (grasa nasolabial, papada, mejillas de hámster, "cara de luna llena", sacos lagrimales).

´La inyección "quita-grasa" es apta para abordar y hacer desaparecer pequeños depósitos de grasa. La combinación de principios activos contiene lipostabil N que se aplica con agujas delgadas en las zonas afectadas donde despliega el efecto deseado. El resultado se hace plenamente visible a las pocas semanas. Para obtener resultados óptimos, estas inyecciones se reiteran aproximadamente tres veces a intervalos de seis a diez semanas. Por cada sesión se puede estimar una reducción de alrededor de 1 cm en el espesor de la capa de grasa. Los costos de tratamiento y los riesgos de la lipólisis por inyección son considerablemente inferiores a aquellos de la succión quirúrgica de grasa. Debido a los efectos secundarios que siempre cabe esperar, se le debe brindar una explicación detallada al paciente: dolores y picazón, edemas, rubor y hematomas se deben a los principios activos y sencillamente forman parte del procedimiento, aún con la mejor técnica de inyección. Las principales molestias se reducen lentamente luego de tres días. El efecto principal se manifiesta después de la cuarta semana. En el día del tratamiento el paciente no debe practicar deportes y debe tomar mucha agua, o mejor aún gaseosa de manzana para evitar reacciones circulatorias o deshidratación. También se recomienda caldo de verduras o amargos (alcauciles, achicoria, gotas de Bitterstern®, Urbitter® Bio granulado) que pueden fomentar una reducción adicional del peso. Para el enfriamiento localizado y contra los hematomas se recomienda un gel de heparina o compresas con Retterspitz®.

Los principios activos se distribuyen mediante procesos de difusión a lo ancho y en la profundidad del tejido subcutáneo y se metabolizan parcialmente in situ o se produce su transporte vascular. Abandonan el cuerpo junto a la grasa movilizada, por la vía natural.

De acuerdo a las experiencias, los mejores resultados se obtienen con agujas especiales (Thiebaud 6 mm con filo en 5 cantos, o BD Hypoint 0,4 x 13 mm). De este modo las inyecciones son indoloras y se minimiza la formación de hematomas.

La frecuencia de las sesiones es de 1 cada 6 semanas, preferentemente durante el invierno, en total de 3 a 10 veces de acuerdo a la gravedad y extensión. No se trata del tratamiento de una adiposidad sistémica, sino de depósitos de grasa localmente limitados, circunscriptos, tanto con debilidad del tejido conjuntivo como sin ella. La gran ventaja de la lipólisis radica en que adicionalmente tensiona la piel. Se debe llamar la atención del paciente sobre el prolongado período de espera de 6 semanas como mínimo. En las bolsas de grasa debajo del ojo (*fat-pads*), puede demorar hasta 3 meses.

Cuando simultáneamente se presenta una insuficiencia venosolinfática, se recomienda realizar al mismo tiempo una mesoterapia clásica para drenar y tonificar las venas. Lo mismo rige para el frecuente "factor de estrés" que se puede tratar con el protocolo mesoterapéutico antiestrés.

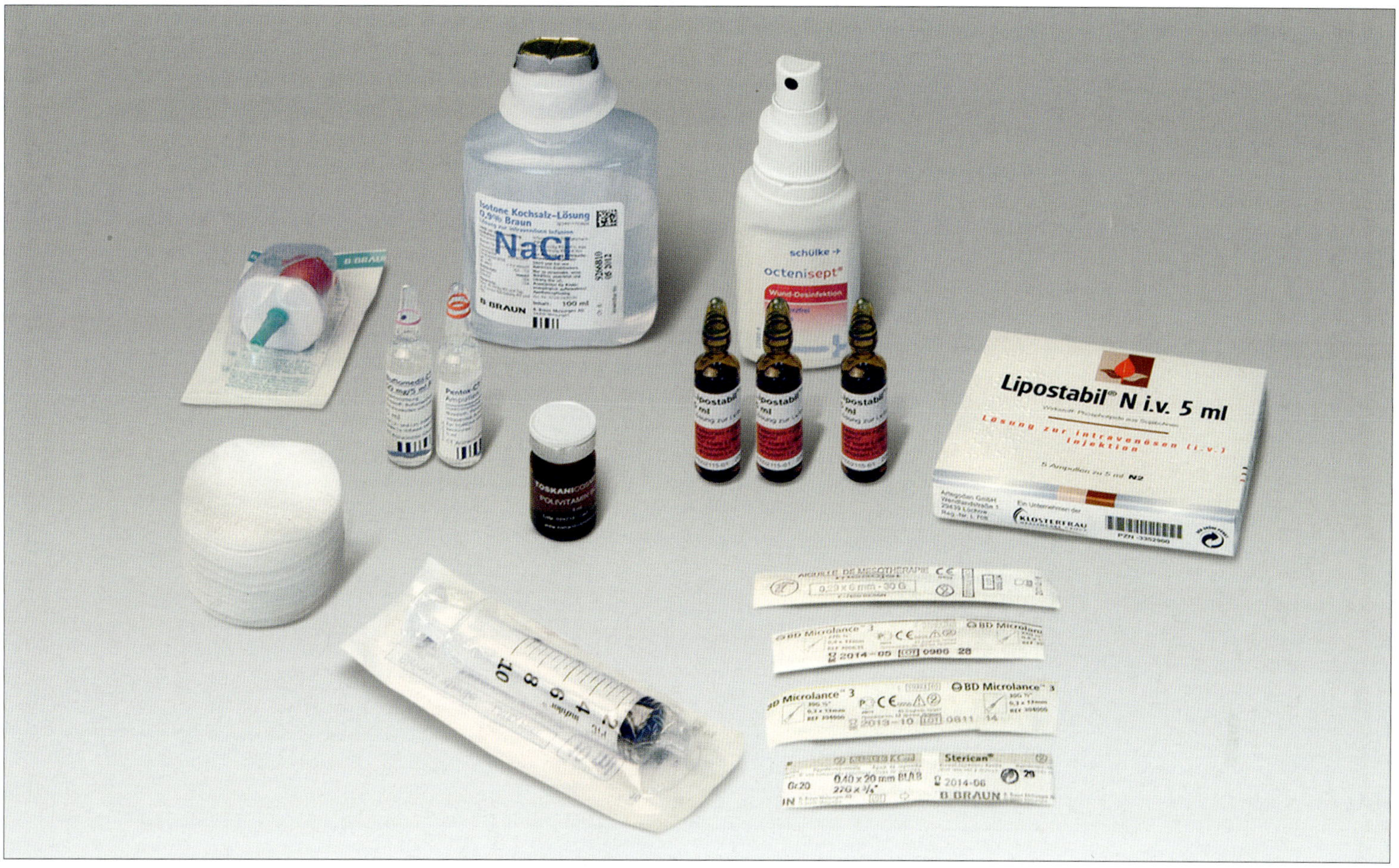

Material necesario para lipólisis.

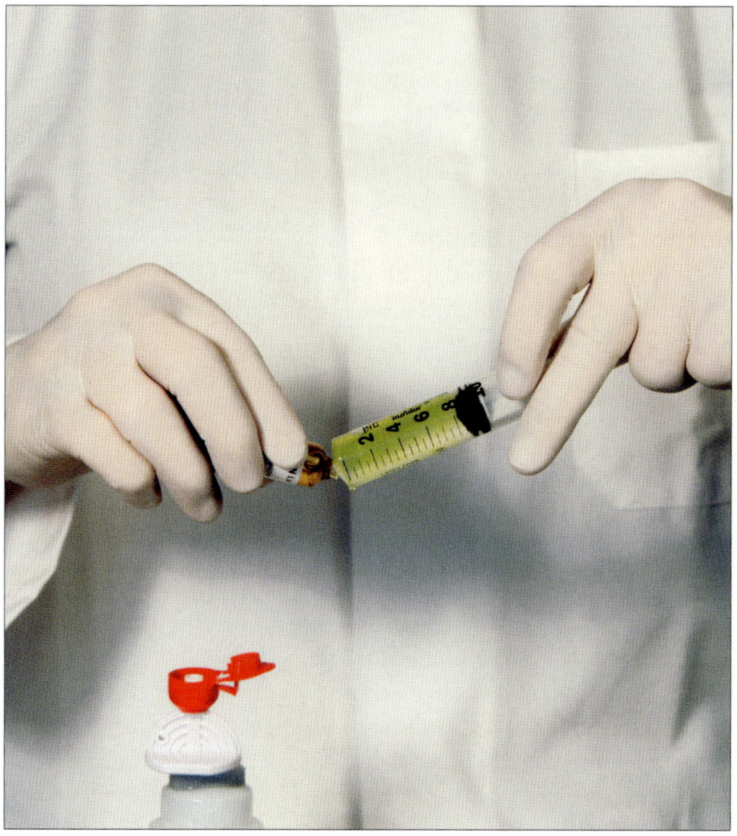

Mezclado de los dos componentes para la lipólisis (fase acuosa 5 mL + PPC/DC 5 mL).

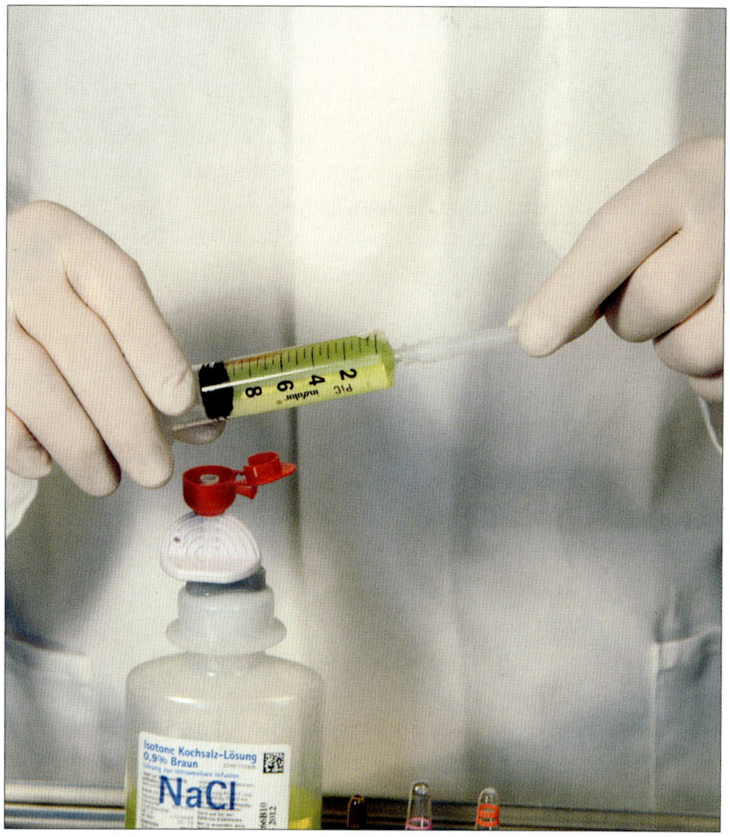

Después de insertar la aguja adecuada, el preparado queda listo para ser aplicado. Se lo debe consumir inmediatamente después de la preparación.

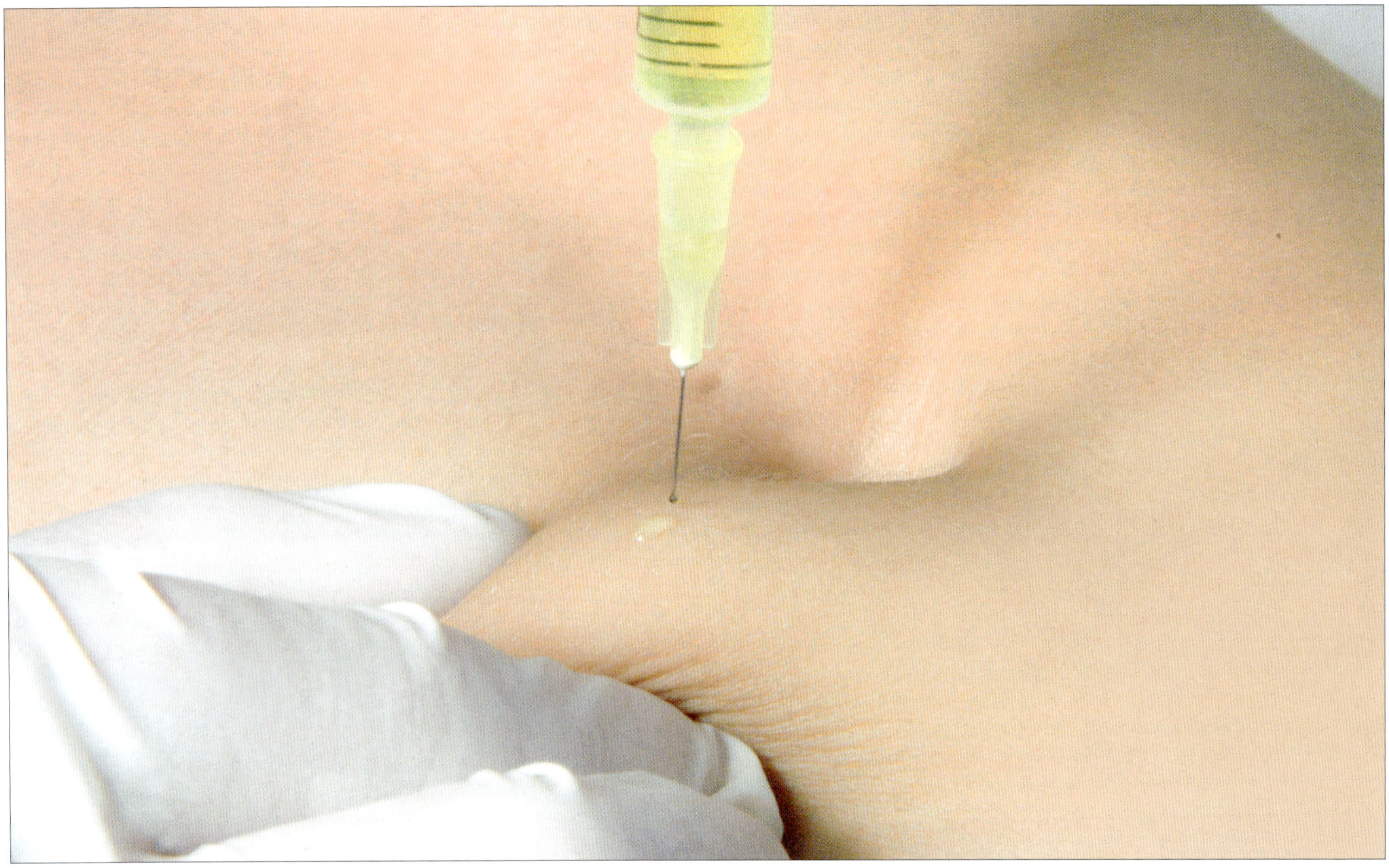

El pinchazo y la inyección no son particularmente dolorosos en la lipólisis en el cuerpo, pero se deben prever efectos posteriores.

Protocolo de lipólisis

- 1 frasco de infusión con 100 mL NaCl 0,9% + 1 amp. (5 mL) polivitamina BCAE Toskani + 2 amp. (10 mL) buflomedil. La solución se puede preparar, se conserva durante varios días en la heladera con una punta de extracción estéril.
- Rotulación del frasco.
- ☝Mezclar por partes iguales (5 mL + 5 mL) con lipostabil y utilizar de inmediato.
- Dosis máxima por paciente: 100 mL de mezcla. Al inicio o en caso de constitución débil no se deben exceder 50 mL (= 5 veces inyecciones de 10 mL).
- Puede haber efectos secundarios masivos de incumplirse las limitaciones de cantidad: problemas circulatorios, diarreas, deshidratación.
- Inyectar en el cuerpo preferentemente con la aguja BD Hypoint™ 0,4 x 13 mm, exclusivamente en el tejido conjuntivo.
- ☝No inyectar jamás en el músculo (muy doloroso).
- Distancia entre inyecciones: normalmente 1,5 cm. La distribución en el tejido adiposo-conjuntivo se produce por difusión. Profundidad de la punción: en el cuerpo 1,5 cm como máximo, en el rostro 6 mm como máximo.
- Presión máxima sobre el émbolo, cantidad máxima por punción 0,5 mL.
- ☝No inyectar jamás en hematomas preexistentes. Observar intervalos largos entre tratamientos de aproximadamente 6 semanas.

Dosificaciones

- Lipostabil pur solamente en lipomas pequeños (cantidad equivalente al volumen) y en las acumulaciones adiposas nasolabiales (0,2 mL por punto, 3 punciones por lado).

Rostro: Lipostabil diluido

Inyectar en el rostro 0,5 mL por punto, a una distancia 1,5 cm en cada caso. La punción debe ser realizada de manera vertical con aguja de 6 mm y, eventualmente, conviene formar un pliegue de piel con los dedos para proteger estructuras más profundas.

- **Mejillas:** hasta 2 mL por lado.
- **Carrillos colgantes:** máximo 2,5 mL por lado.
- **Papada:** 3-5 mL.
- **Sacos lagrimales-párpado inferior (Isolo grasa – no en edemas):** 0,3 mL (3 x 0,1 mL) por lado, distribuido en 2-3 punciones tangenciales en los tres compartimientos adiposos con una jeringa de 1 mL y la aguja Mesorelle de 4 mm, siempre manualmente. Profundidad de inyección: 2-3 mm.

Cuidado: hay riesgo de hemorragia y, en el peor de los casos, de hematoma retrobulbar que puede llevar a la ceguera (se debe informar al paciente). No se debe lastimar el ojo ni ejercer presión ni aplicar hielo. Los edemas fuertes de la zona ocular son normales, las limitaciones se deben comunicar de antemano (☝ detención de hasta 3 días.). Los mejores resultados se registran en personas más jóvenes sin mayor exceso de piel. Cantidad de sesiones: 1 a 5, según la gravedad del caso.

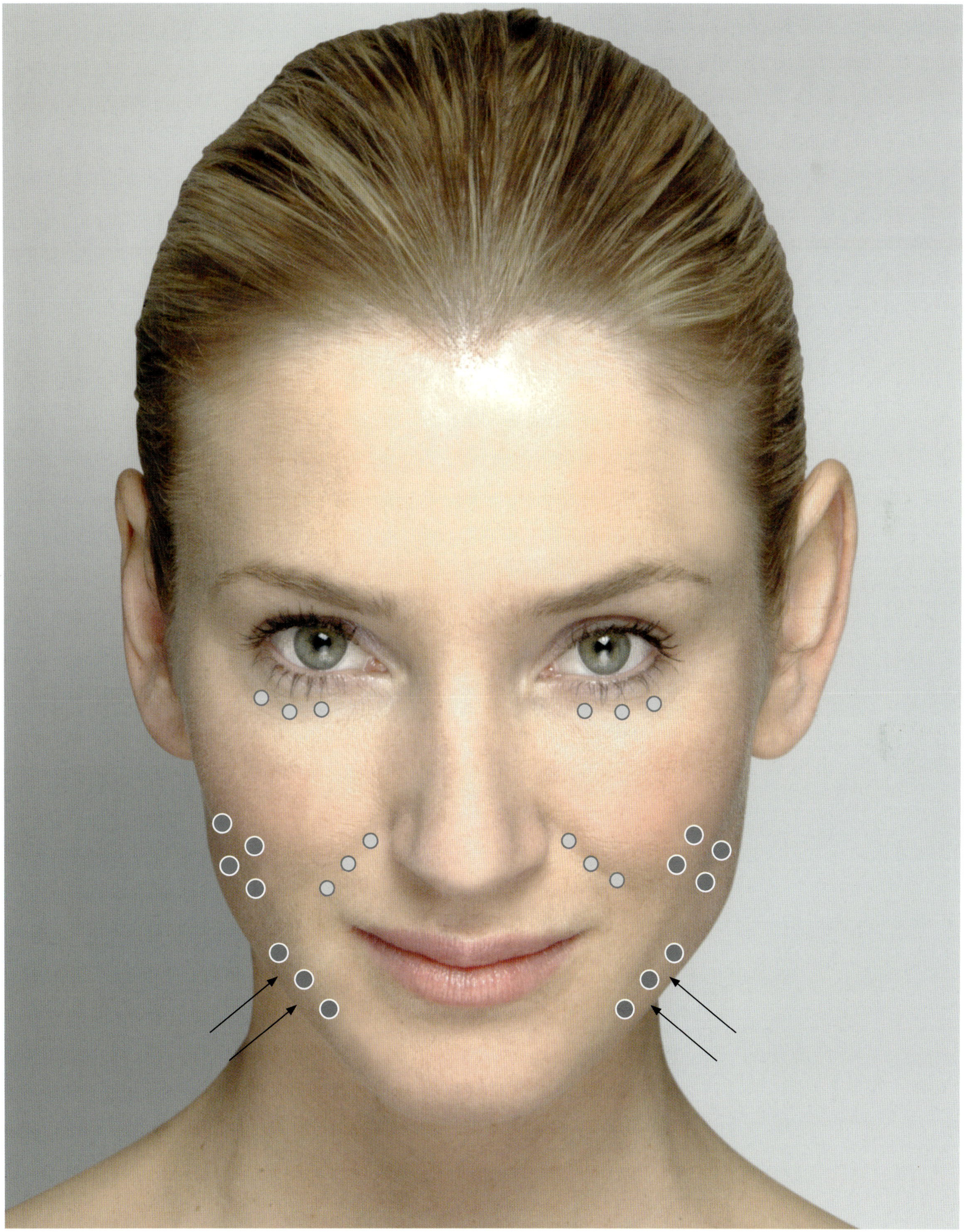

Posibilidades de lipólisis en el área del rostro. El tratamiento del prolapso adiposo de los ojos implica un riesgo mayor. Puntos oscuros ● infiltración; puntos claros ◯ técnica de punción seriada.

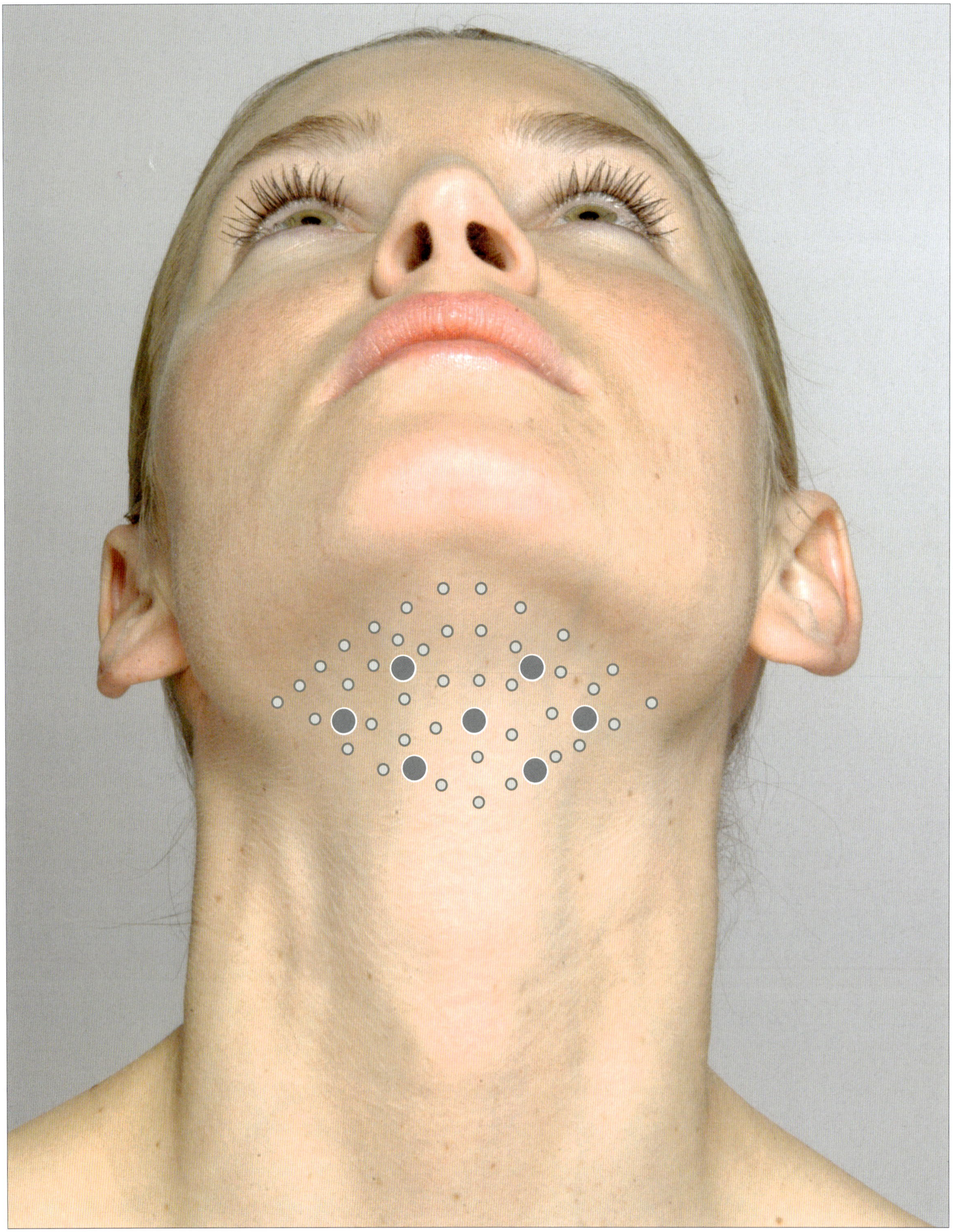

Tratamiento de la papada o de la zona mandibular fláccida: mesoterapia con preparados para celulitis (0,2 mL/inyecciones seriadas) o lipólisis (0,5 mL/infiltración).

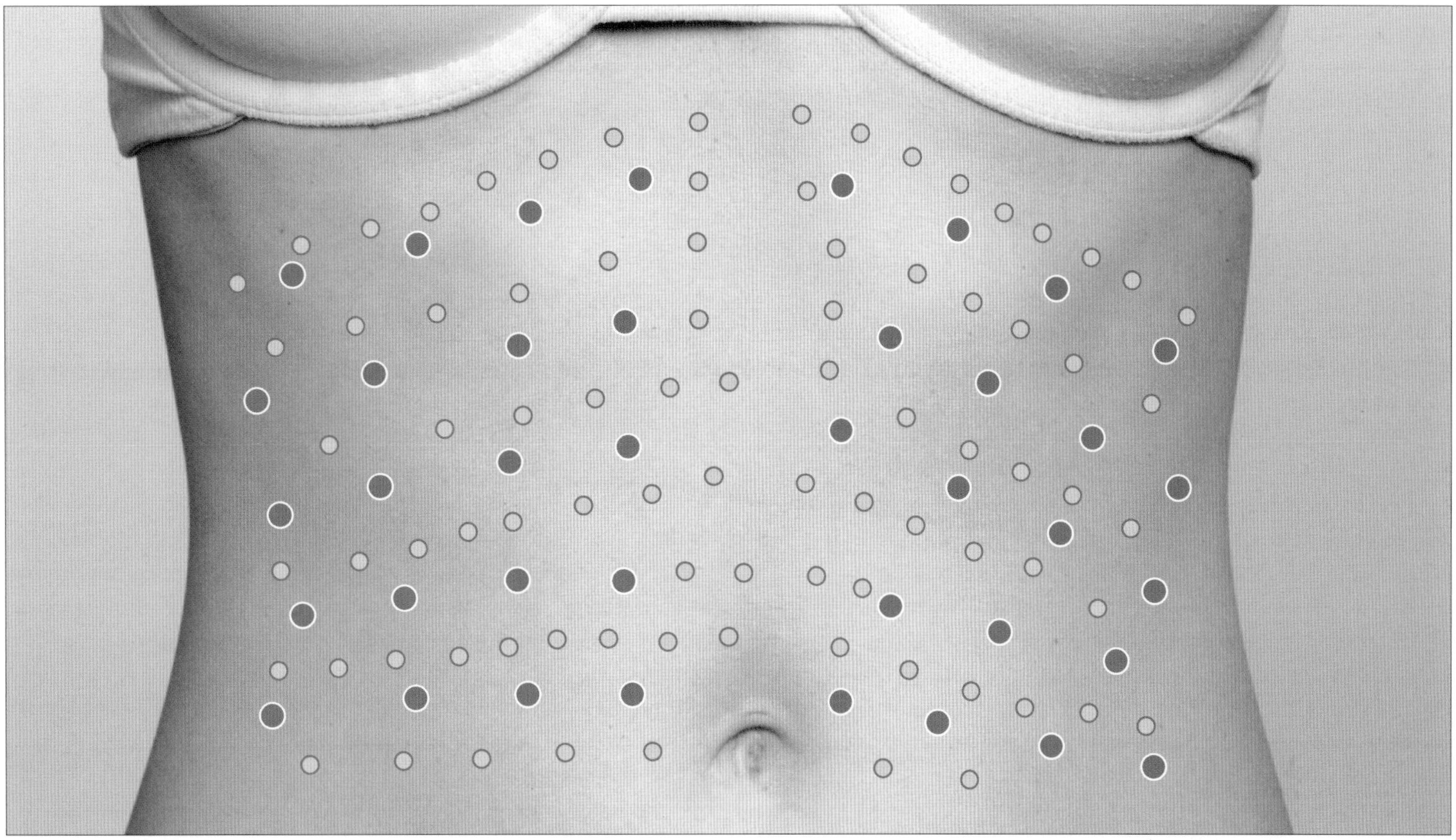

Tratamiento combinado de acumulaciones de grasa en el abdomen superior, primero con lipólisis (infiltraciones) y luego con mesoterapia (inyecciones seriadas). En personas sensibles se debe observar un intervalo de dos semanas.

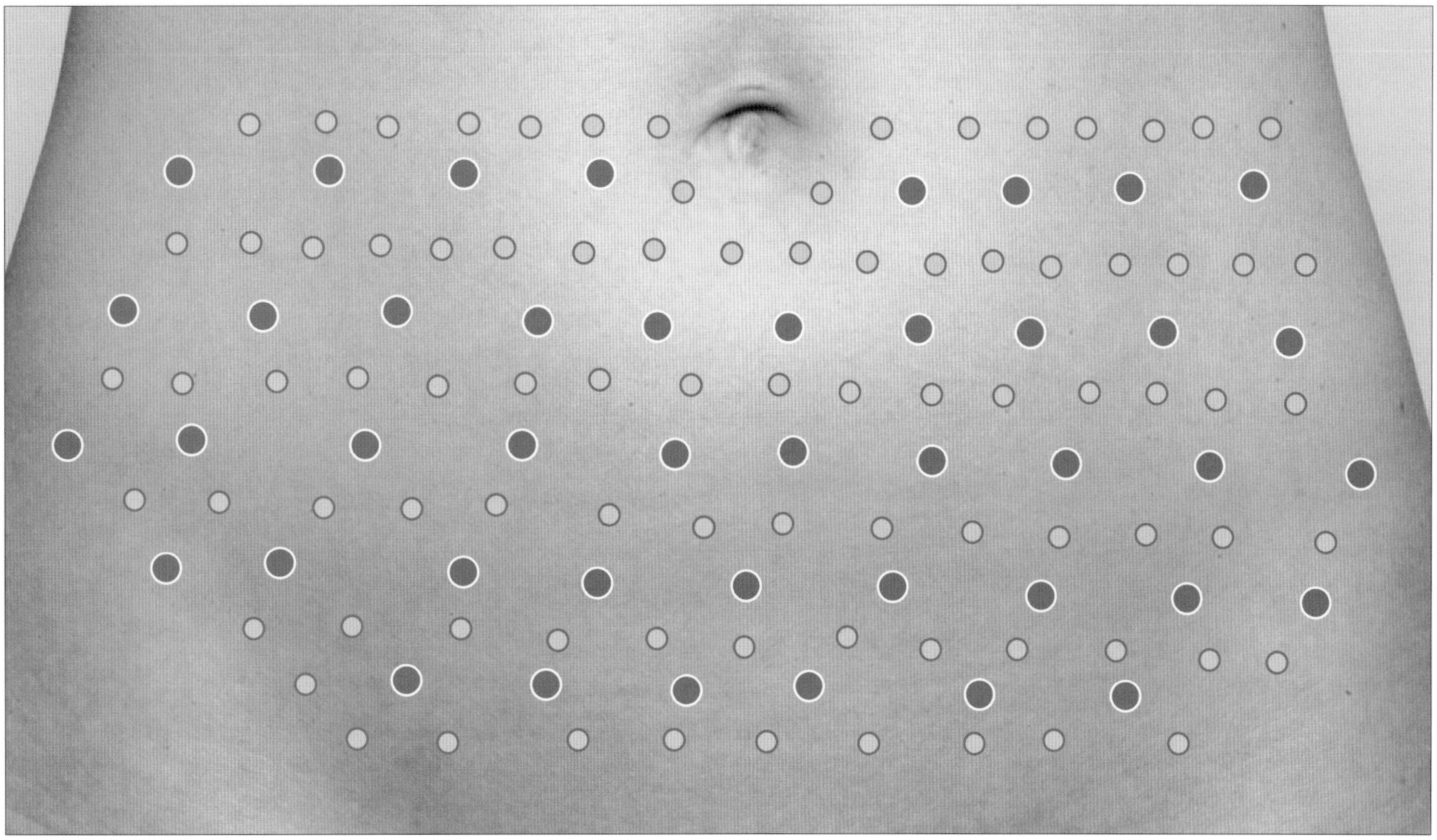

Tratamiento combinado de acumulaciones de grasa en el abdomen inferior con lipólisis y mesoterapia. Debido a la limitación de las cantidades de principios activos en cada sesión no se pueden tratar más de una o dos regiones.

Cuerpo: Lipostabil diluido

Máximo 50 (-100) mL en el cuerpo.

- Grasa axilar: anterior 6-10 mL por lado; posterior 10 mL.
- Brazos: posterior 15-20 mL por lado.
- Acumulaciones abdominales: 5-15 mL por lado.
- Caderas: 10-20 mL por lado.
- Abdomen superior: 40 mL.
- Abdomen inferior: hasta 80 mL.
- Pliegue subglúteo: 10 mL por lado.
- Pantalón de equitación: hasta 50 mL por lado.
- Rodilla: craneal 10-20 mL por lado; medial 10 mL (cuidado: en esta zona existe mayor riesgo de trombosis).
- Muslo extendido: hasta 50 mL por lado
- Ginecomastia en el hombre (cuidado: DD.): 10-20 mL por lado

Efectos secundarios: edemas, picazón, dolores y rubor inmediatamente después de la inyección y hasta tres días de duración. Todos los efectos secundarios son inocuos hasta 50 mL y deberían desaparecer luego de tres días. El efecto lipolítico por el contrario, perdura hasta seis semanas. Se debe tener cuidado en la cara interior de las rodillas, donde se han descrito complicaciones más serias. En casos raros también se puede producir esclerosis del tejido conjuntivo (retracción o necrosis). Esto se puede deber a una irrigación sanguínea deficiente, p. ej. en lipomas grandes.

Celulitis y depósitos adiposos

Ambas técnicas se combinan. En los casos graves, p. ej. en la forma fibroesclerótica (tejido adiposoconjuntivo firme, en hombres más que en mujeres, en el abdomen superior más que en el inferior, en el cervigón) se recomienda agregar hialuronidasa + colagenasa, 2 mL de cada uno.

El mecanismo de acción del Lipostabil® consiste en:

- **La liberación de la grasa acumulada en los adipocitos.**
- **La lisis de los adipocitos con acumulación local de linfocitos,** células plasmáticas y macrófagos y mayor formación de colágeno (histología luego de una semana).

El principio activo fosfatidilcolina para el tratamiento por lipólisis no tiene un efecto genotóxico o teratógeno en el organismo humano (Instituto Alemán de Medicamentos y Productos Medicinales, 2004). Un nuevo estudio in vitro de la Universidad de Regensburg pudo demostrar que mediante la lipólisis se logra una destrucción de la membrana celular del adipocito que logra una degradación local, efectiva y duradera, de las grasas. Se trata de una apoptosis celular, no de una necrosis celular. La grasa liberada se emulsiona y transporta hacia afuera del organismo.

Degradación de grasas por PPC – hipótesis de Hasengschwandtner

- Desfosforilación de fosfatidincolina por fosfolipasa.
- Liberación de enzimas de las mitocondrias en el núcleo de las células adiposas.
- Inicio de una cascada enzimática de, aproximadamente, 8 semanas de actividad: lipasa hormonosensitiva, lipasa de triglicéridos, diglicéridos y monoglicéridos.
- Transporte al hígado por lipoproteínas.
- Metabolización por betaoxidación (ciclo de ácido cítrico).

El tratamiento mismo es casi indoloro ya que las sustancias se inyectan directamente en el tejido adiposoconjuntivo con agujas delgadas. De todas maneras, cada paciente debe ser informado sobre algunos inconvenientes que aparecen regularmente en mayor o menor intensidad.

Efectos secundarios. Edema de la región tratada: mediante la sustancia se crea una inflamación artificial que primero produce un marcado edema del área. Después de dos o tres días este se revierte en su mayor parte. Comienza el proceso de contracción. Este suele durar alrededor de 6 semanas. También es normal que el sitio tratado se ponga colorado y comience a picar. Además puede haber dolores después del tratamiento, comparables a un calambre muscular, pero por lo general no se necesita indicar analgésicos. Debido a la profundidad de las inyecciones se pueden tocar vasos y se pueden producir pequeños hematomas que se reducen en término de algunos días. Rara vez se observa la formación transitoria de nudos en el tejido. Ante una distribución despareja del líquido inyectado, p. ej. el doble de cantidad en el mismo punto, se pueden producir hondonadas persistentes o asimetrías.

El tratamiento no es apto para personas impacientes que desean ver el resultado de inmediato. Normalmente, se requieren como mínimo dos sesiones por región con un intervalo de seis a ocho semanas, a veces son tres o cuatro sesiones. El contorno corporal se modifica lentamente y sin llamar la atención. El resultado del tratamiento perdura mucho tiempo si no hay un aumento de peso. Es más que habitual una reducción del perímetro abdominal en 4 cm y del espesor de la capa de grasa en 1 cm por cada tratamiento.

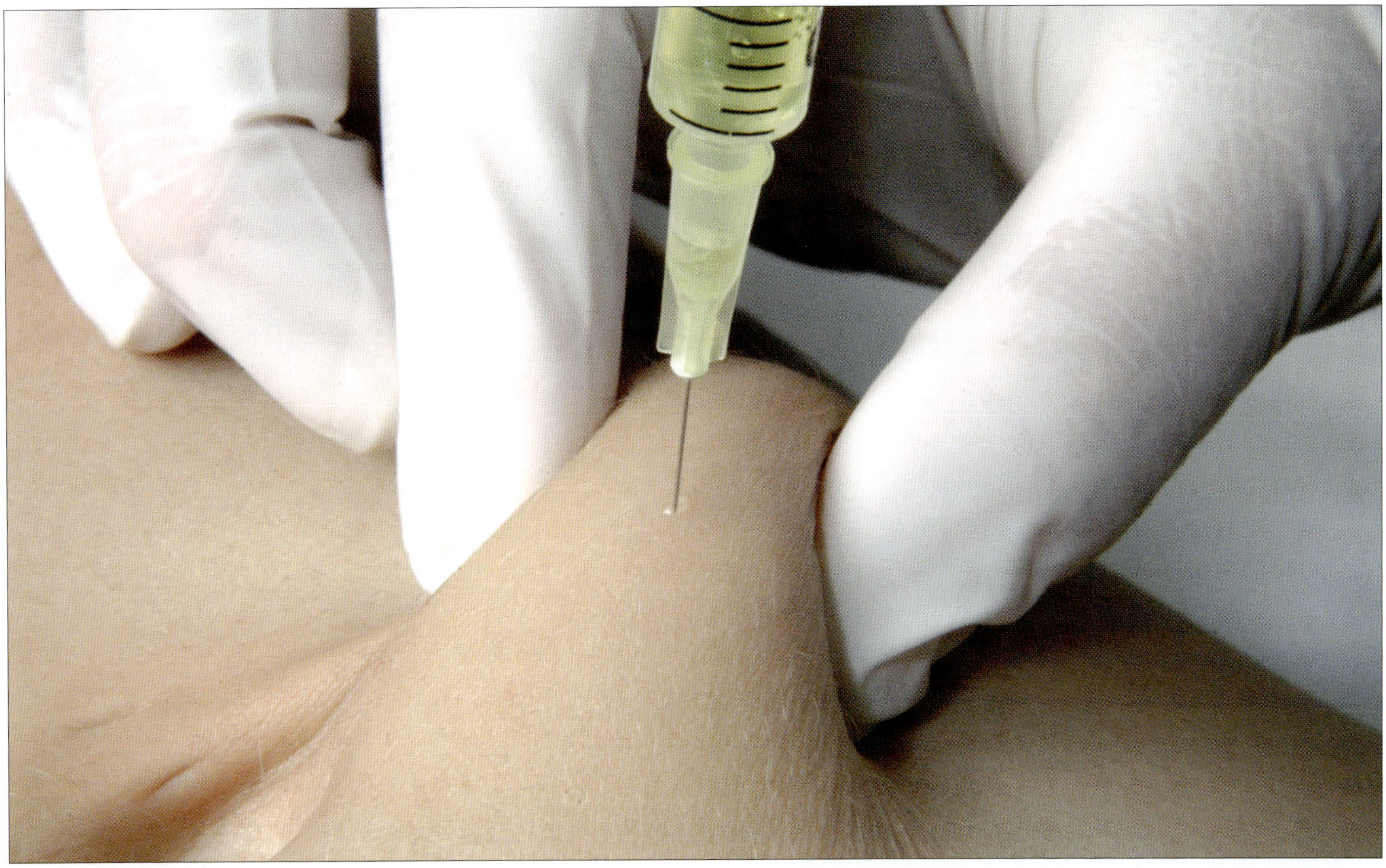

Técnica de inyección en lipólisis: por cada punto de inyección se administran 0,5 mL de PPC/DC diluido a 13 mm de profundidad, en lo posible con presión elevada, directamente en el tejido adiposoconjuntivo.

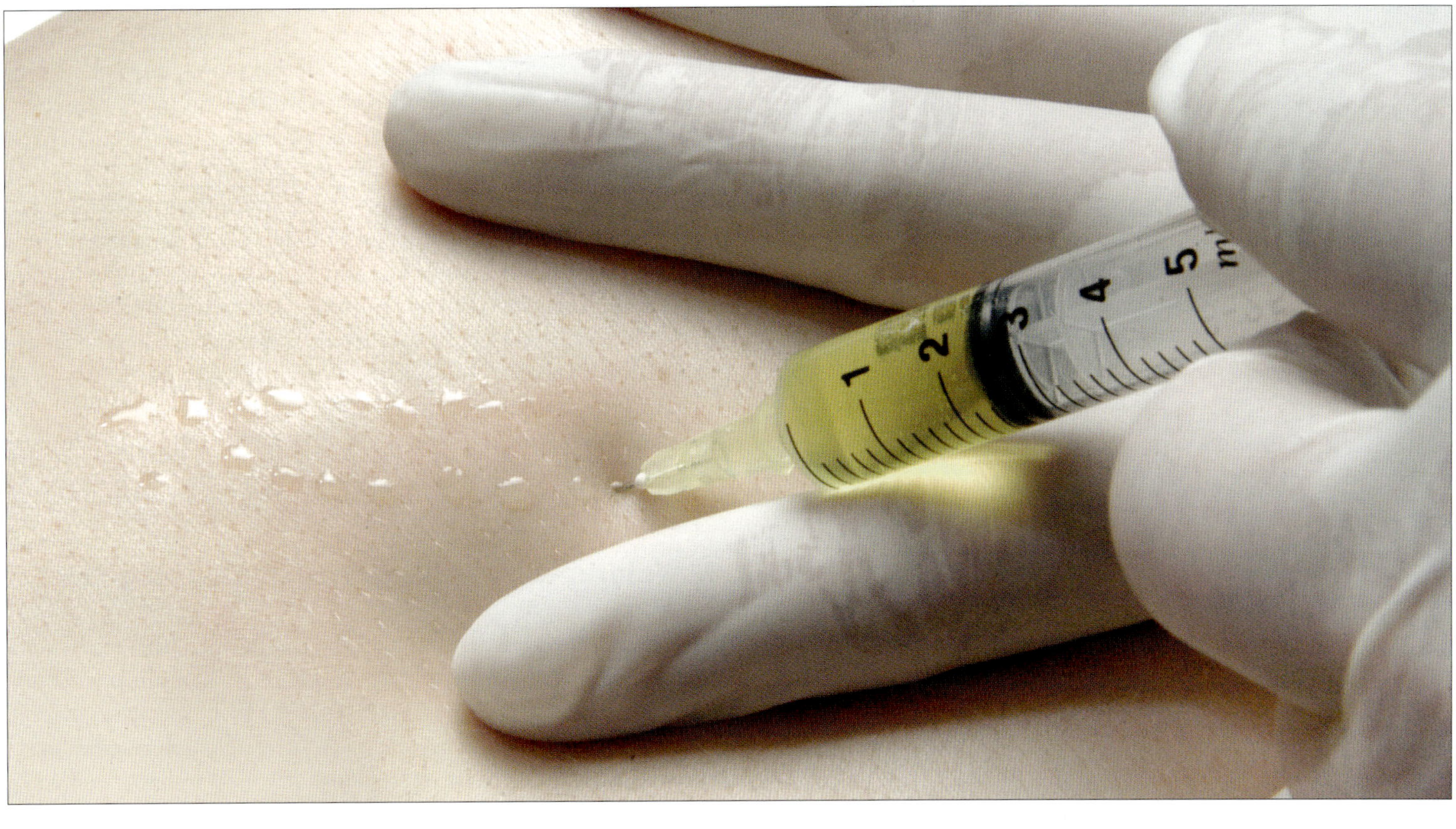

Técnica serial y de salva en mesoterapia. Por cada punto de inyección se administran 0,1-0,2 mL de preparado para celulitis a 4-6 mm de profundidad.

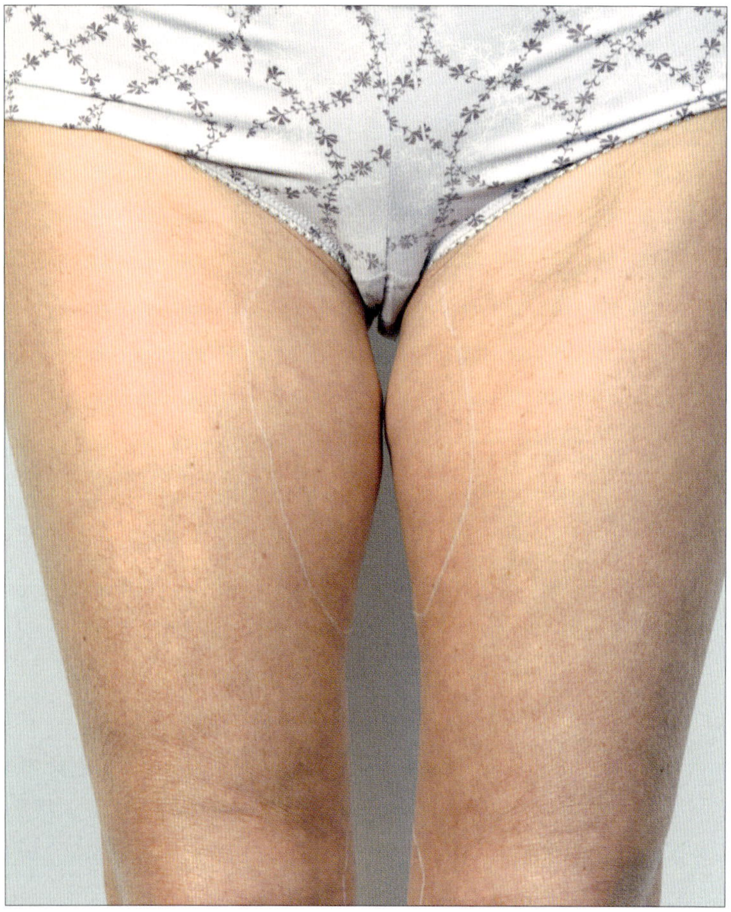

Tratamiento después de haber marcado adelante.

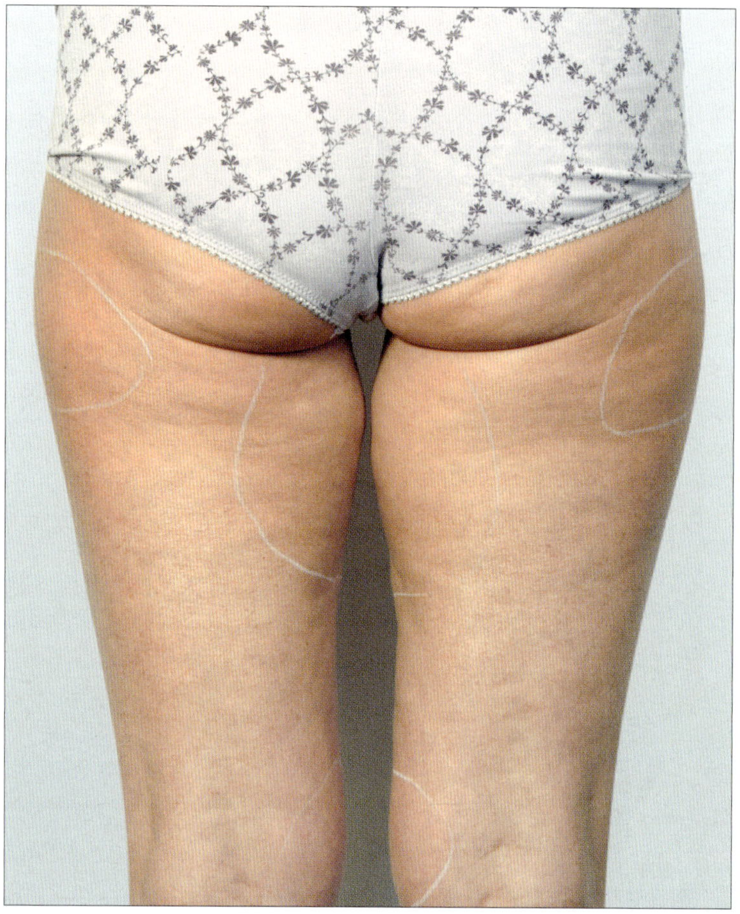

Tratamiento después de haber marcado atrás.

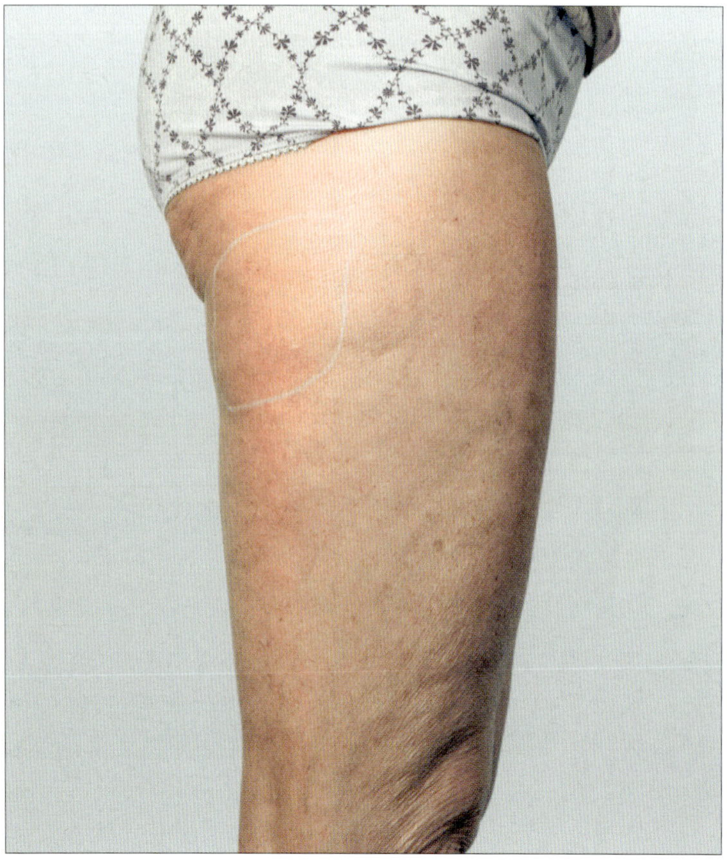

Tratamiento después de haber marcado de costado.

Los primeros cambios se producen luego de diez días; en la cuarta a sexta semana el proceso de reducción es más activo. Debido a la lipólisis no se produce una reducción del peso o este solo disminuye muy poco. Por lo tanto, en personas con un ligero sobrepeso el tratamiento se debe acompañar con el correspondiente cambio de alimentación.

Esta terapia es prometedora en pacientes con pequeñas acumulaciones de grasa y celulitis, pacientes que de ninguna manera se quieren someter a una operación o liposucción y aquellos que desean modificar su contorno en forma lenta y no llamativa. Otras indicaciones que arrojan buenos resultados son los lipomas, la ginecomastia o una corrección después de una liposucción.

Los mejores resultados se obtienen en la cara, en papadas, la región del abdomen y las caderas (de la mujer), en acumulaciones en las axilas, rollos en la espalda y en los muslos.

Mesoterapia en indicaciones dermatológicas

Las indicaciones dermatológicas marcan la transición del área meramente estética a la curativa en que se encuentran p. ej. la insuficiencia venosa, las precancerosis de la piel, alteraciones de la cicatrización y verrugas virósicas. Aquí resulta imprescindible el esclarecimiento diagnóstico cuidadoso. En este ámbito también se encuentran posibilidades de aplicación interesantes para la mesoterapia, algunas de las cuales se presentan a continuación.

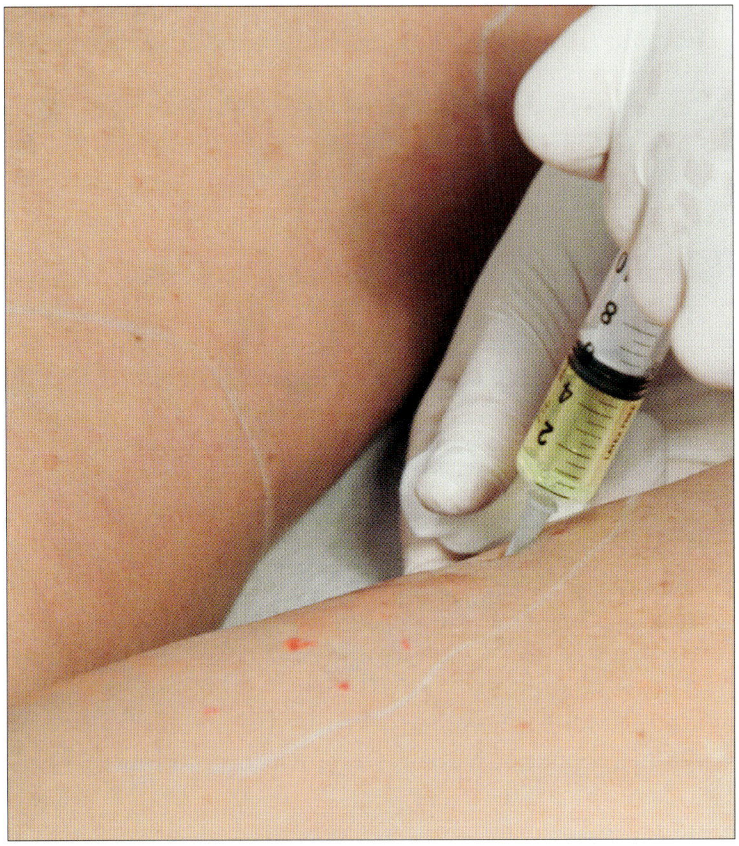

Para lipólisis se utilizan jeringas de 10 mL.

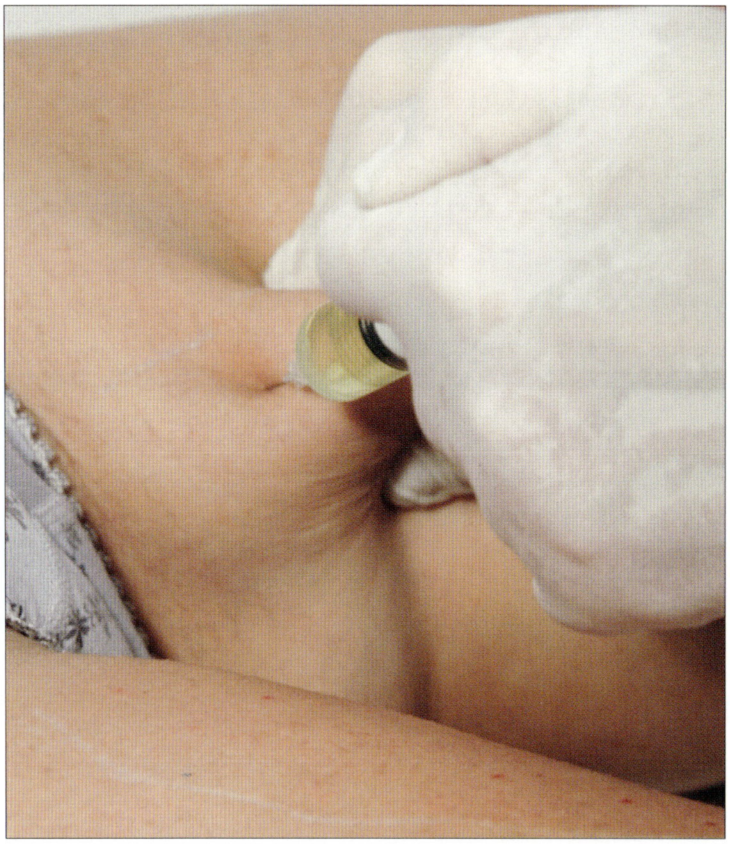

En las zonas sensibles, los dolores se vuelven soportables mediante la inyección en pliegues generados artificialmente (*pinching*) y la punción decidida. La inyección de la mezcla misma no es dolorosa.

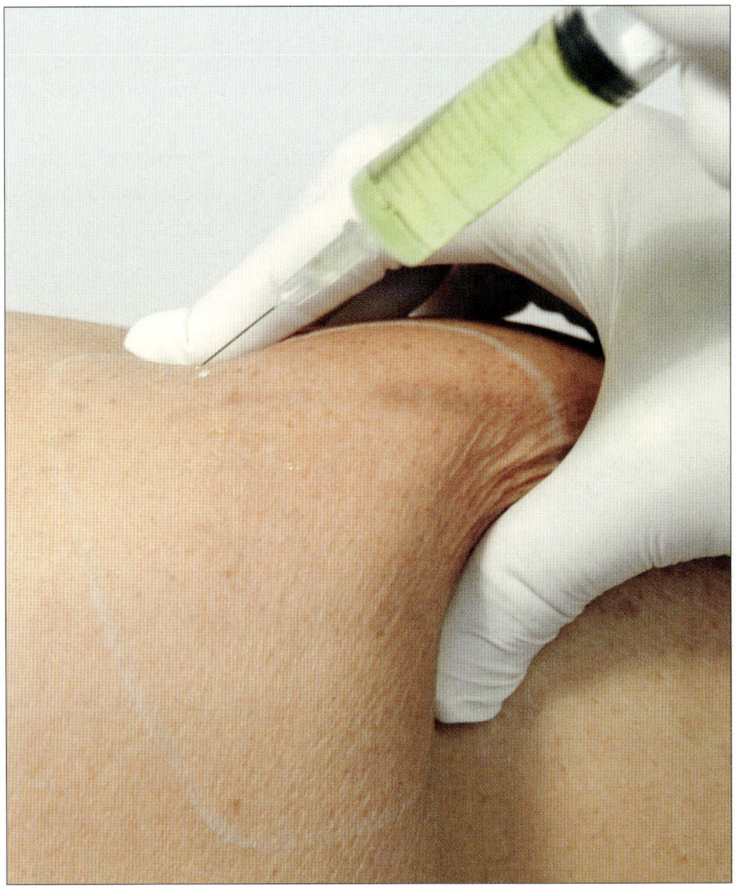

En el cuerpo se inyecta preferentemente con la aguja BD Hypoint™ 0,4 x 13 mm.

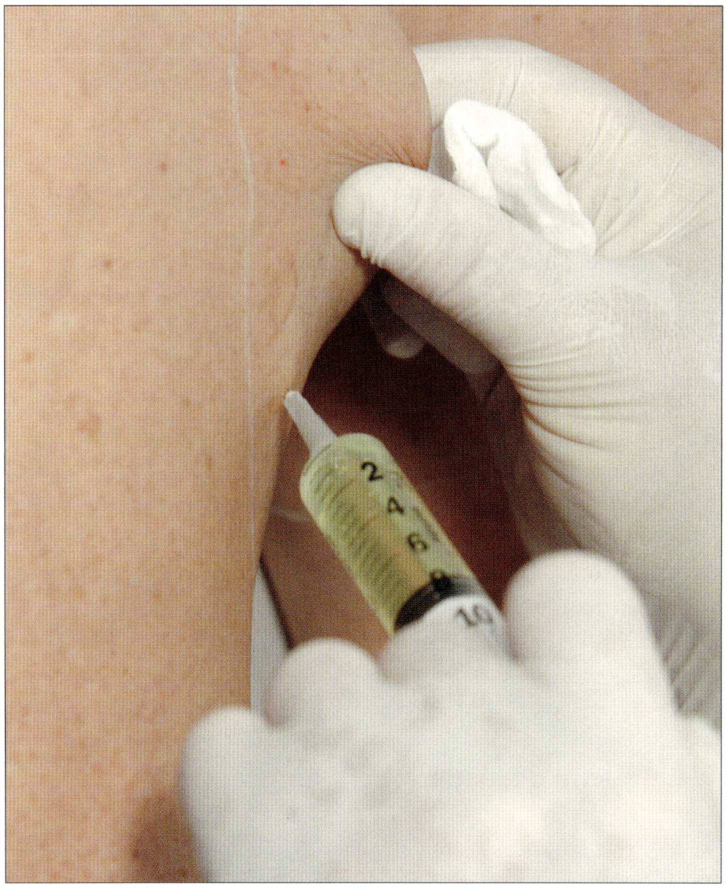

En las acumulaciones pequeñas de grasa, la punción no se hace perpendicular, sino en ángulo de 45 grados.

Tratamiento de estrías

Las estrías son atrofias lineales de la piel, bien delimitadas, provocadas por dilatación excesiva y fisuras en el tejido conjuntivo. Sus causas son el crecimiento rápido, la gravidez, el aumento de peso, la toma de medicamentos, alteraciones hormonales o una predisposición genética.

Curso

- Las estrías frescas son de color rosa hasta rojo púrpura, miden 1-15 mm de ancho y empalidecen en 3-6 meses.
- ✋Cuanto más antiguas y pálidas, tanto más difíciles de tratar.

Tratamiento

- Mesoterapia + crema tretinoína (0,05%) en el intervalo.
- Mesoterapia, también durante el embarazo, pero no en el abdomen. ✋Evitar el sol.

Protocolo de mesoterapia

- Estirar la piel, mientras se inyectan salvas intradérmicas a 2 mm de distancia, también en zonas marginales.

Mezcla medicamentosa para tratar estrías recientes

Alternar:

- Procaína 1% 0,5 mL + Wiedemann® BH 0,5 mL + etoxisclerol 0,5% (diluido 1:10) 0,5 mL.
- Procaína 1% 0,5 mL + clacitonina 50 0,5 mL + Silorgamine 0,5 mL.

Frecuencia de las sesiones

- Cada 7 a 14 días.

Mezcla medicamentosa para tratar estrías antiguas

- Procaína 1% 0,5 mL + NCTF 1 mL + AH sin reticular 0,2 mL + buflomedil 0,5 mL (mayor elasticidad, mayor tropismo).
- Procaína 1% 0,5 mL + centella asiática (p. ej. complejo Cefabene-Citrus) 0,5 mL + Silicor 0,5 mL + clacitonina 50 0,5 mL + vitamina C 0,5 mL (repigmentación, regeneración).
- Preparado Toskani antiestrías + tensión de piel, alternando, siempre puro (tensión, regeneración, hidratación).

Frecuencia de las sesiones

- Cada 14 días.
- Cuidado: durante el embarazo no se deben realizar tratamientos en el abdomen. El tiempo disponible suele alcanzar para asegurar buenos resultados en el tratamiento de estrías, aún después del parto. La mesoterapia aquí también propicia la retracción de las estructuras de la piel dilatadas en exceso.

Estas fisuras del tejido conjuntivo no afectan solamente a las mujeres jóvenes, sino a veces también a hombres jóvenes en rápido crecimiento.

Tratamiento de insuficiencia venosa

Las telangiectasias son dilataciones patológicas adquiridas de pequeñas venas periféricas superficiales. Las causas son alteraciones funcionales de origen hereditario, hormonal, mecánico o venoso. Todas las formas se pueden eliminar por presión. Clínicamente se diferencia entre:

- Telangiectasias azules, más profundas y gruesas.
- Telangiectasias rojas, más superficiales y delgadas.

Terapia

- En varicosis, especialmente con insuficiencia de las perforantes (30%) conviene indicar un tratamiento quirúrgico o esclerosante con espuma.
- Las formas aisladas se pueden esclerosar directamente.
- Formas vinculadas a los ciclos hormonales.
- Mesoterapia con venotónicos y compresión.
- Formas difusas, de gran superficie, delgadas: mesoterapia–microesclerosado.

Esclerosado

Telangiectasias azules:

- Comenzar siempre con un máximo de 3 mL de etoxisclerol (0,5%-1%) puro.

Telangiectasias rojas:

- Máximo 1,5 mL de etoxisclerol (0,5%-1%) puro.
- Piel tensa, punción tangencial, directamente en el vaso, sin aspiración.
- Intervalo 3 a 4 semanas.

Microesclerosado

Para venitas difusas, también cuperosis y pequeños hemangiomas de piel.

Mezcla:

- Etoxisclerol al 0,5%, 0,5 mL + DHE 0,5 mL
- Técnica de salvas epidérmicas, preferentemente con dispositivo de inyección. Cubrir la superficie total del área. Puede y debe sangrar.

Frecuencia: anual.

Son contraindicaciones: embarazo, alergia al producto esclerosante, tromboflebitis importante o trombosis, infecciones locales o sistémicas, inmovilidad o patologías sistémicas graves, hipertiroidismo, obstrucción arterial estadio III o IV.

Drenaje venoso por mesoterapia

- Preventivo y terapéutico.
- Para saneamiento de las zonas afectadas, mejora de la microcirculación y descompresión de las piernas con:
  - Procaína 1% 1 mL + asiacen 2 mL + rutinel 2 mL + pentoxifilina 2 mL.
  - Técnica epidérmica, más rápido manualmente, sobre los tres ejes vasculares de las piernas.

Frecuencia: cada dos o tres meses.

Tratamiento de cicatrices

Las cicatrices son el resultado final de los procesos de reparación de la piel después de sufrir heridas. Las causas pueden ser traumas de origen mecánico, químico o físico con lesión de la dermis papilar, infecciones de la piel, tumores, enfermedades autoinmunes o vasculares.

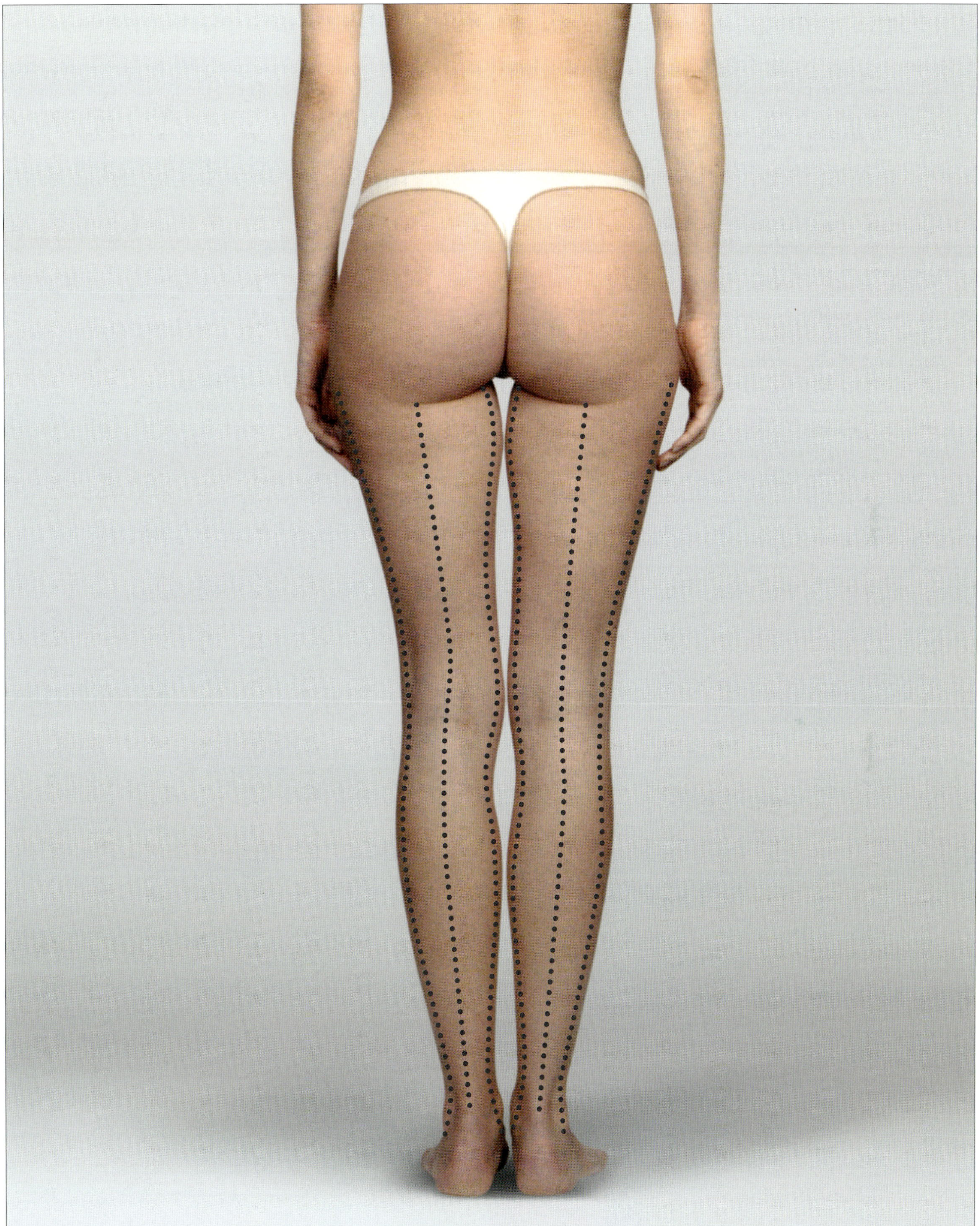

Con drenaje venoso por mesoterapia se logra una descompresión global y una mejora de la irrigación sanguínea en las piernas.

Fases de la cicatrización

- Limpieza (dos horas)
- Reparación (hasta un mes)
- Granulación (hasta tres meses)
- Maduración (hasta un año)

Se debe diferenciar entre curación primaria y cicatrización por segunda.

Complicaciones

Dehiscencia, adherencia, dolor, inclusión de cuerpos extraños, queloides (es una indicación excepcional para corticoides [triamcinolona–suspensión cristalina]).

Mezcla medicamentosas queloides

- Procaína 1% 5 mL + triamcinolona 0,5-1 mL.
- Cuanto antes se administre, tanto más efectivo.
- Habones superficiales exclusivamente en la zona queloide.
- Intervalos de tratamiento: tres semanas. Frecuencia según extensión, cinco a seis veces.
- Alternando con crema de tretinoína 0,05% (crema de airol o crema de cordes VAS) y se pueden usar apósitos de silicona.
- Cuidado: dos días de intervalo con la mesoterapia.

Mezcla medicamentosa para cicatrices en general

- Procaína 1% 1mL + pentoxifilina 1 mL + preparado antiestrías 1 mL + Wiedemann® BH 1 mL + calcitonina 100, 0,1 mL.

Tratamiento de verrugas (*Verrucae vulgares*)

Los principios activos alopáticos también se pueden administrar en forma local, en lugar de sistémica. En el tratamiento dermatológico de las verrugas, en los casos graves o resistentes a la terapia, se puede aplicar una mesoterapia con las siguientes mezclas:

- Cimetidina + lidocaína 1% + vitamina C en partes iguales; aplicación perilesional, intralesional y sublesional con Mesorelle, una vez por semana, tres a cuatro veces.
- Bleomicina 1 mg/mL, NaCl 0,9%, intralesional con aguja de Mesorelle 0,1 mL/punción, eventualmente, conviene aplicar antes crema anestésica.

Repetir hasta que se observen los resultados. No debe utilizarse en embarazadas y niños.

Tratamiento de máculas actínicas, melasma y alteraciones pigmentosas

Mesoterapia epidérmica con:

Glutatión 5 mL + vitamina C 1 mL + ácido glicólico 1 mL (p. ej. Glutamax, Ascormax, Glycomax).

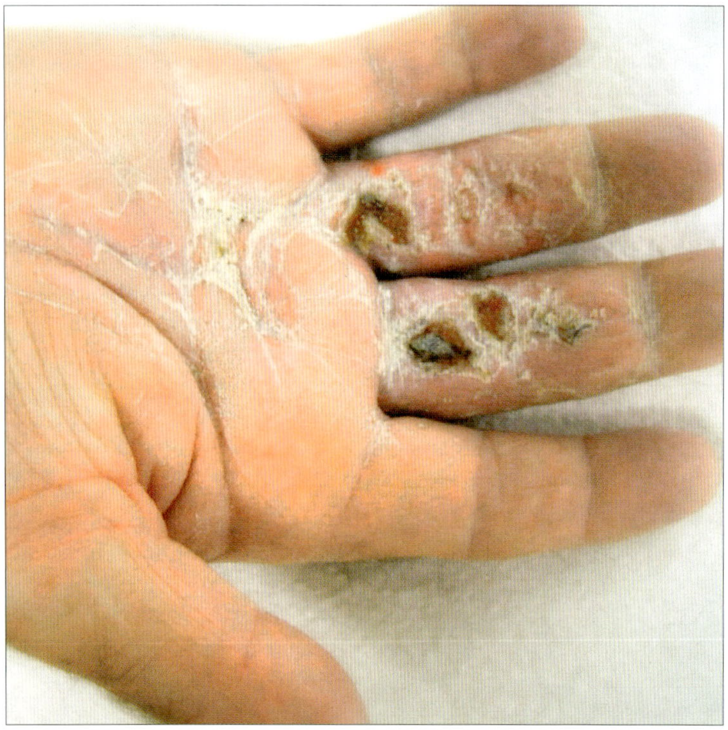

Alteraciones de la cicatrización con impacto funcional 3 meses después de una operación de la mano (M. Dupuytren).

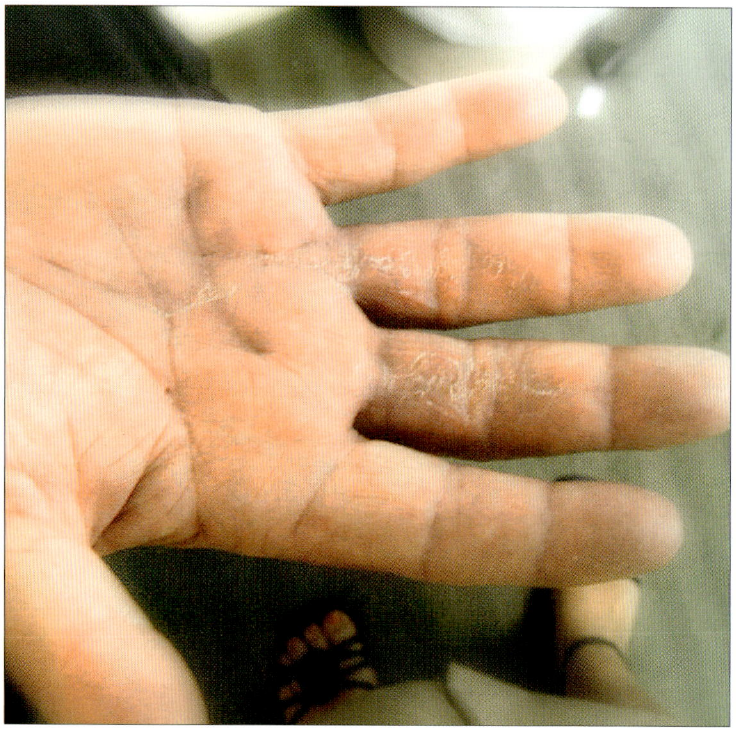

Resultado después de una aplicación de mesoterapia (solo epidérmica): total recuperación óptica y funcional.

10 Documentación de casos

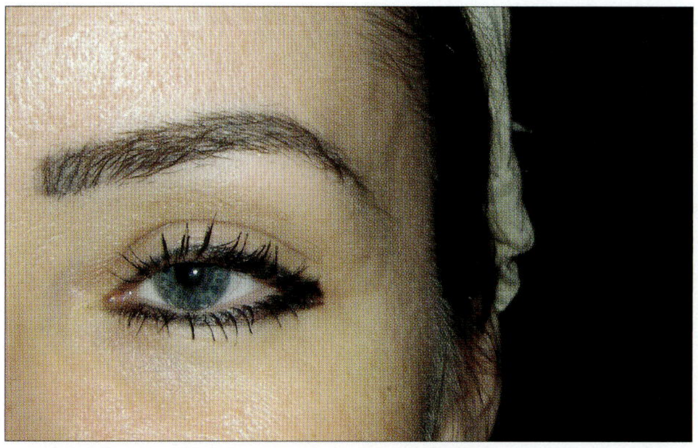

Paciente de 40 años para tratamiento preventivo.

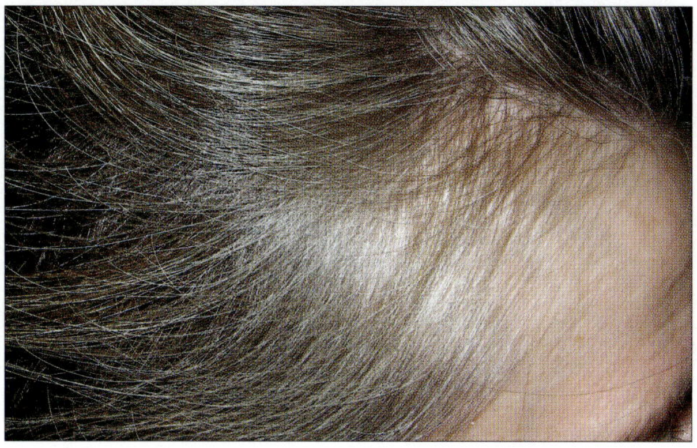

El cabello volvió a crecer en las entradas de la mujer.

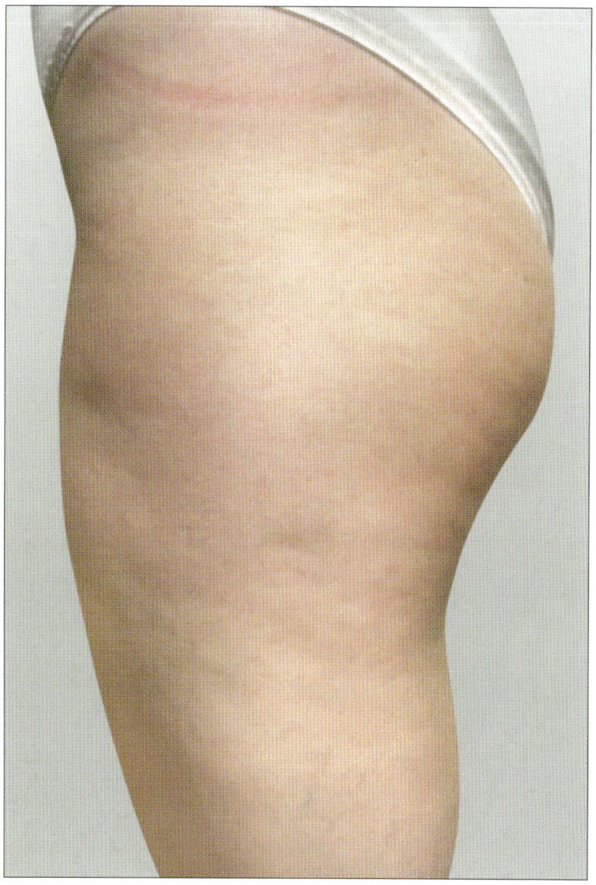

Celulitis discreta en una paciente delgada.

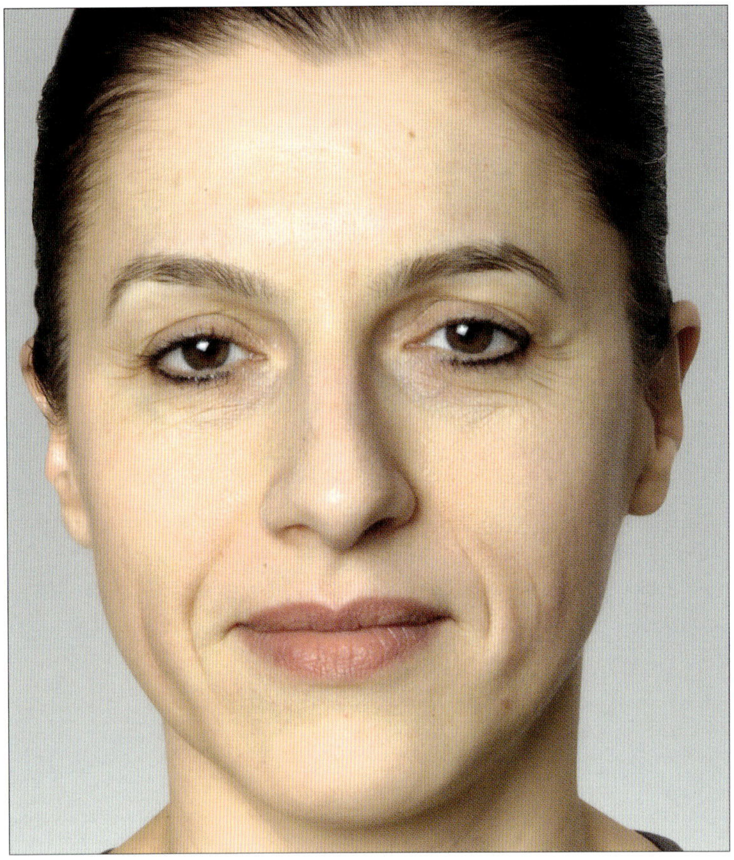

Estado inicial: paciente de 45 años (sin tratamiento, no desea BTX).

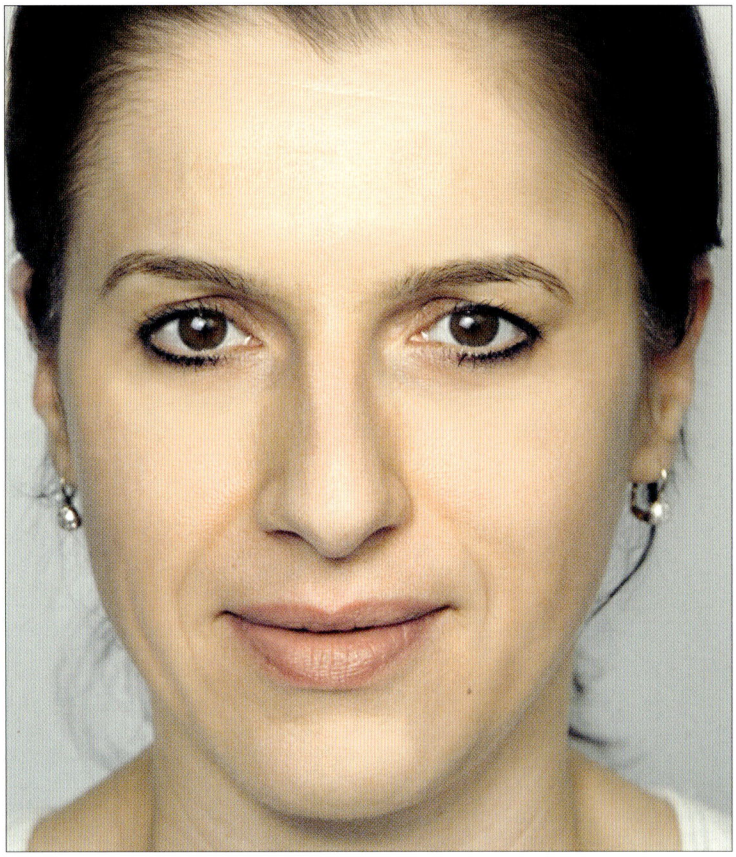

Resultado inmediatamente después del segundo estiramiento cutáneo por mesoterapia: notable mejoría de la estructura y del tono de la piel, efecto de luminosidad que aclara.

Fotos antes-después del tratamiento con Hyal-System® de Merz Pharmaceuticals

Arrugas en los ojos

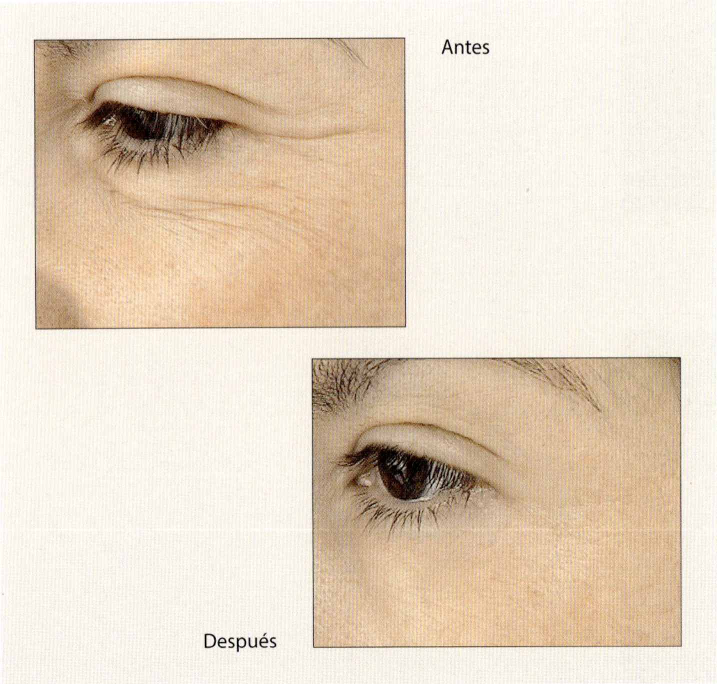

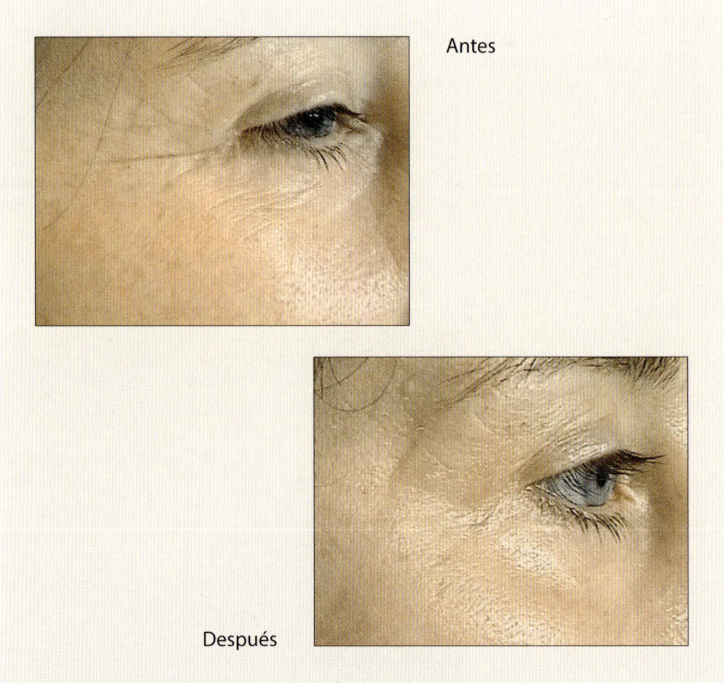

Mediante inyección de ácido hialurónico puro (sin reticular) se logra alisar las finas arrugas estructurales ("patas de gallo") en torno a los ojos. Se hace una pápula con menos de 0,1 mL por punto. Aún con el masaje posterior puede demorar algún tiempo hasta que el material se integre a la piel.

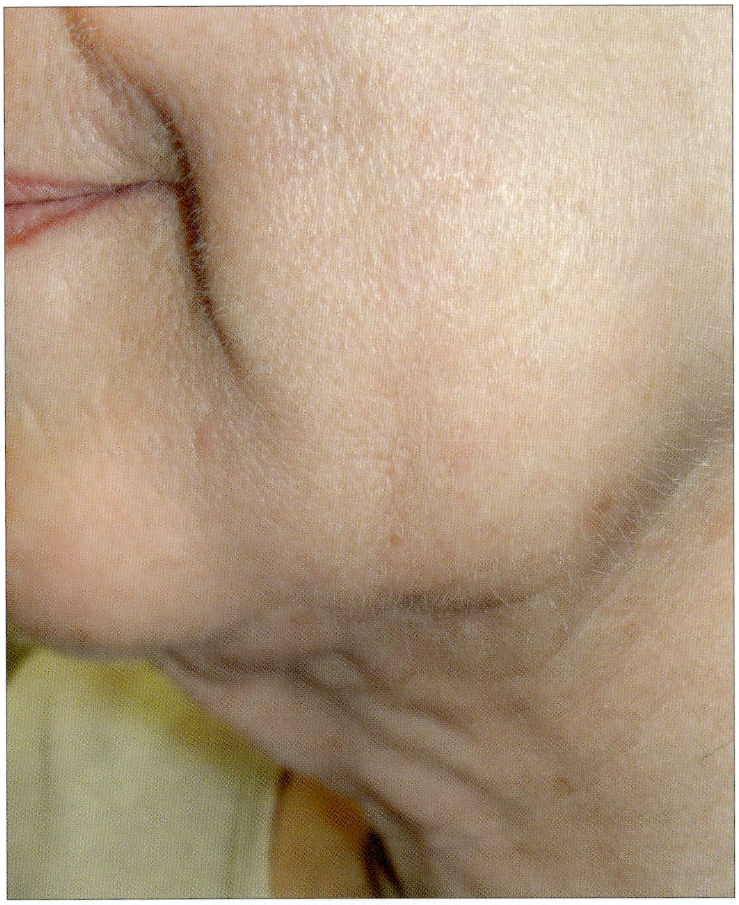

Estado inicial: flaccidez en la zona de las mejillas, el mentón y el cuello.

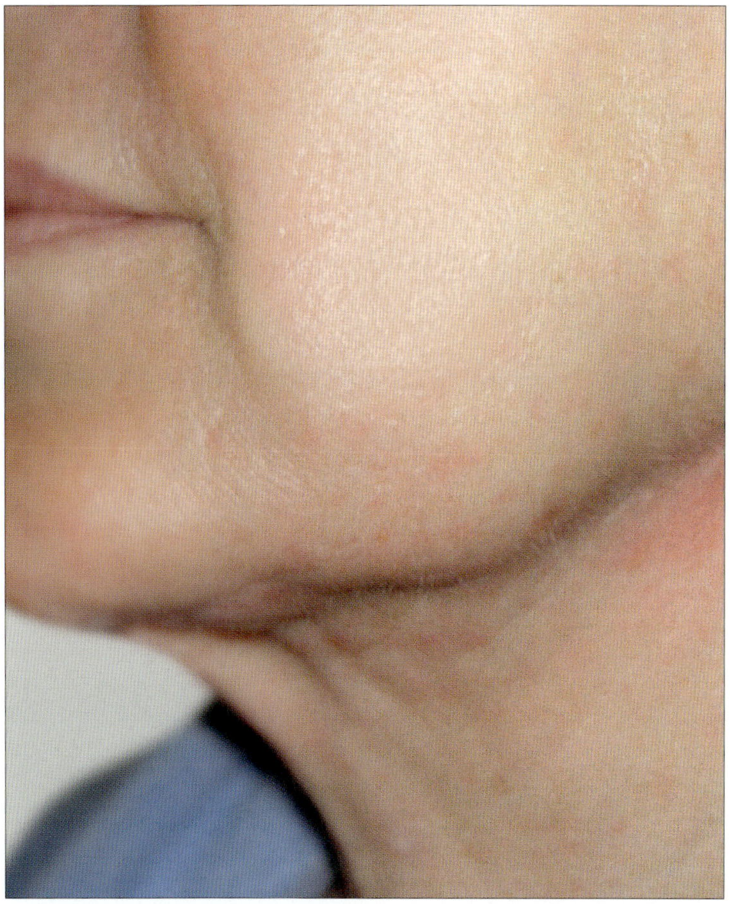

Cambio inmediatamente después del primer estiramiento cutáneo por mesoterapia. La mejoría se puede incrementar mediante repeticiones.

Área de las mejillas con superficie de poros gruesos / arrugas

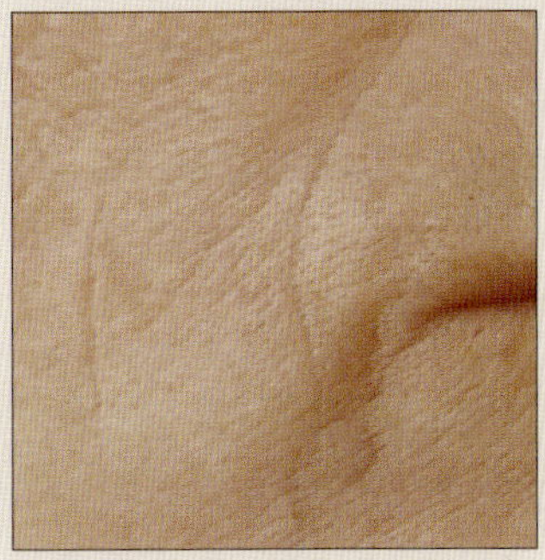

Antes

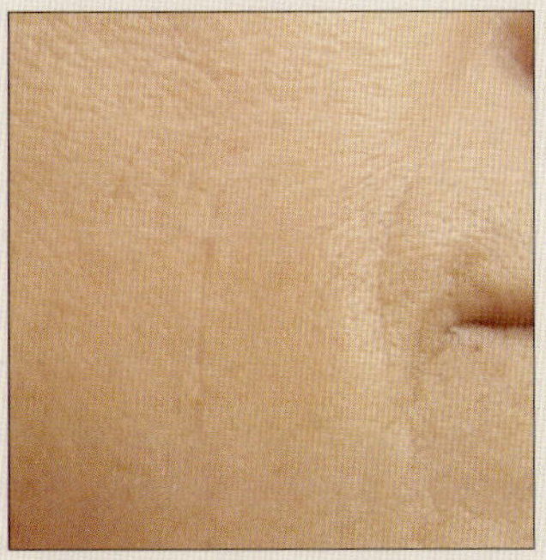

Después

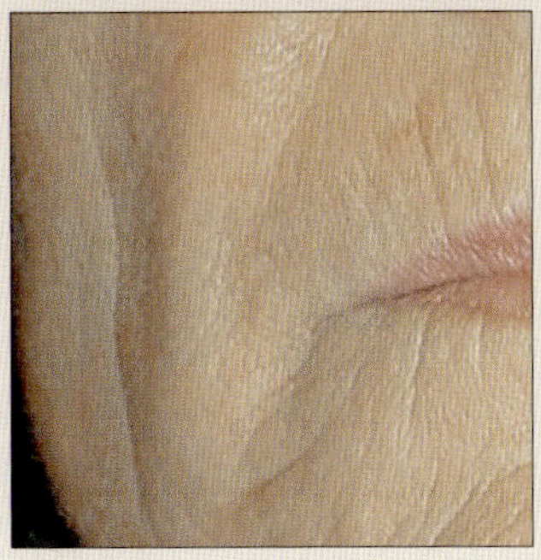

Antes

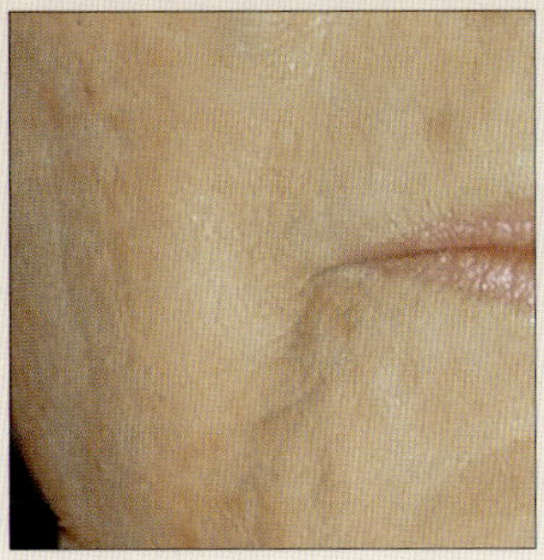

Después

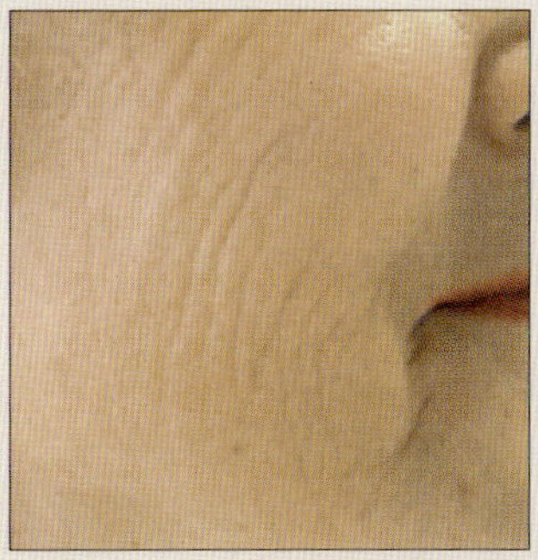

Antes

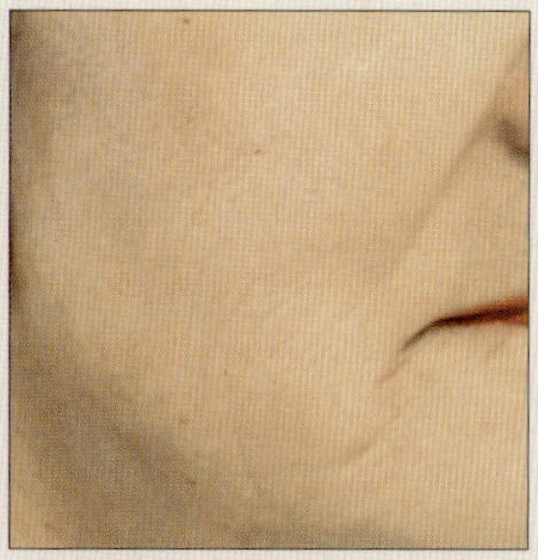

Después

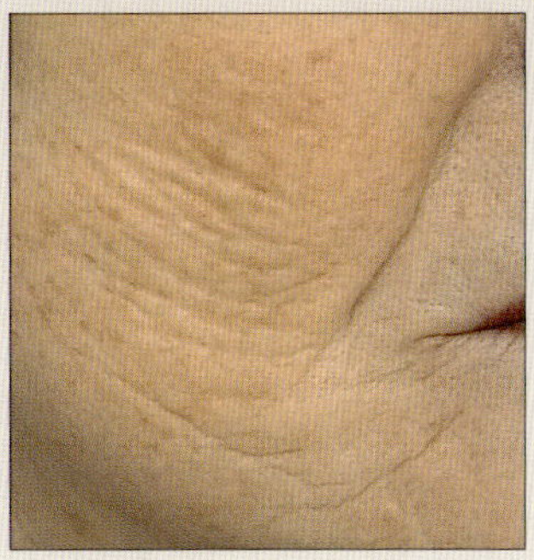

Antes

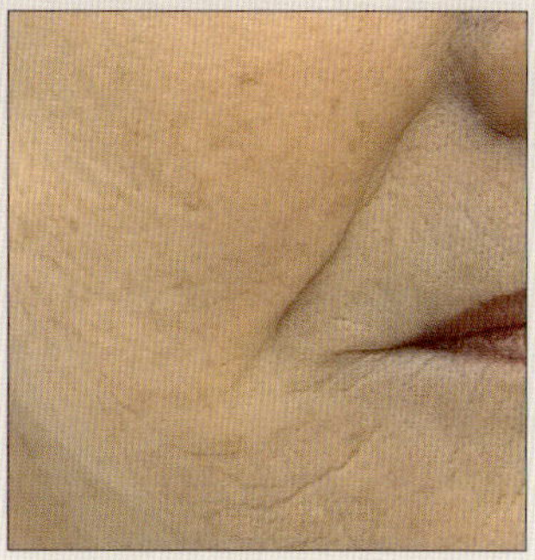

Después

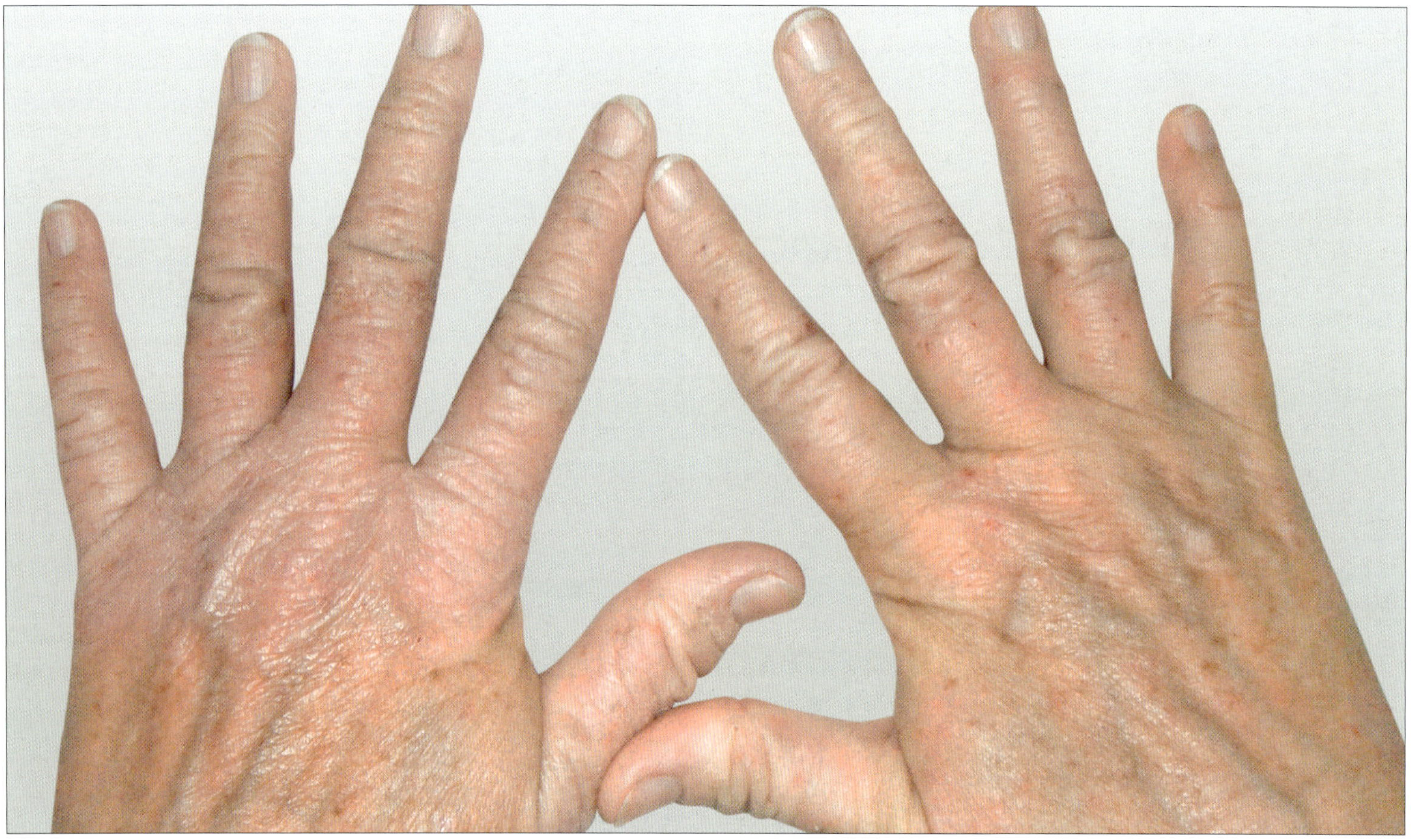

Daños por luz y envejecimiento avanzado de la piel en una paciente de 54 años. Diagnóstico secundario: eccema en la mano.

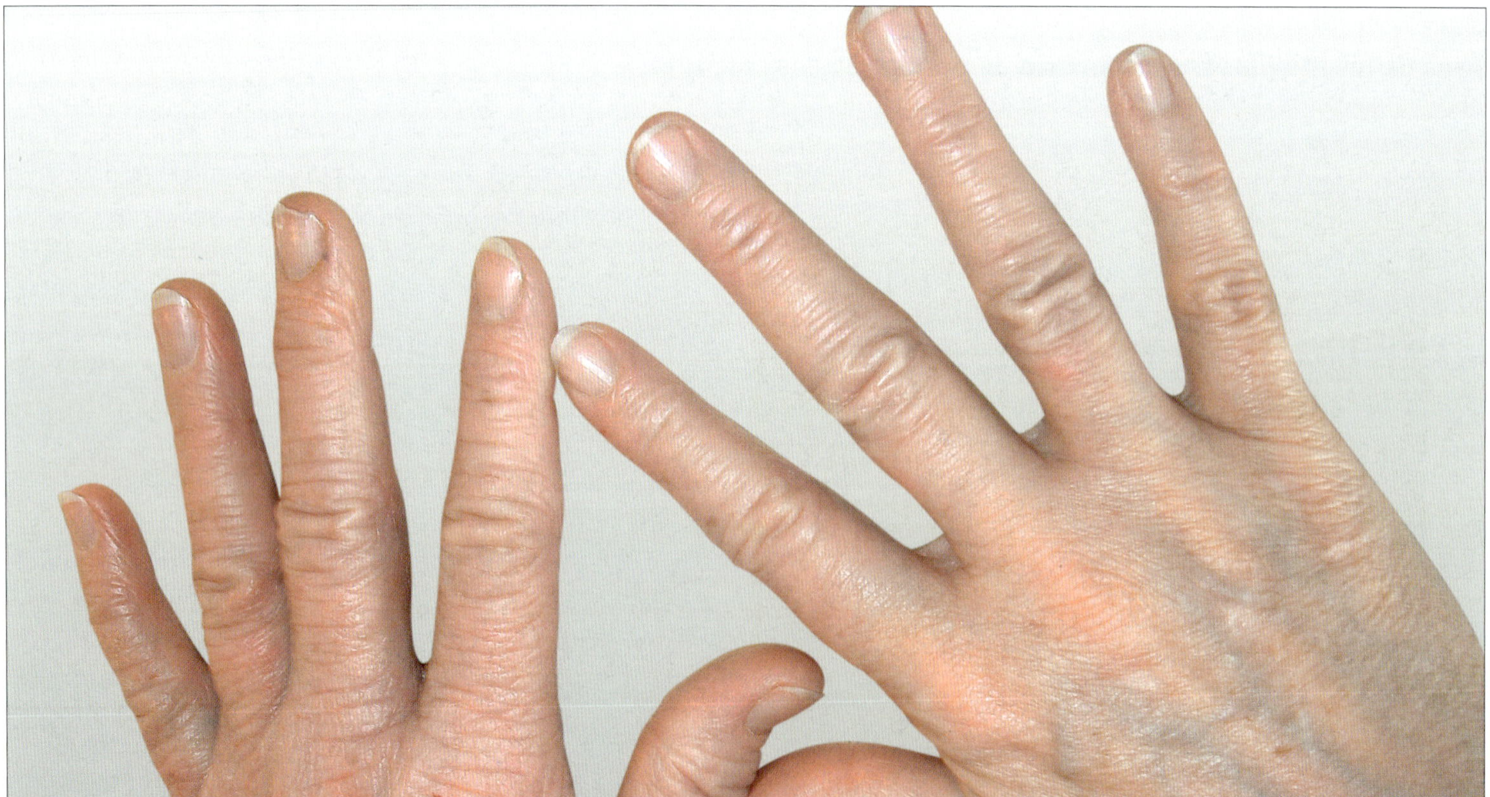

Rejuvenecimiento de la piel en el dorso de la mano y en dedos luego de tres tratamientos de estiramiento cutáneo por mesoterapia.

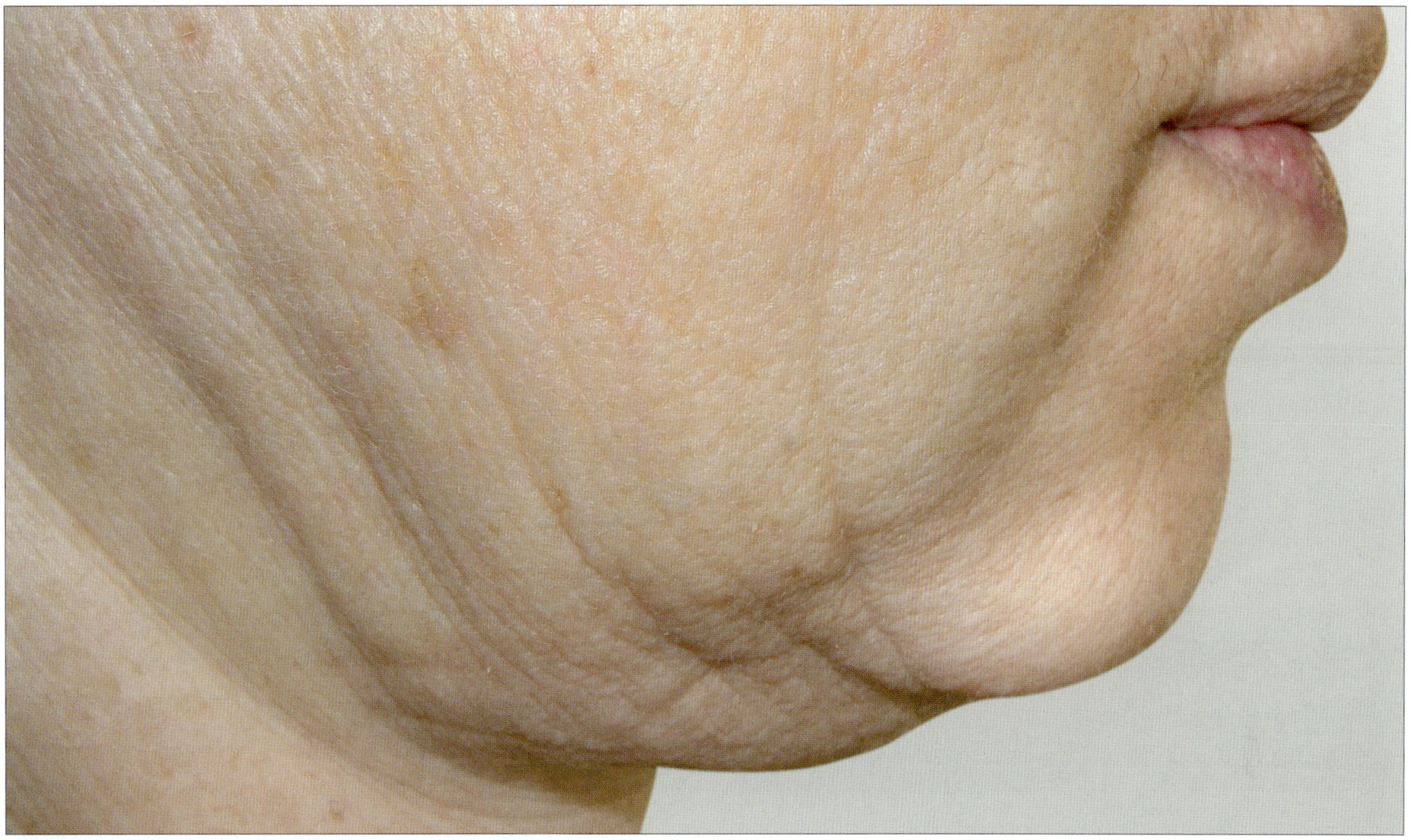

Flaccidez de la piel, daños por luz y papada en la misma paciente.

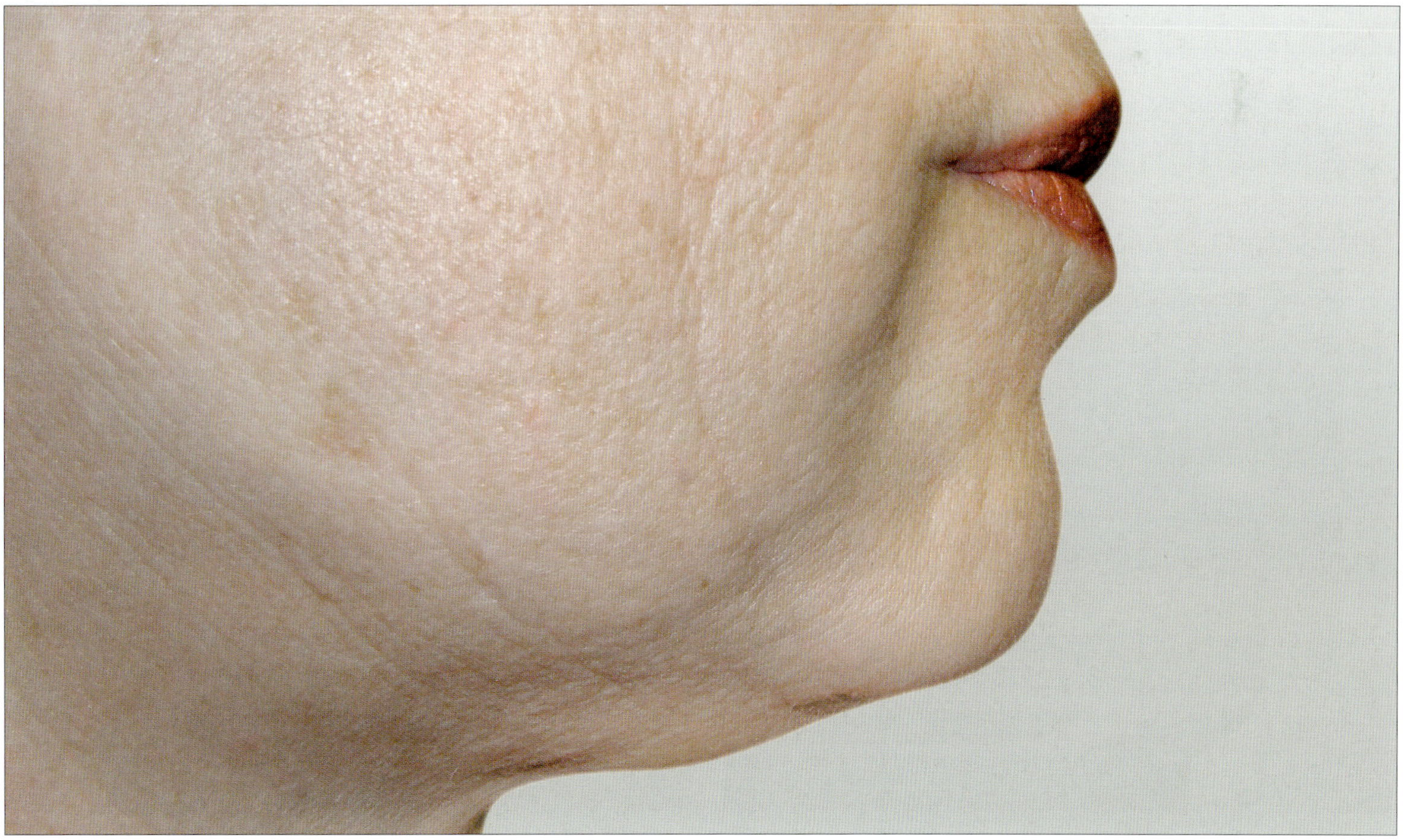

Resultado luego de tres sesiones de estiramiento cutáneo por mesoterapia y una única lipólisis inicial.

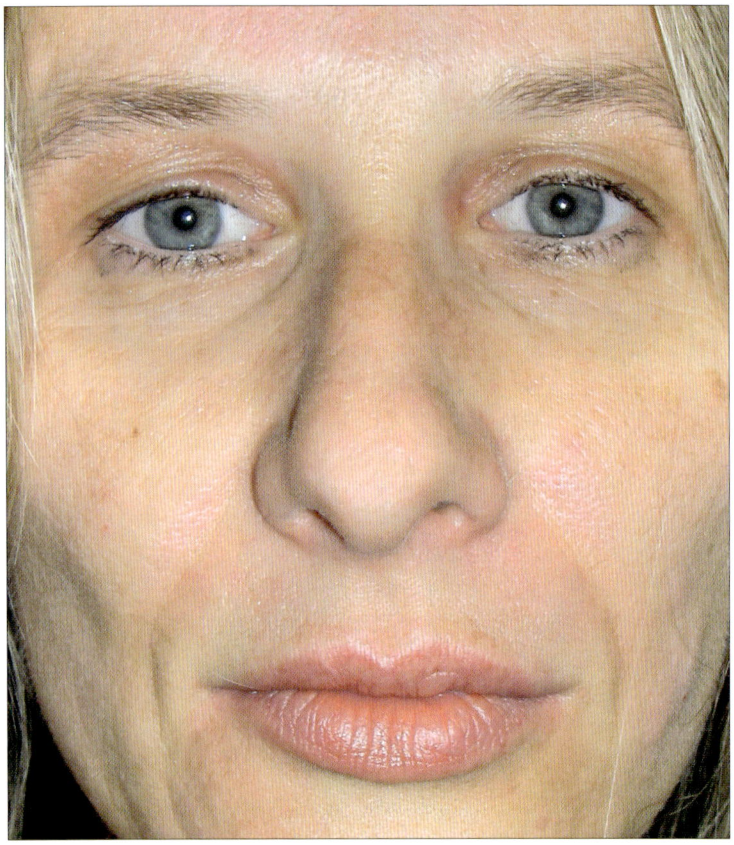

Estado inicial inmediatamente después del primer tratamiento.

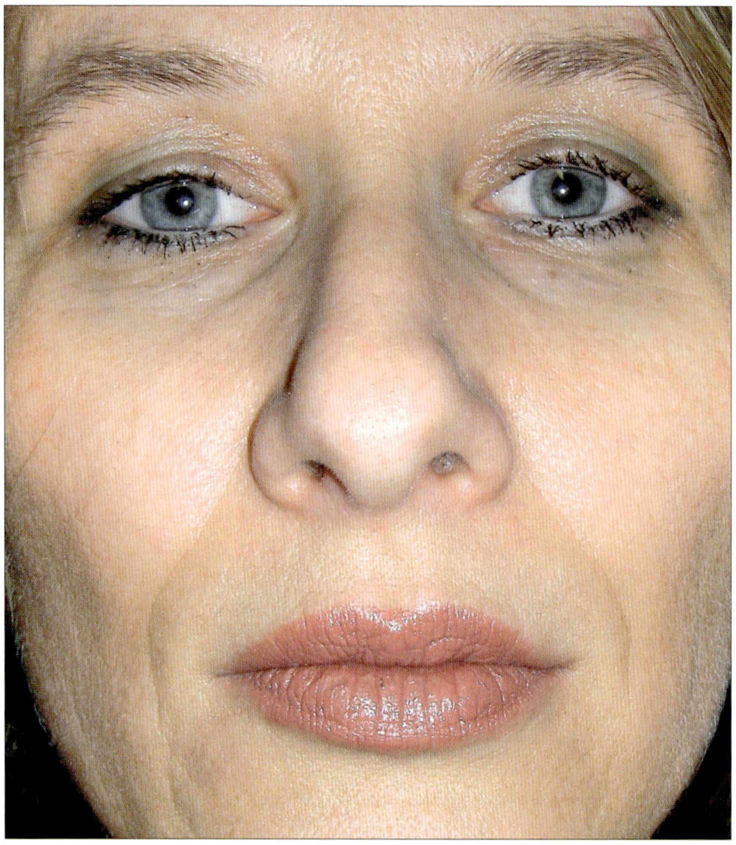

Resultado luego de tres sesiones de estiramiento cutáneo por mesoterapia y administración adicional de 1 mL de Teosyal® Deep lines en el área nasolabial en la primera sesión. Notable mejoría de la textura de la piel e irradiación juvenil.

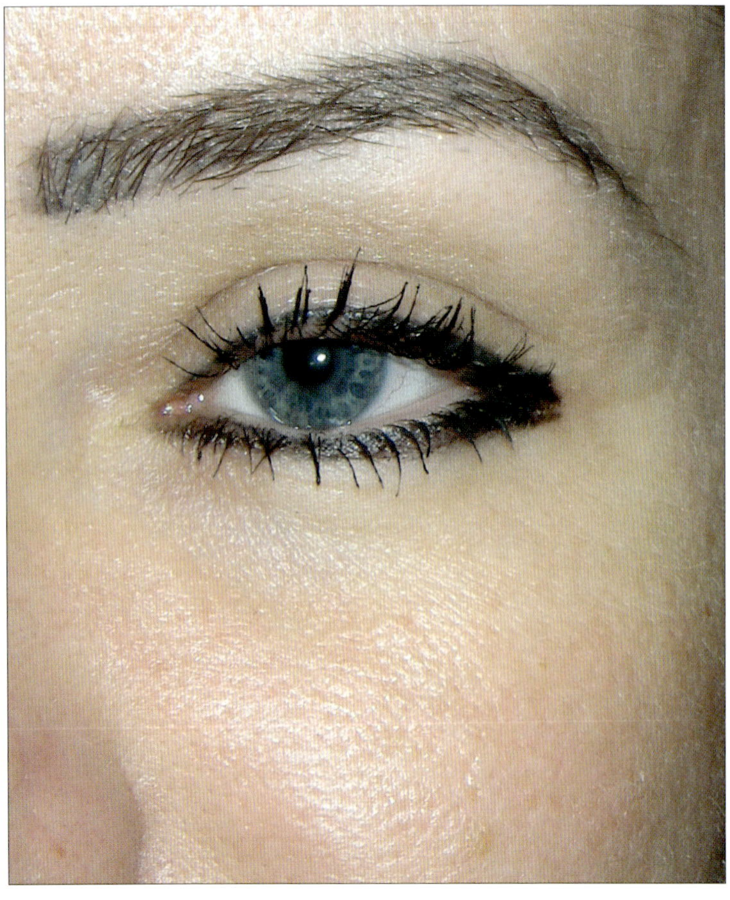

Tratamiento preventivo en paciente de 40 años.

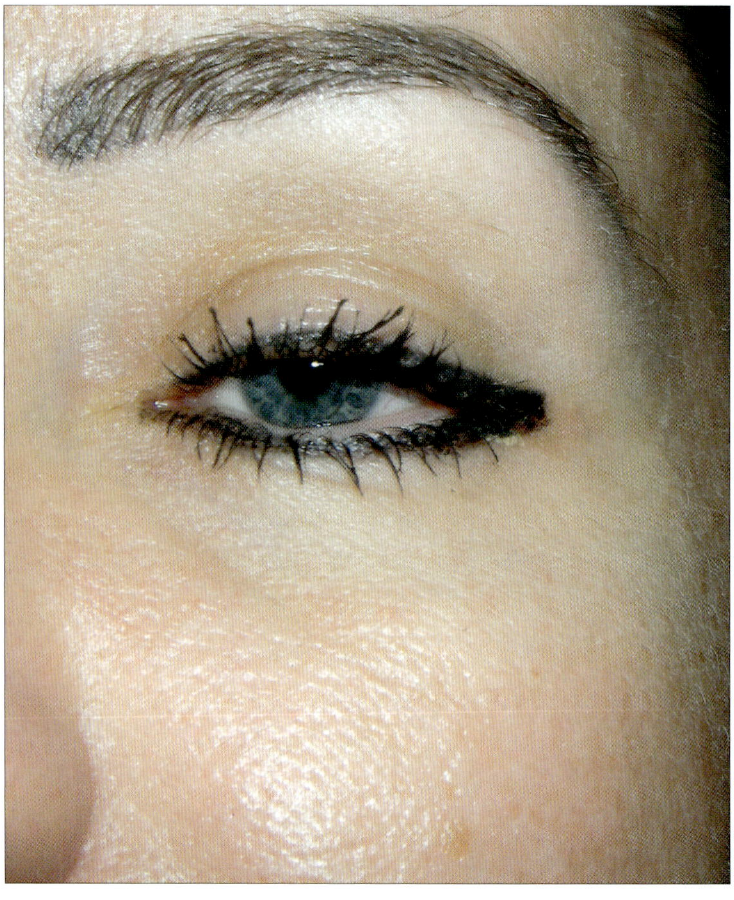

Cuanto más joven y lisa sea la piel, tanto menos impactantes serán los resultados ópticos. La piel está un poco más turgente y muestra el típico efecto de luminosidad.

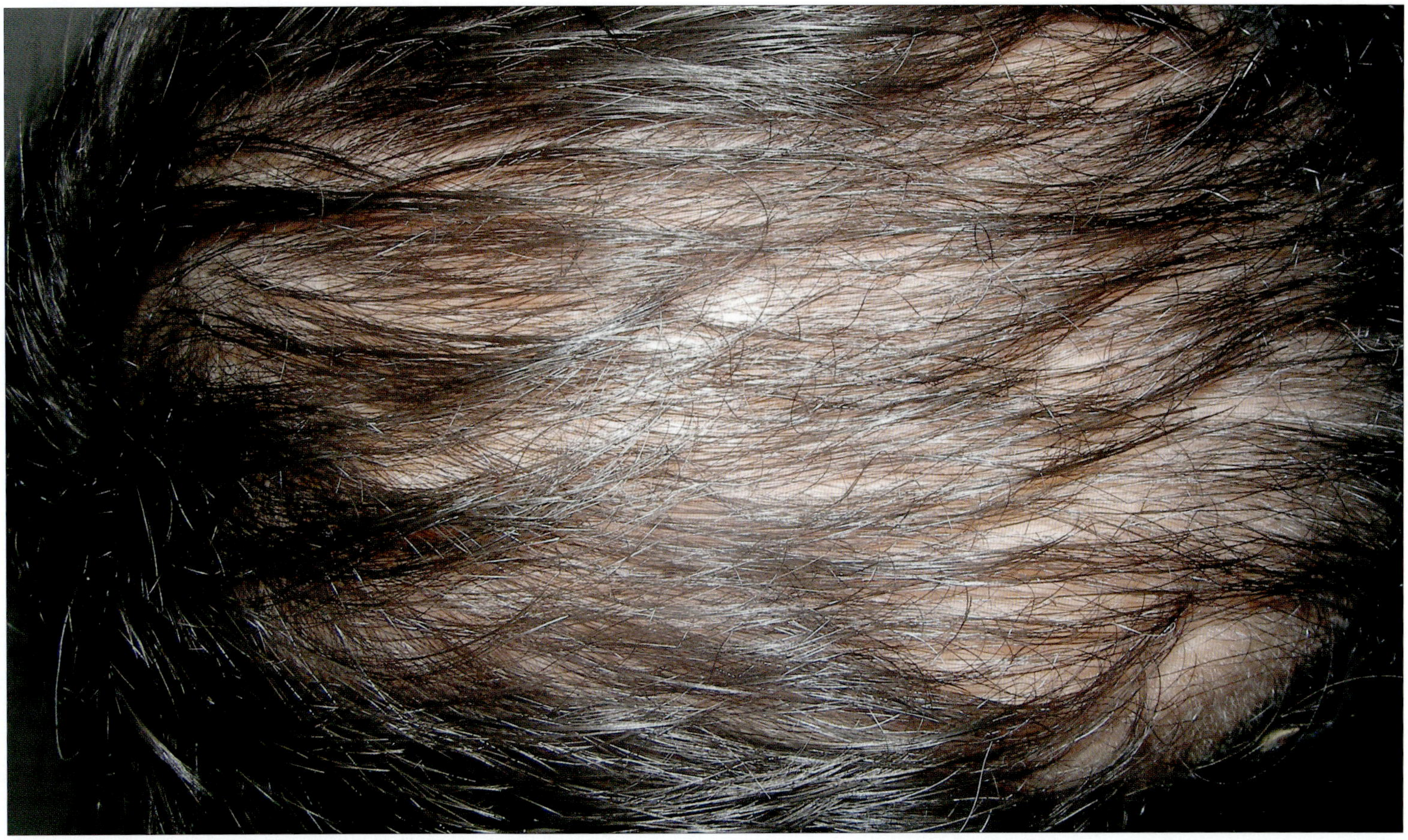

Estado inicial: caída florida androgenética del cabello en un hombre de 30 años.

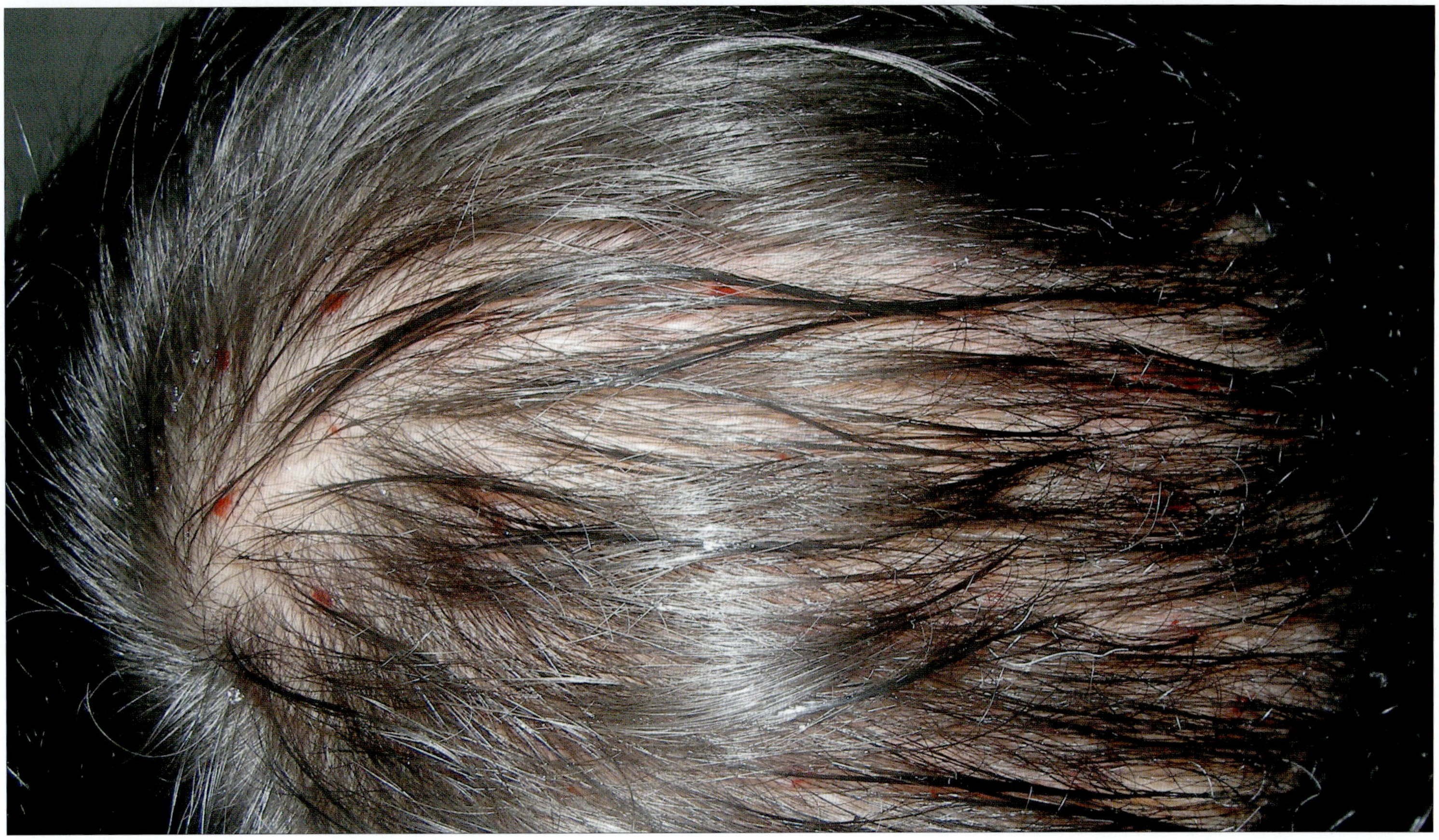

Resultado luego de 2 meses: menor caída del cabello, crecimiento capilar mucho más denso, mejor calidad del cabello. Aquí se requiere un tratamiento permanente de una vez por mes.

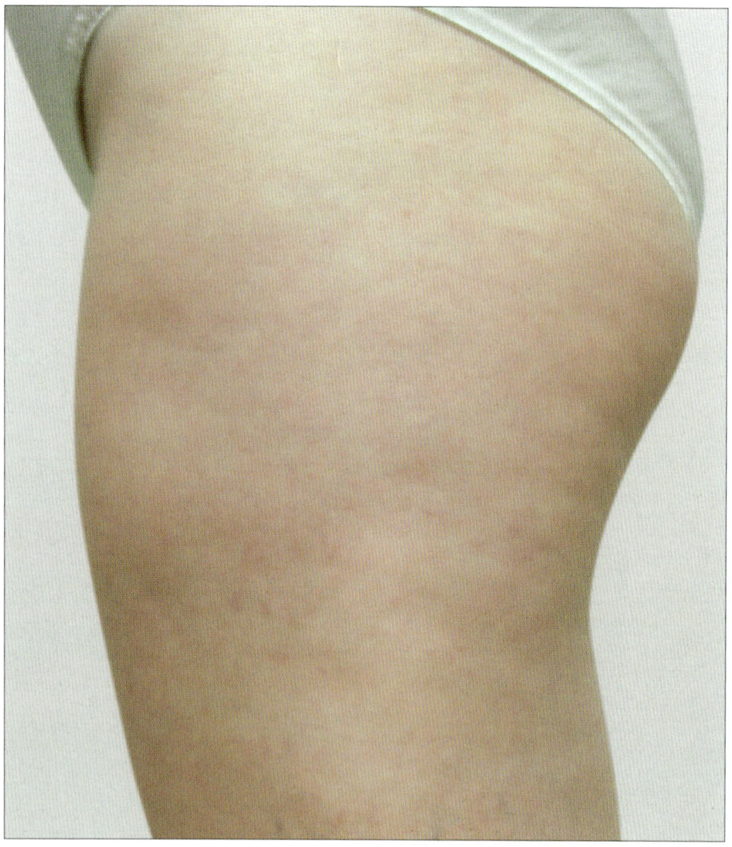

Estado inicial: celulitis discreta en el muslo de una paciente delgada.

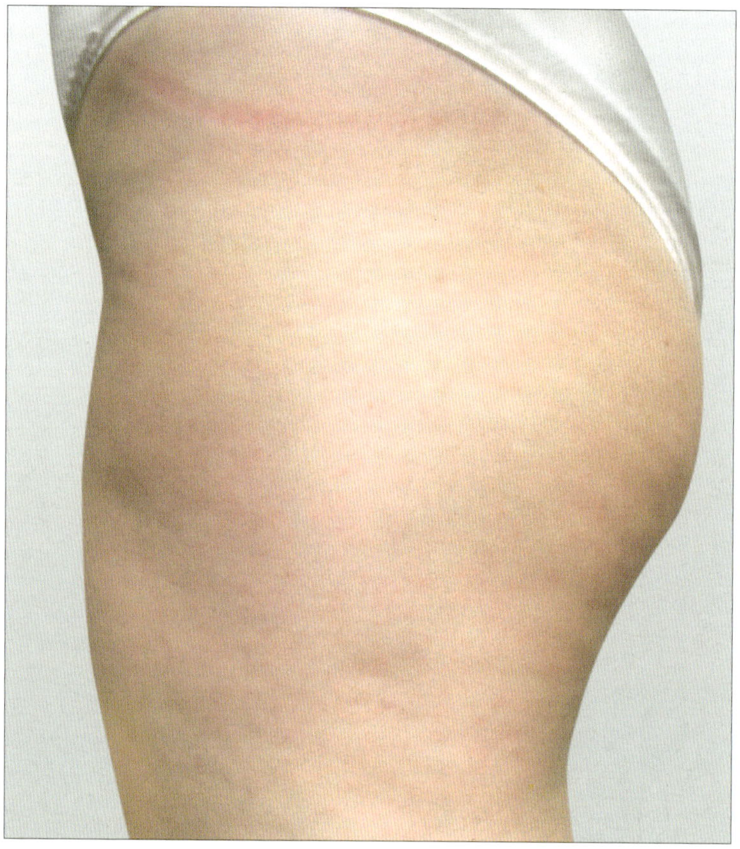

Marcado adelgazamiento y mejoría de la estructura del tejido conjuntivo luego de solo una sesión combinada de Meso-celulitis + lipólisis.

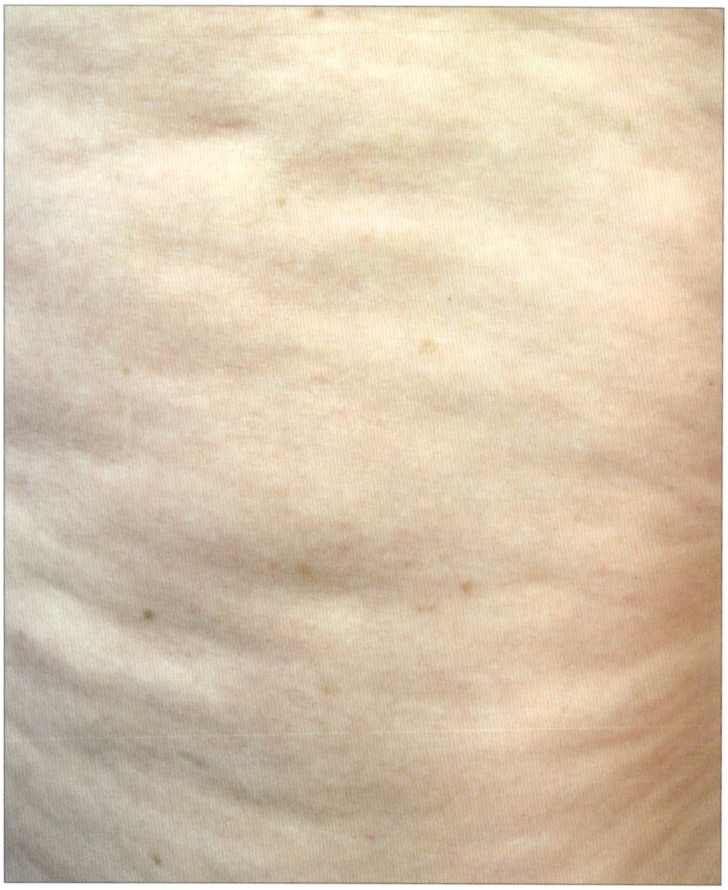

Estado inicial: celulitis grave en paciente con sobrepeso.

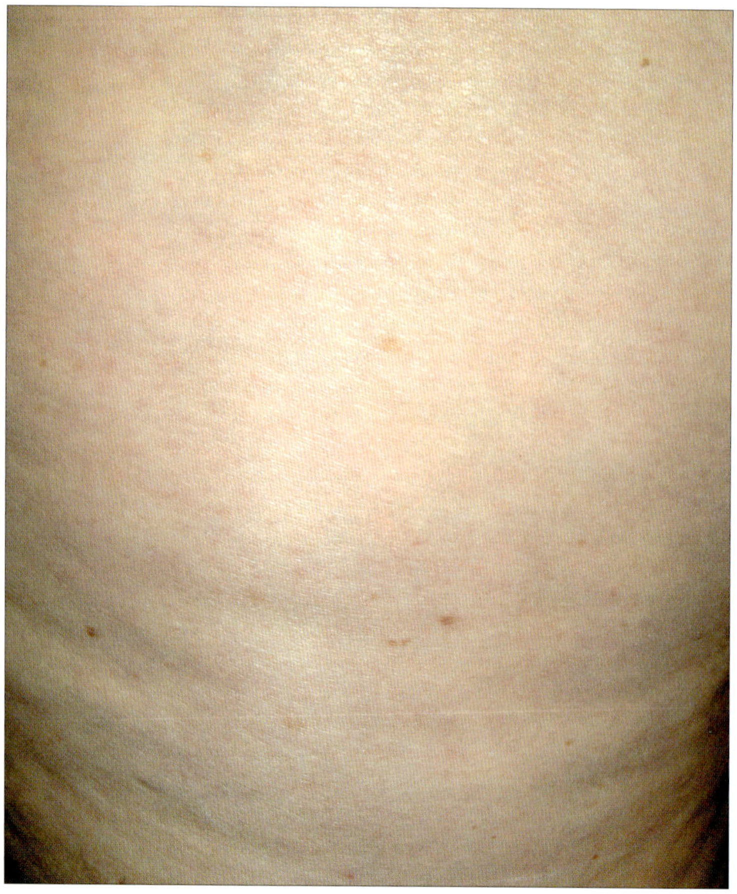

Mejoría de la estructura del tejido conjuntivo y 1 cm menos en el espesor de la capa de grasa 6 semanas después del tratamiento combinado.

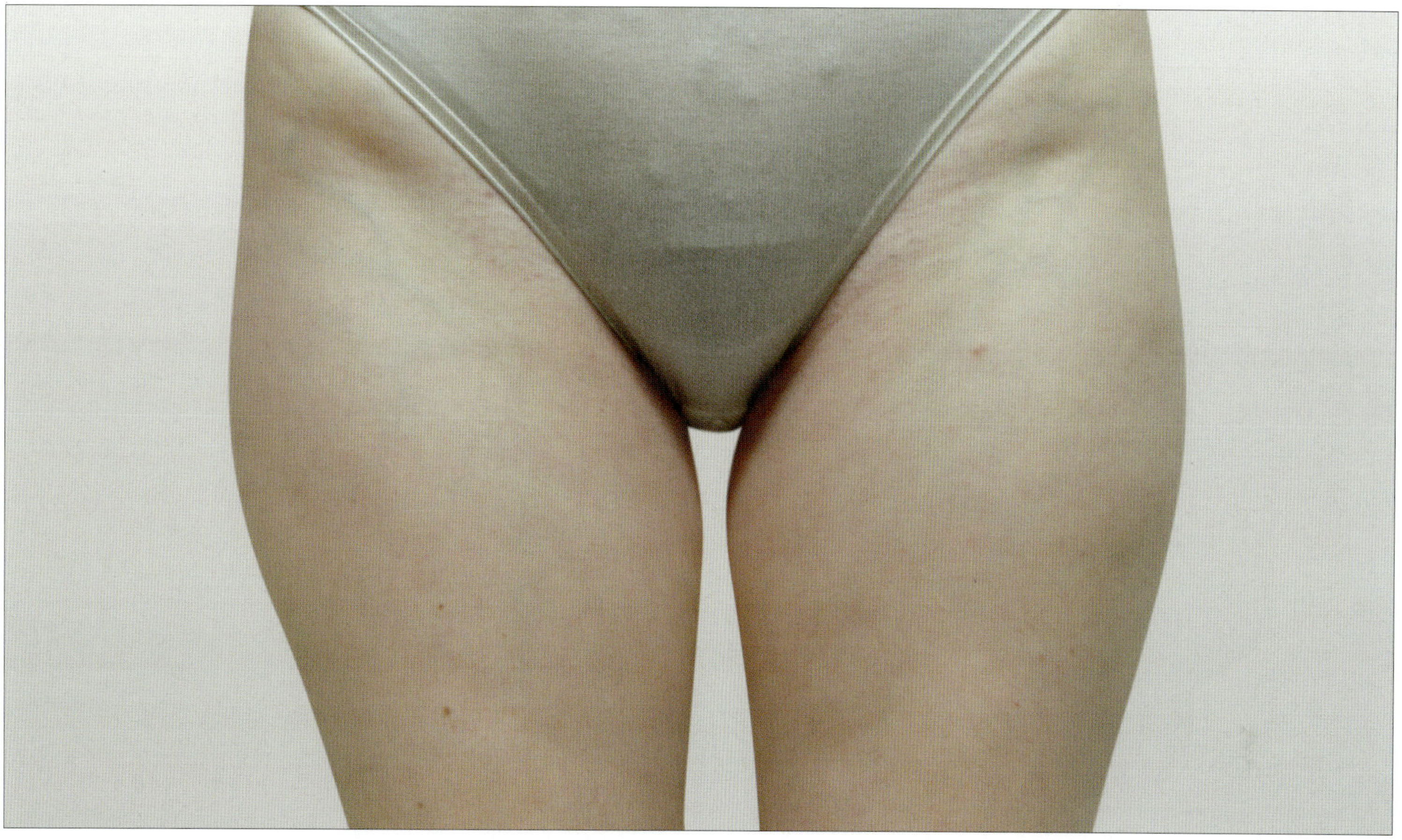

Estado inicial: celulitis discreta en el muslo (paciente de p. 110, figura superior).

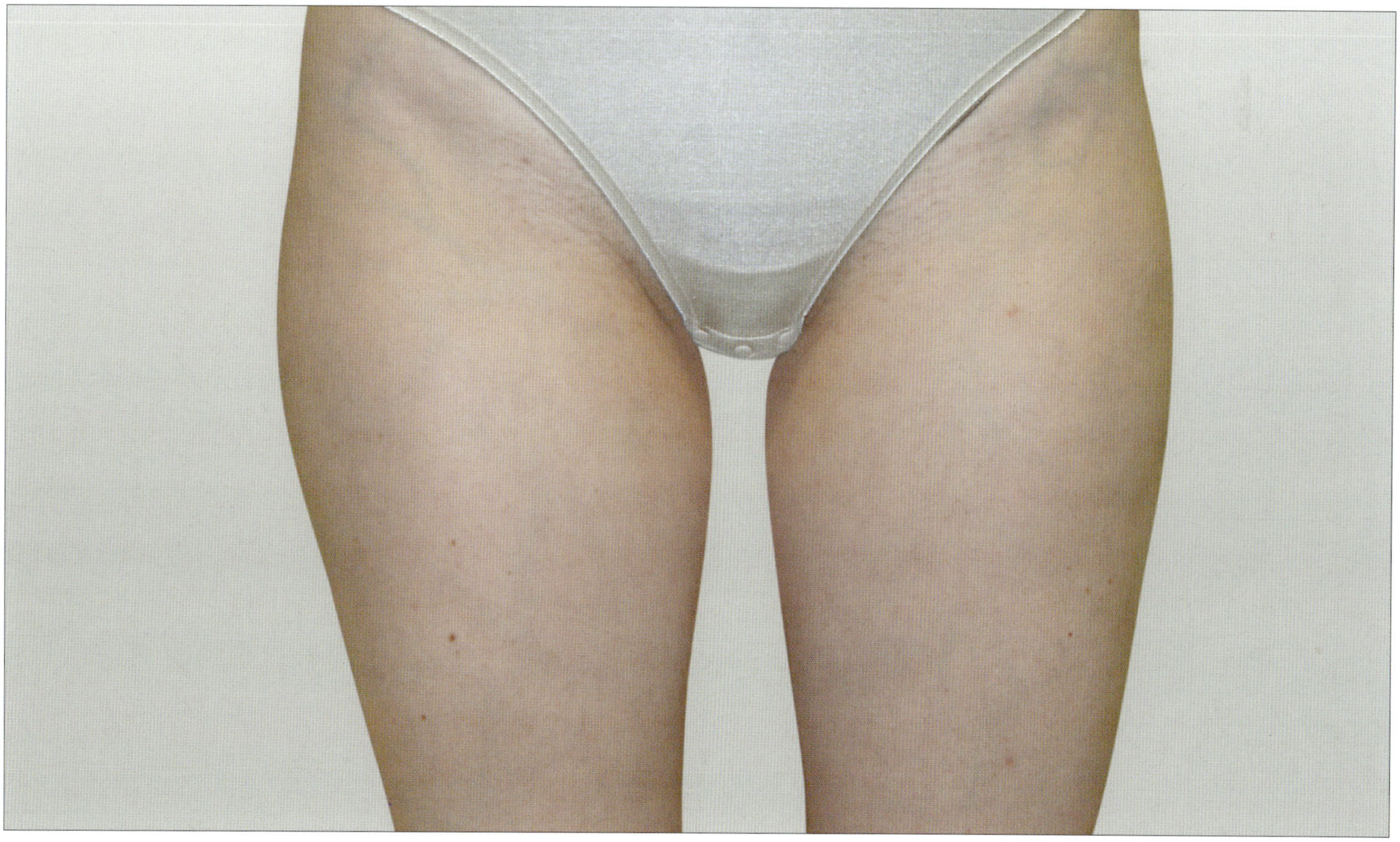

Marcado adelgazamiento y mejoría de la estructura del tejido conjuntivo 6 semanas después del tratamiento combinado.

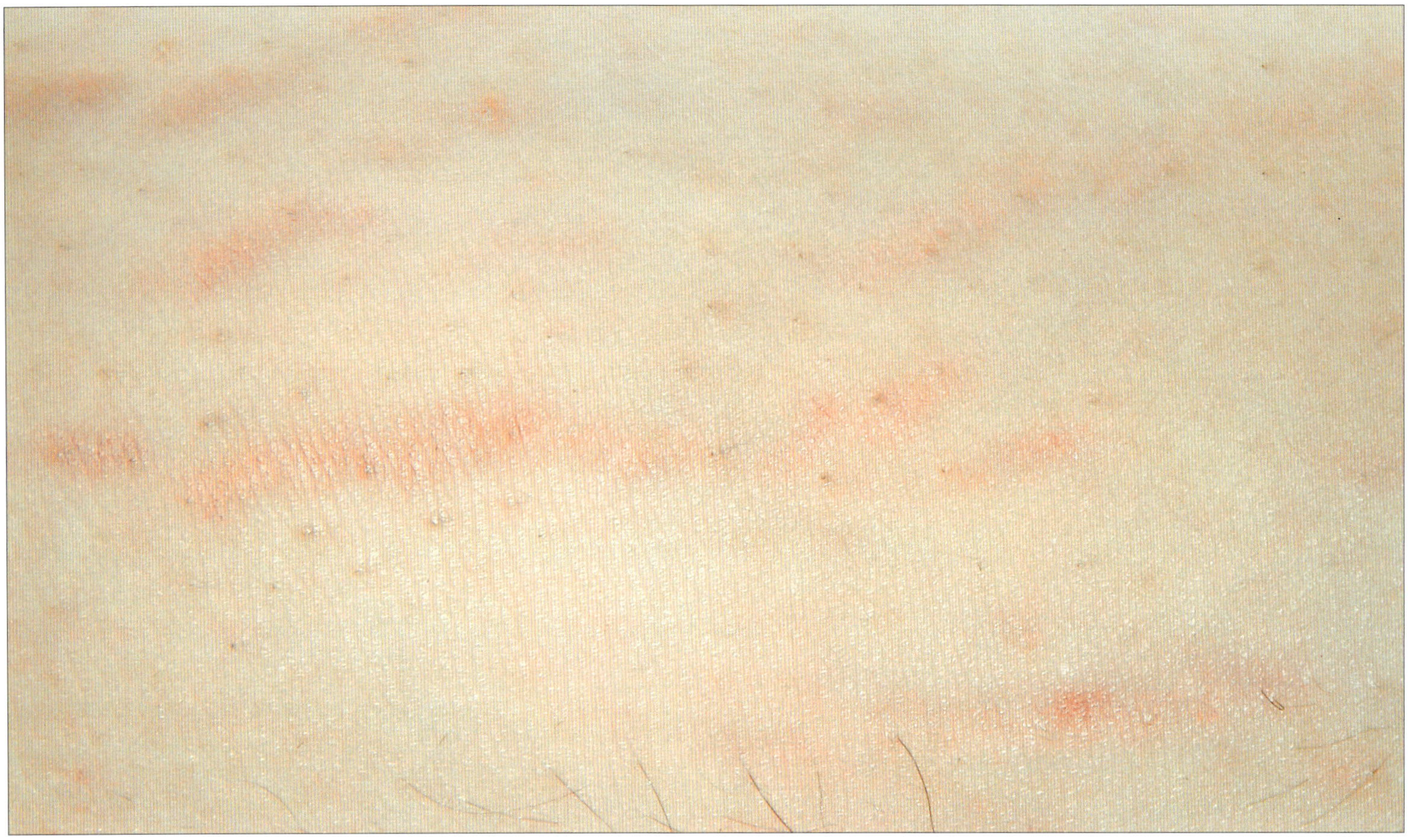

Estado inicial: estrías aún frescas en mujer joven.

Resultado del tratamiento luego de 2 semanas (una única sesión de mesoterapia).

11 Material auxiliar

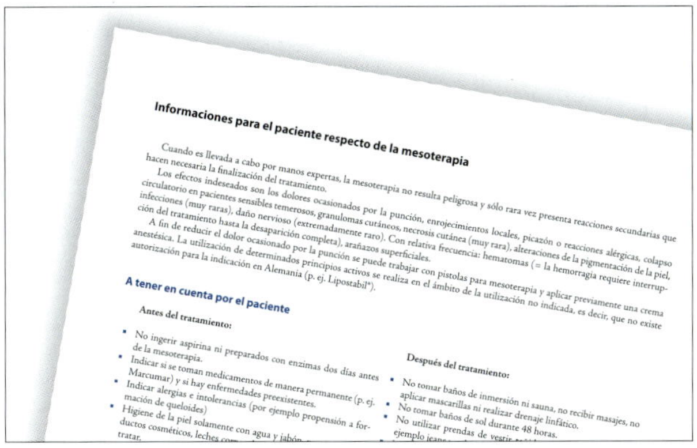

Informaciones para el paciente respecto de la mesoterapia

A tener en cuenta por el paciente

Las planillas de casuística facilitan la documentación necesaria.

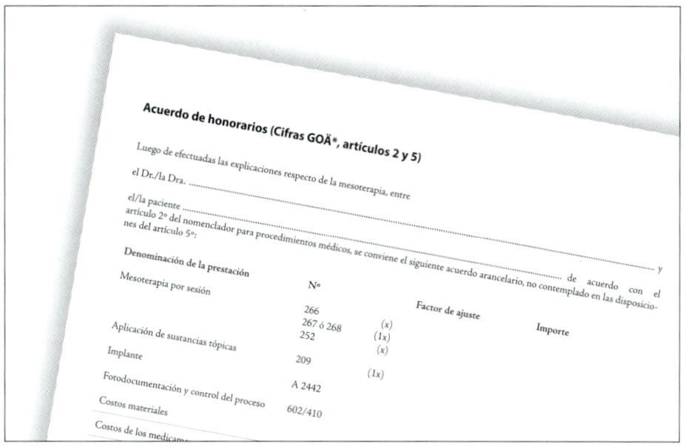

Acuerdo de honorarios (Cifras GOÄ®, artículos 2 y 5)

Acuerdo de honorarios (Cifras GOÄ, artículos 2 y 5).

Texto informativo y declaración de consentimiento para el tratamiento de lipólisis por inyección

La lipólisis por inyección, que también se conoce como "inyección quita-grasa" está prevista para la reducción de adiposidades delimitadas y también para pequeños lipomas (nódulos grasos), en casos en que no se desee una intervención quirúrgica. El principio activo Lipostabil®, de venta bajo receta obligatoria, se inyecta entonces directamente en la zona a tratar. Lipostabil® se compone de las sustancias activas naturales lecitina de soja (PPC) y un ácido biliar (DC), y está permitido para el tratamiento intravenoso de embolias lipídicas. Si bien las inyecciones en el tejido conectivo son muy poco dolorosas, inmediatamente aparecen picazón, hinchazones, enrojecimiento, dolor a la presión, y ocasionalmente hematomas y nodulillos en la zona tratada, los que permanecen durante los tres o cuatro días siguientes. Estos efectos secundarios son normales y se deben atribuir a la acción de las sustancias utilizadas. No se han informado hasta el momento cuadros de sobredosificación ni de intoxicación. En promedio se elimina aproximadamente 1 cm de la capa de grasa por tratamiento, a lo que sigue un estiramiento de la piel de la región tratada. Debe observarse un lapso de entre 4 a 6 semanas entre cada una de las sesiones, que es el tiempo que dura el efecto lipolítico. Según la región del cuerpo y la gravedad, pueden ser necesarias entre 2 y 6 sesiones. Como en todo tratamiento médico, no existe tampoco aquí una garantía de éxito.

Su seguro de salud no asume los costos de la lipólisis. A través de su firma, Ud. deja constancia de que ha tomado conocimiento de que debe solventar los costos del tratamiento. Asimismo, Ud. ha sido informado detalladamente sobre métodos terapéuticos alternativos como dietas, ejercicios físicos o una intervención quirúrgica (por ejemplo, lipoaspiración).

Deben tenerse en cuenta las siguientes contraindicaciones absolutas (excluyentes) y relativas (casos de elevación del riesgo) para la lipólisis por inyección:

Contraindicaciones absolutas: edad inferior a 16 años, embarazo, lactancia, diabetes con compromiso de los vasos (microangiopatía).

Contraindicaciones relativas:

- Enfermedades autoinmunes activas, por ejemplo de la tiroides, esclerosis múltiple, enfermedad de Crohn, reuma.
- Enfermedades hepáticas o renales graves.
- Infección aguda o inmunodepresión crónica.
- Obesidad con IMC (índice de masa corporal) superior a 30.
- Hipersensibilidad o intolerancia conocida a alguna de las sustancias componentes, por ejemplo, alergia a la soja.
- Alteraciones de la coagulación, alteraciones menstruales.

Para las inyecciones más profundas existen los siguientes riesgos poco frecuentes:

- Daño nervioso que en ocasiones puede ser permanente.
- Infección seguida de cicatrices, por ejemplo, absceso por inyección.

Reacciones secundarias frecuentes que usted debe tener en consideración:

- Hinchazones y aumento de la temperatura en la zona de inyección.
- Enrojecimientos de la piel que pueden perdurar en el tiempo.
- Picazón, dolor y sensibilidad a la presión en la zona de inyección.
- Hematomas (moretones).
- Nodulillos en la zona tratada, que también pueden perdurar en el tiempo.
- Chichones por lipólisis irregular.

Posibles reacciones sistémicas:

- Alteraciones vegetativas, como náuseas, vómitos, sialorrea, reacciones circulatorias.
- Diarreas (también mucosas), alteraciones menstruales.
- Reacciones alérgicas como urticaria, asma, sintomatología de shock (muy raramente).

Utilización no indicada (*off-label*): los medicamentos utilizados fuera del ámbito autorizado para su empleo se denominan "off-label". El término no solamente hace referencia al ámbito de utilización sino también al tipo de administración. Los medicamentos como el Lipostabil®, que en los tratamientos de lipólisis se aplican en el tejido conectivo o en el tejido adiposo, puros o diluidos, son medicamentos de utilización no indicada y Ud. debe estar informado al respecto.

Sin embargo, a menudo la utilización de determinados medicamentos fuera de la limitación del ámbito autorizado ha resultado exitosa. Este es el caso de la lipólisis, aun cuando no ha sido totalmente reconocida por la medicina y no está autorizada para la reducción local de adiposidades.

He leído cuidadosamente el texto informativo y lo he comprendido.

He tenido la oportunidad de conversar con el Dr./ la Dra...

.... sobre todos los contenidos detallados en el texto y de formular todas mis preguntas.

He contado con el tiempo suficiente para reflexionar y tomar la decisión de someterme al tratamiento.

Nombre del paciente: ....

Zona del cuerpo a tratar: ....

Fechas de tratamiento previstas: ....

Costo por sesión: ....

....	....	....
Lugar y fecha	Médico/a	Paciente

☐ Copia para el paciente

Informaciones para el paciente respecto de la mesoterapia

Cuando es llevada a cabo por manos expertas, la mesoterapia no resulta peligrosa y sólo rara vez presenta reacciones secundarias que hacen necesaria la finalización del tratamiento.

Los efectos indeseados son los dolores ocasionados por la punción, enrojecimientos locales, picazón o reacciones alérgicas, colapso circulatorio en pacientes sensibles temerosos, granulomas cutáneos, necrosis cutánea (muy rara), alteraciones de la pigmentación de la piel, infecciones (muy raras), daño nervioso (extremadamente raro). Con relativa frecuencia: hematomas (= la hemorragia requiere interrupción del tratamiento hasta la desaparición completa), arañazos superficiales.

A fin de reducir el dolor ocasionado por la punción se puede trabajar con pistolas para mesoterapia y aplicar previamente una crema anestésica. La utilización de determinados principios activos se realiza en el ámbito de la utilización no indicada, es decir, que no existe autorización para la indicación en Alemania (p. ej. Lipostabil®).

A tener en cuenta por el paciente

Antes del tratamiento:

- No ingerir aspirina ni preparados con enzimas dos días antes de la mesoterapia.
- Indicar si se toman medicamentos de manera permanente (p. ej. Marcumar) y si hay enfermedades preexistentes.
- Indicar alergias e intolerancias (por ejemplo propensión a formación de queloides)
- Higiene de la piel solamente con agua y jabón, no utilizar productos cosméticos, leches corporales o polvos sobre las zonas a tratar.
- No aplicar vacunas, sobre todo BCG, antes de la mesoterapia.

Después del tratamiento:

- No tomar baños de inmersión ni sauna, no recibir masajes, no aplicar mascarillas ni realizar drenaje linfático.
- No tomar baños de sol durante 48 horas.
- No utilizar prendas de vestir teñidas o muy ajustadas (por ejemplo jeans usados) sobre la zona tratada.
- No utilizar cremas o polvos que no hayan sido prescriptos por el médico.
- No someterse a rayos X ni a terapias eléctricas dentro de los tres días siguientes.
- Después de 24 horas realizar higiene habitual de la piel.

He leído la información y estoy de acuerdo con ella. Deseo realizar el tratamiento de mesoterapia.

....

Lugar y fecha Firma del paciente/de la paciente

Acuerdo de honorarios (Cifras GOÄ*, artículos 2 y 5)

Luego de efectuadas las explicaciones respecto de la mesoterapia, entre

el Dr./la Dra. .... y

el/la paciente .... de acuerdo con el artículo 2º del nomenclador para procedimientos médicos, se conviene el siguiente acuerdo arancelario, no contemplado en las disposiciones del artículo 5º:

Denominación de la prestación	**Nº**		**Factor de ajuste**	**Importe**
Mesoterapia por sesión	266	(x)		
	267 ó 268	(1x)		
	252	(x)		
Aplicación de sustancias tópicas	209	(1x)		
Implante	A 2442			
Fotodocumentación y control del proceso	602/410			
Costos materiales				
Costos de los medicamentos				
Total (importe por sesión)				

No es posible garantizar el reembolso total o parcial de los gastos por la parte de la institución correspondiente.

....

Lugar y fecha Médico/a Paciente ☐ Copia para el paciente

* GOÄ: regula las prestaciones que no abarca el seguro obligatorio de salud en Alemania.

Acuerdo privado de honorarios

Entre el Dr./la Dra.

....

(Nombre y dirección del médico/la médica)

y el Sr./ la Sra.

....

(Nombre y dirección del paciente/de la paciente y en el caso de menores del/de la titular de la patria potestad)

Se establece el siguiente acuerdo de honorarios:

Por la/s siguiente/s prestación/es

....

....

(Número y descripción de la/s prestación/s)

Se acuerda el factor de ajuste ....

Esta/s prestación/es se facturará/n con el/los siguiente/s importe/s: ....

....

El/la paciente certifica con su firma que él/ella

- ☐ Ha sido advertido/a acerca de la probabilidad de un reembolso parcial de la liquidación
- ☐ Y que ha recibido una copia de este acuerdo

....

Lugar y fecha Paciente o su representante legal

....

Médico/a

Exención de responsabilidad

Sello (de la institución)

Padezco las siguientes enfermedades/ problemáticas ....

....

....

Estoy en conocimiento de que la especialidad medicinal ....

....

no está expresamente autorizada en Alemania para el tratamiento de la enfermedad/problemática mencionada arriba (utilización no indicada). Es por eso que para los tribunales no está permitida la prescripción de dicho medicamento bajo cobertura del seguro de salud para esta indicación.

Estoy debidamente informado/a acerca de que un tratamiento con el medicamento mencionado arriba brinda la oportunidad de mejoría o curación. El médico tratante no puede tomar la responsabilidad por el éxito del tratamiento ni por eventuales efectos secundarios imprevisibles.

Más allá de ello estoy en conocimiento de que los costos del medicamento mencionado arriba no son cubiertos por los seguros de salud.

En conocimiento de estas circunstancias estoy de acuerdo en recibir la medicación.

....

Lugar y fecha — Firma del paciente/de la paciente

Planilla de documentación – Escalas de Merz™

Nombre del paciente | Fecha de nacimiento | Seguro de salud

Arrugas frontales - estáticas

A

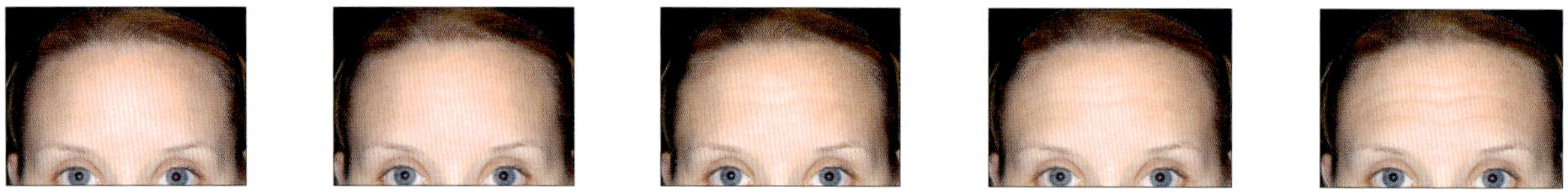

0 1 2 3 4

Arrugas frontales - dinámicas

B

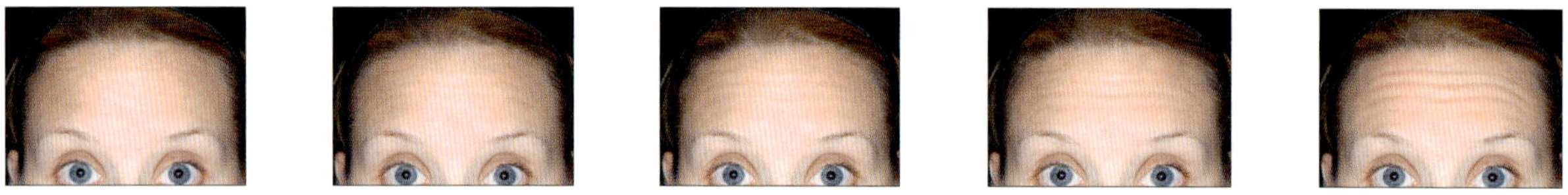

0 1 2 3 4

Posición de las cejas

C

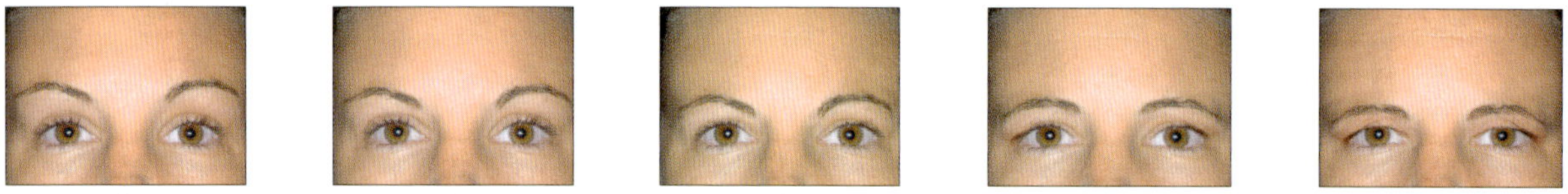

0 1 2 3 4

Arrugas periorbitarias - estáticas

D

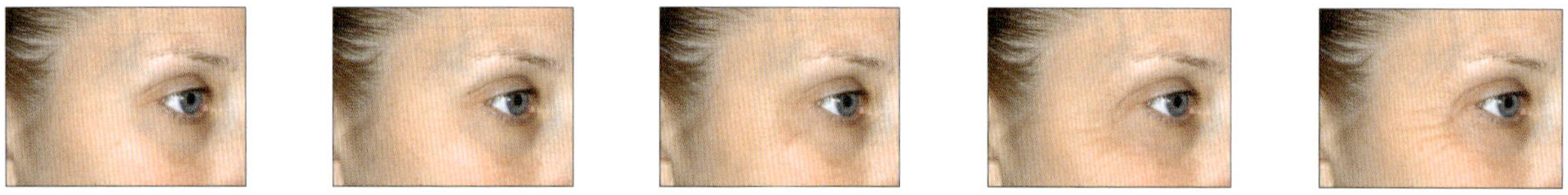

0 1 2 3 4

Arrugas periorbitarias - dinámicas

E

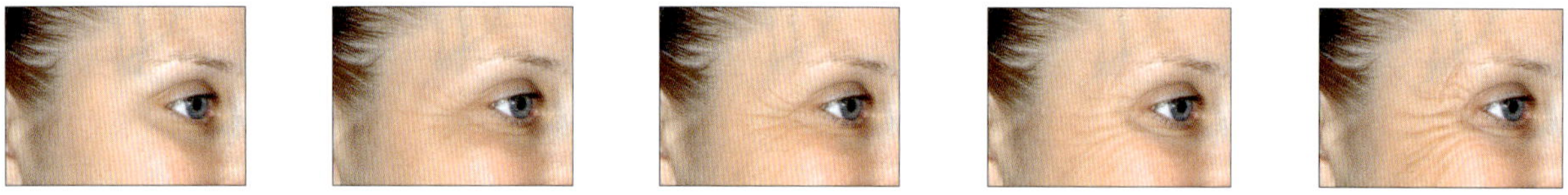

0 1 2 3 4

Líneas de marioneta

F

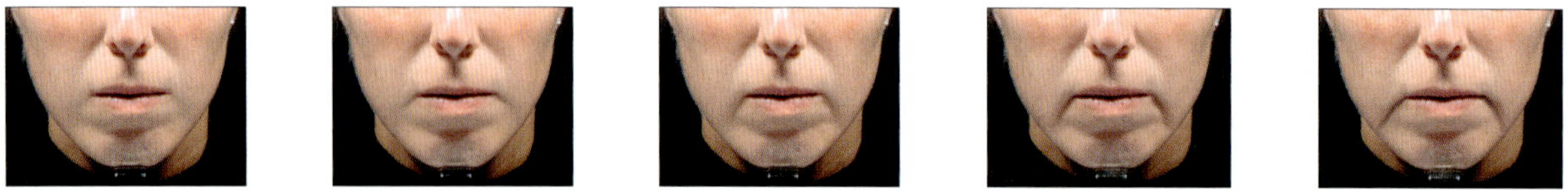

0 1 2 3 4

Cuello

G

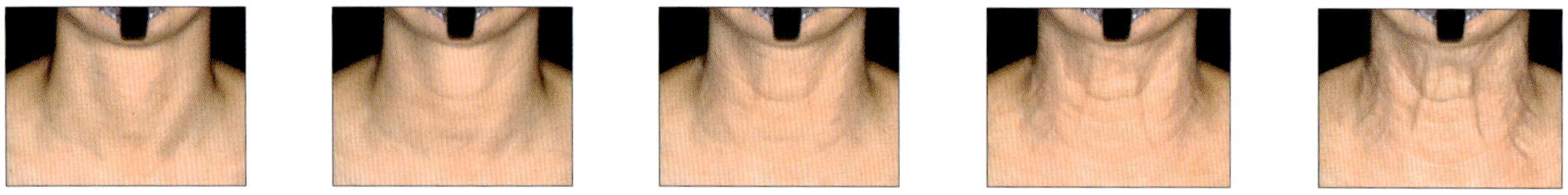

0 1 2 3 4

Modelo para copiar

Planilla de documentación para los tratamientos estéticos

Nombre del paciente	Fecha de nacimiento	Seguro de salud

Tratamiento con ☐ Toxina botulínica ☐ Relleno

Nº de lote

Unidades (mL)

Escala de Merz	A	B	C	D	E	F	G
Valor							

Fecha

Foto de hoy ☐ Sí ☐ No

Tratamiento con ☐ Toxina botulínica ☐ Relleno

Nº de lote

Unidades (mL)

Escala de Merz	A	B	C	D	E	F	G
Valor							

Fecha

Foto de hoy ☐ Sí ☐ No

Tratamiento con ☐ Toxina botulínica ☐ Relleno

Nº de lote

Unidades (mL)

Escala de Merz	A	B	C	D	E	F	G
Valor							

Fecha

Foto de hoy ☐ Sí ☐ No

Tratamiento con ☐ Toxina botulínica ☐ Relleno

Nº de lote

Unidades (mL)

Escala de Merz	A	B	C	D	E	F	G
Valor							

Fecha

Foto de hoy ☐ Sí ☐ No

Tratamiento con ☐ Toxina botulínica ☐ Relleno

Nº de lote

Unidades (mL)

Escala de Merz	A	B	C	D	E	F	G
Valor							

Fecha

Foto de hoy ☐ Sí ☐ No

Tratamiento con ☐ Toxina botulínica ☐ Relleno

Nº de lote

Unidades (mL)

Escala de Merz	A	B	C	D	E	F	G
Valor							

Fecha

Foto de hoy ☐ Sí ☐ No

Modelo para copiar

Documentación casuística en mesoterapia

Nombre del paciente (abreviatura) ....

Fecha de nacimiento: ....

Tipo de molestias: ....

Diagnóstico/s: ....

Diagnóstico/s confirmado/s por ....

Datos anamnésicos:
Tratamientos previos ¿desde cuándo?..........

Tipo de tratamientos previos, con evaluación de resultados (con valores de 1 a 6, donde 1 es el mejor y 6 el peor). ....

....

....

¿Efectos secundarios?..........

....

¿Tratamientos adyuvantes?..........

....

Mesoterapia:
Datos médicos relevantes para la mesoterapia (clínicos y psicopatológicos):

....

....

Combinación de preparados para mesoterapia (principios activos/dosis): ....

....

Mesoterapia (localización y técnica de inyección):..........

Intervalo en la mesoterapia:.......... Número de sesiones: ....

¿Terapia adyuvante?: ....

Evaluación del desarrollo:
Período de tratamiento: desde .... hasta ....

Evaluación global del resultado ....

Efectividad global de la mesoterapia (calificaciones escolares de 1 a 6 ....

Evaluación de la efectividad:

- Por parte del médico ....
- Por parte del paciente: ....

Satisfacción:

- Por parte del médico ....
- Por parte del paciente: ....

Efectos secundarios observados o informados:

....

Comentarios finales:

....

....

....

....	....	....
Fecha	Firma	Sello de la institución

Bibliografía

Beilin G. The mesolift. *Mesotherapy Journal*, Estados Unidos.

Bonnet C, Laurens D, Perrin J. Guide Pratique de Mesotherapie. París: Elsevier-Masson, 2008.

De Padova M, Tosti A. *Atlas of Mesotherapy in Skin Rejuvenation*. Londres: Informa Health Care, 2007.

DGM: Ästhetik-Skript.

DGM: Jahresupdates. Band 3-10.

DGM: Mesotherapie Kurskompendium.

DGM: Praxis der Mesotherapie nach M. Pistor.

Fahr A. *Studie zur Wirksamkeit eines neuartigen Gerätes zur verbesserten einschleusung von Wirkstoffen in die Haut. Der Dermaroller®*. Philipps-Universität Marburg, Institut für Pharmazeutische Technologie und Biopharmazie, 2001.

Greco J. Micro Needling and Injecting Platelet Rich Plasma to Enhance Collagen Synthesis and Skin Tightening. *Mesotherapy Journal*, Estados Unidos.

Heine H. Lehrbuch der biologischen Medizin. Grundregulation und extrazelluläre Matrix. *Hyppokrates Verlag* 2007; 3.

Klein, Schreml, et al. In Vitro Studies Investigating the Effect of Subcutaneous Phosphatidylcholine Injections in the 3T3-L1 Adipocyte Model: Lipolysis or Lipid Dissolution? *Plastic and Reconstructive Surgery* 2009; 124(2): 419-27.

Le Coz J. Mesotherapy and Lipolysis. París: Esthetic Medic, 2008.

Madhère S. *Aesthetic Mesotherapy and Injection Lipolysis in Clinical Practice*. Londres: Informa Healthcare, 2007.

Mang, et al. Das Medizinproduktegesetz und dessen Auswirkungen. *Ästhetische Chirurgie. Einhorn-Presse-Verlag* 1998; II: 138.

Martires KJ, Fu P, Polster AM, et al. Factors that affect skin aging: a cohort-based survey on twins. *Arch Dermatol* 2009; 145: 1375-9.

Matarasso A, Pfeifer TM. Mesotherapy and injection lipolysis. *Clin Plast Surg* 2009; 36: 181-92.

Matarasso A, Pfeifer TM. *Mesotherapy and injection lipolysis*.
a Department of Plastic and Reconstructive Surgery, Albert Einstein College of Medicine, New York, NY, Estados Unidos.
b Department of Plastic Surgery, Manhattan Eye, Ear and Throat Hospital, New York, NY, Estados Unidos.
c Division of Plastic Surgery, Lenox Hill Hospital, New York, NY, Estados Unidos.
d Private Practice, 1009 Park Avenue, New York, NY 10028, Estados Unidos.
e Private Practice, 565 Park Avenue, New York, NY 10028, Estados Unidos.
PII: S0094-1298(08)00121-1, doi:10.1016/j.cps.2008.11.002, © 2009 Published by Elsevier Inc.

Pitié-Salpétriére Hospital. Impact of Injection mode on the anti-aging effect of mixture composed of hyaluronic acid and multivitamins injected using the U 225 biophymed mesotherapy gun into human skin maintainded in survival. París, 2006.

Rittes P. Mesolift treatment the micro-injections facial mesotherapy. *Mesotherapy Journal*, Estados Unidos.

Sattler G. *Bildatlas der ästhetischen Boulinumtoxin-Therapie*. Marburg: KVM–Der Medizinverlag, 2010.

Tordjman M. Hautverjüngung des Dekolletés durch Mesotherapie. *Zeitschrift für Schönheitsmedizin und dermatologische Chirurgie* 2003; 18: 111-8.

Estudios sobre los factores de crecimiento

Piel

Fitzpatrick R, Rostan EF. Reversal of photodamage with topical growth factors: A pilot study. *J Cosmet Laser Ther* 2003; 4: 25-34.

Gerstein A, Phillips TJ, et al. Wound healing and aging. *Dermatol Clin* 1993; 11: 749-57.

Pilcher BK, Gaither-Ganim J, et al. Cell type-specifi c inhibition of keratinocyte collagenase-1 expression by basic fi broblast growth factor and keratinocyte growth factor. A common receptor pathway. *The journal of biological chemistry* 1997; 272(29): 18147-54.

Rao J, Ehrlich M, Goldman MP. Facial skin rejuvenation with a novel topical compound containing transforming growth factor beta-1 and vitamin C. *Cosmet Dermatol* 2004; 17: 705-13.

Shen S, Alt A, et al. Divergence point in the signaling of insulin and IGF-1–induced Proliferation of skin keratinocytes. *Diabetes* 2001; 50.

Cabello

Danilenko DM, Ring BD, et al. Keratinocyte growth factor is an important endogenous mediator of hair follicle growth, development, and differentiation. Normalization of the nu/nu follicular differentiation defect and amelioration of chemotherapy-induced alopecia". *Am J Pathol* 1995; 147: 145-54.

Itami S, Kurata S, Takayasu S. Androgen induction of follicular epithelial cell growth is mediated via insulinlike growth factor-I from dermal papilla cells. *Biochemical and biophysical research communications* 1995; 212: 988-94.

Kiichiro Y, Lawrence F, Brown DM. Control of hair growth and follicle size by VEGF-mediated angiogenesis. *The Journal of Clinical Investigation* 2001; 107: 4.

Su Hy, Hickford JG, Bickerstaffe R, Palmer BR. Insulinlike growth factor 1 and hair growth. *Dermatol Online* J 1999; 5: 1.

Estudios sobre el rol de dimetilaminoetanol en Cosmetología

Grossman R. The role of dimethylaminoethanol in cosmetic dermatology. *Am J Clin Dermatol* 2005; 6(1): 39-47.

Uhoda I, et al. Split face study on the cutaneous tensile effect of 2-dimethylaminoethanol (deanol) gel skin. *Research and technology* 2002; 8: 164.

Estudio sobre la aplicacion del *silicium* en Cosmetología

Calomme MR, Vanden Bergue DA. Supplementation of calves with stabilized orthosilicic acid. Effect on the Si, Ca, Mg, and P concentrations in serum and the collagen concentration in skin and cartilage. *Biol Trace Elem Res* 1997; 56: 153-65.

Lassus A. Colloidal silicic acid for oral and topical treatment of aged skin, fragile hair and brittle nails in females. *J Int Med Res* 1993; 21(4): 209-15.

Mancinella A. Silicon, a trace element essential for living organisms. Recent knowledge on its preventive role in atherosclerotic process, aging and neoplasms. *Clin Ter* 1991; 137 (5): 343.

Paillet C. Application of silicium for cosmetics. Skin and silicium". *Fragr J* 2000; 28(11): 23-6.

Estudios sobre la función de la coenzima Q10 y el ácido ferúlico en Cosmetología

Crane F. Biochemical functions of coenzyme Q10. *Journal of the American College of Nutri*tion 2001; 20(6): 591-8.

Hoppe U, Bergmann J, Diembeck W, Ennen J, et al. Coenzyme Q10. A cutaneous antioxidant and energizer. *BioFactors* 1999; 9(2-4): 371-8.

Lin F, et al. Ferulic acid stabilizes a solution of vitamins C and E and doubles its photoprotection of skin. J Invest Dermatol Oktober 2005; 125(4): 826-32.

Mathew S, Abraham TE. Ferulic acid. An antioxidant found naturally in plant cell walls and feruloyl esterases involved in its release and their applications. *Crit Rev Biotechnol* 2004; 2–3(24): 59-83.

Estudio sobre la acción de fosfatidilcolina en depósitos lipídicos localizados

Hexsel D, Serra M, et al. Phosphatidylcholine in the treatment of localized fat. *J Drugs Dermat* 2003; 5: 511-8.

Moy L. Phosphatidylcholine injections. A study measuring decreased subcutaneous fat thickness. American Society for Dermatologic Surgery and the American Society of Mohs mocrographic surgery and cutaneous oncology combined annual meeting. San Diego, 30 de septiembre al 3 de octubre de 2004.

Rittes PG. The use of phosphatidylcholine for correction of localized fat deposits. Aesthetic *Plastic Surg* 2003; 4(27): 315-8.

Rittes PG. The use of phosphatidylcholine for correction of localized fat deposits. *Aesthetic Plastic Surg* 2003; 12.

Rotunda AM, Suzuki H, et al. Detergent effects of sodium deoxycholate are a major feature of an injectable phosphatidylcholine formulation used for localized fat dissolution. *Dermatol Surg* 2004; 30: 1001-8.

Serra M, Pereira F. Subcutaneous infi ltration with phosphatidylcholine solution for treatment of „buffalo hump" and „fatty pads". 3° *International workshop on the adverse drug reactions and lipodystrophy in HIV*. Atenas, octubre de 2001.

Young VL Lipostabil. The effect of PPC on subcutaneous fat. *Aesthet Surg J* 2003; 23: 413-7.

Estudios de los péptidos de cobre en tratamientos capilares

Philipott MP, Green MR, Kealey T. Human growth in vitro. *Journal of Cell Science* 1990; 97(3): 463-71.

Pickart L Improving hair growth with skin remodeling copper peptides. Cosmetics & Medicine Journal. Russland 2004

Sawaya M. Alopecia. Unapproved treatments or indications. *Clinics in Dermatology* 2000; 18(2): 177-86.

Sawaya M. Novel agents for the treatment of alopecia. Seminars in Cutaneous Medicine and Surgery. *Clinics in Dermatology* 1998; 17(4): 276-83.

Enlaces de Internet

www.mesotherapie.org	Deutsche Gesellschaft für Mesotherapie e.V., Munich.
www.mesotherapie-shop.de	Mesotherapie-Service, Veranstaltungsorganisation.
www.simeso.org	Internationale Gesellschaft für Mesotherapie e.V., París.
www.jusmed.de	Arztrechtliche Informationen.

Índice de términos